U0350080

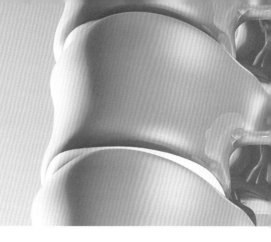

主 审　周许辉　叶添文　王　策　高　瑞
主 译　赵剑佺　孟怡辰　马　君

# 脊柱侧弯遗传学
# 与疾病发展

主 编　[美]Kenro Kusumi
　　　　[澳]Sally L. Dunwoodie

# The Gentics and Development of Scoliosis
## (2nd Ed.)

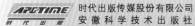
时代出版传媒股份有限公司
安徽科学技术出版社

[皖]版贸登记号:12222071

**图书在版编目(ＣＩＰ)数据**

脊柱侧弯遗传学与疾病发展 / （美)久住健郎(Kenro Kusumi)，(澳)莎莉·L.邓伍迪(Sally L. Dunwoodie)主编;赵剑佺,孟怡辰,马君译.--合肥:安徽科学技术出版社,2024.9
　　ISBN 978-7-5337-8683-0

Ⅰ.①脊… Ⅱ.①久…②莎…③赵…④孟…⑤马… Ⅲ.①脊柱畸形-遗传学-研究 Ⅳ.①R682.1

中国国家版本馆 CIP 数据核字(2023)第 021045 号

First published in English under the title

The Genetics and Development of Scoliosis (2nd Ed.)

edited by Kenro Kusumi and Sally L. Dunwoodie

Copyright © Springer International Publishing AG，part of Springer Nature，2018

This edition has been translated and published under licence from Springer Nature Switzerland AG.

JIZHUCEWAN YICHUANXUE YU JIBING FAZHAN
**脊 柱 侧 弯 遗 传 学 与 疾 病 发 展**

[美]Kenro Kusumi
[澳]Sally L. Dunwoodie　主编

赵剑佺　孟怡辰　马 君　主译

出 版 人:王筱文　　　选题策划:王 宜　　　责任编辑:王 宜
责任校对:李 茜　　　责任印制:梁东兵　　　装帧设计:武 迪
出版发行:安徽科学技术出版社　　　http://www.ahstp.net
　　　　(合肥市政务文化新区翡翠路 1118 号出版传媒广场,邮编:230071)
　　　　电话:(0551)63533330
印　　制:合肥华云印务有限责任公司　　　电话:(0551)63418899
(如发现印装质量问题,影响阅读,请与印刷厂商联系调换)

开本:787×1092　1/16　　　印张:11　　　字数:360 千
版次:2024 年 9 月第 1 版　　　印次:2024 年 9 月第 1 次印刷

ISBN 978-7-5337-8683-0　　　　　　　　　定价:98.00 元

# 编译委员会

**主　　审**　　周许辉　　叶添文　　王　策　　高　瑞

**主　　译**　　赵剑佺　　孟怡辰　　马　君

**副主译**　　冷　峰　　任亦龙　　胡　淼　　杨　悦　　赖渤文　　彭思佳　　贾　齐

**编　　译**　　刘　蔚　　周　鑫　　张　郑　　姜　横　　张成林　　吴锦辉　　林　涛

　　　　　　宋腾飞　　马　骁　　鲁正宇　　蔡筑韵　　陶正博　　束浩明　　张展榕

　　　　　　谭逸轩　　高　源　　黄世学　　张伟进　　曹　爽　　练诗林　　张皓琛

　　　　　　张一诺　　高　远　　韩俊杰　　徐邦哲　　张轩睿　　徐训培　　焦　坤

　　　　　　李君亭　　楚睿通　　李晓林　　方国林

# 序　言

在人类健康与医学研究的广阔领域中,脊柱侧弯作为一种复杂而多发的脊柱疾病,始终吸引着科学家与临床医生的广泛关注。它不仅影响患者的生理健康,还对其心理和生活质量造成深远影响。随着现代医学技术的不断进步,特别是遗传学研究的深入开展,我们对脊柱侧弯的发病机制、遗传模式和疾病进展的理解正逐步深化。

脊柱侧弯导致的脊柱形态异常,实则蕴含着错综复杂的病理生理过程。其发生发展不仅涉及骨骼系统的发育异常,还与神经、肌肉乃至遗传等多个层面密切相关。遗传因素作为脊柱侧弯发病的重要推手,其背后的分子机制和遗传变异正逐渐浮出水面。通过全基因组关联研究、候选基因分析及家族遗传学研究等方法,科学家们已经发现了多个与脊柱侧弯相关的基因和遗传标记,这些发现为我们揭示疾病的遗传基础、预测发病风险及制定个性化治疗方案提供了重要依据。

然而,脊柱侧弯的遗传学研究并非一蹴而就。其发病机制的复杂性决定了研究过程的艰难与曲折。遗传因素与环境因素之间的相互作用、不同基因之间的协同或拮抗效应,都使得脊柱侧弯的遗传模式呈现出高度的异质性。因此,我们需要持续投入大量的科研力量,运用先进的遗传学研究技术和方法,不断深化对脊柱侧弯遗传机制的理解。

《脊柱侧弯遗传学与疾病发展》正是在这样的背景下应运而生的。它汇集了脊柱侧弯遗传学研究领域的最新成果和前沿进展,从遗传学的角度深入探讨了脊柱侧弯的发病机制、遗传模式和疾病进展。书中不仅详细介绍了脊柱侧弯的遗传学研究方法和技术手段,还深入分析了各种遗传变异对脊柱侧弯发病风险的影响及其作用机制。

我们相信,本书的出版将为国内广大科研工作者和临床医生提供一个深入了解脊柱侧弯遗传学与疾病发展的平台,推动脊柱侧弯遗传学研究向更深层次、更广领域发展。同时,我们也期待通过本书的出版,能够唤起社会各界对脊柱侧弯的关注和支持,共同为提高脊柱侧弯患者的健康状况和生活质量而努力。

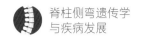

在此,我们要向所有参与本书编写、翻译和出版工作的专家学者表示衷心的感谢和崇高
的敬意。正是你们的辛勤工作和无私奉献,才使得本书得以顺利问世。我们也希望广大读
者能够从中受益,共同推动脊柱侧弯遗传学与疾病发展研究事业的不断进步。

2024 年 8 月

# 前　　言

脊柱侧弯是医疗专业人员经常遇到的脊椎向侧方弯曲的一类疾病。脊柱侧弯被分为先天性、神经肌肉源性和特发性,相关的弯曲包括后凸、后侧凸和前凸。脊柱侧弯患者的预后、相关健康状况和复发风险受到重点关注。脊柱发育遗传学的发展和基于下一代测序的遗传分析的应用使特发性、先天性脊柱侧弯在遗传病因方面取得了很多新的进展。

本书第一版的灵感来源于2008年美国医学遗传学学会在美国亚利桑那州凤凰城举行的年度临床遗传学大会上组织的受邀会议"拉直曲线:了解特发性和先天性脊柱侧弯的遗传学基础"。2017年3月16—17日在美国得克萨斯州达拉斯举行的"了解和治疗脊柱侧弯基因组方法会议"上介绍了在青少年特发性脊柱侧弯遗传病因方面的重大进展,这成为本书第二版的灵感来源。该会议是国际脊椎异常和脊柱侧弯联合会与国际脊柱侧弯遗传学联合会的联席会议。这些组织现在已经联合起来,合并为国际脊柱遗传学、发育和疾病联合会。

我们对特发性和先天性脊柱侧弯的遗传与发育机制的理解正在迅速发展,我们编写《脊柱侧弯遗传学与疾病发展》第二版的目的是为研究人员、临床医生和学生提供该领域的最新观点。

美国亚利桑那州坦佩 Kenro Kusumi

澳大利亚悉尼 Sally L.Dunwoodie

# Contributors

**Peter G. Alexander**    Center for Cellular and Molecular Engineering, Department of Orthopaedic Surgery, University of Pittsburgh School of Medicine, Pittsburgh, PA, USA

**Erin E. Baschal**    Department of Orthopedics, University of Colorado Anschutz Medical Campus, Aurora, CO, USA

**Rebecca E. Fisher**    School of Life Sciences, Arizona State University, Tempe, AZ, USA
Department of Basic Medical Sciences, The University of Arizona College of Medicine-Phoenix, Phoenix, AZ, USA

**Philip Giampietro**    Department of Pediatrics, Drexel University College of Medicine, Philadelphia, PA, USA

**Ryan Scott Gray**    Department of Pediatrics, The University of Texas at Austin Dell Medical School, Austin, TX, USA

**Shiro Ikegawa**    Laboratory for Bone and Joint Diseases, RIKEN Center for Integrative Medical Sciences, Tokyo, Japan

**Zhaoyang Liu**    Department of Pediatrics, The University of Texas at Austin Dell Medical School, Austin, TX, USA

**Ricardo Londono**    Center for Cellular and Molecular Engineering, Department of Orthopaedic Surgery, University of Pittsburgh School of Medicine, Pittsburgh, PA, USA

**Thomas P. Lozito**    Center for Cellular and Molecular Engineering, Department of Orthopaedic Surgery, University of Pittsburgh School of Medicine, Pittsburgh, PA, USA

**Jeremy McCallum-Loudeac**    Department of Anatomy, University of Otago, Dunedin, New Zealand

**Nancy Hadley Miller**    Department of Orthopedics, University of Colorado Anschutz Medical Campus, Aurora, CO, USA
Musculoskeletal Research Center, Children's Hospital Colorado, Aurora, CO, USA

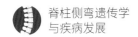
**Alan Rawls**　School of Life Sciences, Arizona State University, Tempe, AZ, USA

**Kazuki Takeda**　Laboratory of Bone and Joint Diseases, Center for Integrative Medical Sciences, RIKEN, Tokyo, Japan
Department of Orthopedic Surgery, Keio University School of Medicine, Tokyo, Japan

**Elizabeth A. Terhune**　Department of Orthopedics, University of Colorado Anschutz Medical Campus, Aurora, CO, USA

**Rocky S. Tuan**　Center for Cellular and Molecular Engineering, Department of Orthopaedic Surgery, University of Pittsburgh School of Medicine, Pittsburgh, PA, USA

**Peter D. Turnpenny**　Clinical Genetics Department, Royal Devon & Exeter NHS Foundation Trust, Exeter, UK
University of Exeter Medical School, Exeter, UK

**Megan J. Wilson**　Department of Anatomy, University of Otago, Dunedin, New Zealand

**Carol A. Wise**　Sarah M. and Charles E. Seay Center for Musculoskeletal Research, Texas Scottish Rite Hospital for Children, Dallas, TX, USA
Departments of Orthopaedic Surgery, Pediatrics, and McDermott Center for Human Growth and Development, University of Texas Southwestern Medical Center, Dallas, TX, USA

**Nan Wu**　Department of Orthopedic Surgery, Peking Union Medical College Hospital, Peking Union Medical College and Chinese Academy of Medical Sciences, Beijing, China
Beijing Key Laboratory for Genetic Research of Skeletal Deformity, Beijing, China
Medical Research Center of Orthopedics, Chinese Academy of Medical Sciences, Beijing, China

# 目　　录

# 第一章　脊柱的发育与功能解剖

Alan Rawls and Rebecca E. Fisher

## 引言

脊柱由椎体和椎间盘(intervertebral,IV)交替组成,通过强劲的脊柱韧带和肌肉支撑。所有的骨、软骨、韧带和肌性结构对维持脊柱结构完整性都至关重要。脊柱有三大主要功能:保护脊髓和脊神经、支持躯干重量及维持头与躯干的运动功能。运动功能包括前屈、后伸、侧屈和旋转,但是脊柱不同部位的活动度不尽相同。脊柱由颈椎、胸椎、腰椎、骶尾椎构成,这四部分也形成了四个生理性弯曲(图1-1)。胸曲和骶曲在胎儿期形成,颈曲和腰曲在婴儿期形成。颈曲的形成是为了维持头部直立,腰曲的形成是为了适应婴儿直立坐和走等动作。然而先天及退行性疾病会导致异常的脊柱弯曲,常见的包括后凸(罗锅)、前凸(凹背)和脊柱侧弯。脊柱侧弯是指脊柱侧方弯曲超过10°,并伴椎体旋转。为了了解脊柱侧弯的病因,我们需要了解脊柱发育模式的细胞与遗传学基础。在本章中,我们将回顾脊柱及相关肌肉的胚胎发育过程,以及这些结构在成人中的功能解剖。

## 脊柱的胚胎发育

原肠胚形成时,脊柱、脊柱肌肉和相关肌腱起源于神经管两侧的棒状的轴旁中胚层。轴旁中胚层从受精后20天开始,沿头端至尾端分节,最终形成42～44对体节,包括4对枕区体节、8对颈区体节、12对胸区体节、5对腰区体节、5对骶区体节和8～10对尾区体节。第1对枕区体节和末端5～7对尾区体节在胚胎发育过程中会逐渐消失。每个体节都会分化为4个由特异性细胞谱系组成的间隔,即生骨节(椎体和肋骨)、生腱节(肌腱)、生肌节(骨骼肌)

A. Rawls
School of Life Sciences,Arizona State University,Tempe,AZ,USA

R. E. Fisher (✉)
School of Life Sciences,Arizona State University,Tempe,AZ,USA

Department of Basic Medical Sciences,The University of Arizona College of Medicine-Phoenix,Phoenix,AZ,USA
e-mail:rfisher@email.arizona.edu

© Springer International Publishing AG,part of Springer Nature 2018 K. Kusumi,S. L. Dunwoodie (eds.),*The Genetics and Development of Scoliosis*,https://doi.org/10.1007/978-3-319-90149-7_1

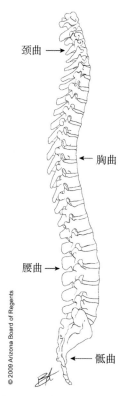

颈曲

胸曲

腰曲

© 2009 Arizona Board of Regents

骶曲

**图 1-1** 脊柱侧面观及脊柱的生理弯曲（Brent Adrian 绘制）

和生皮节（皮肤和骨骼肌前体细胞），这些结构共同形成脊柱及附属肌。

体节形成是轴旁中胚层或前体节中胚层（presomitic mesoderm，PSM）头端的间质细胞连续分节的过程。该过程包括：振荡时钟调控体节形成时机；体节间界线的建立；间质-上皮转化（mesenchymal to epithelialtransition，MET）；位置特征（如头端/尾端、背侧/腹侧）。在椎体动物模型（如小鼠或鸡）中，通过实验手段破坏以上任一过程都会导致与脊柱侧弯一致的中轴骨发育不良表型。Notch、Wnt 和 FGF 信号通路共同调控体节形成的时机和体节之间的界线位置。本部分将重点讨论在边界形成、上皮化和位置特征中与 PSM 实体分离相关的形态发生活动。

### 体节间界线的建立

当体节细胞从相邻的 PSM 分离时，体节的边界形成。该过程与动物种属有关，爪蟾和斑马鱼体节边界形成是沿胚胎内表面或外表面形成裂隙，对 PSM 进行简单的分割，而鸡胚胎则是在预期的体节-PSM 边界上进行细胞重新排列，形成动态的球窝状结构[1-5]。即使在没有相邻外胚层和内胚层的外植体中，边界形成仍然可以正常进行，因此，这是 PSM 的一种内在特性[6]。但是其发生机制至今尚未明确。鸡胚实验发现活化的 Notch 受体可以诱导边界形成，*Lfng* 可以稳定该过程[7]。*Mesp2*（鸡同源基因 *cMeso1*）和 *Tbx18* 等转录因子在边界形成中也发挥了重要作用[8-11]。*cMeso1* 或 *Tbx18* 的异位表达均可诱导鸡胚 PSM 出现异位裂隙。来自腹侧 PSM 的信号协同调控背侧 PSM 裂隙形成，但是这些信号的特征仍未被研究透彻[12]。裂隙处细胞的物理分离可能与细胞黏附的差异性变化有关。

## 体节上皮化

新形成体节中的细胞数量、密度和胞外基质蛋白的表达大幅提高[13,14]，使得间充质聚集形成一个上皮球状体，包绕间充质核心，称为体腔。这是一个渐进的过程，开始于体节边界形成时，第0体节头端细胞变成上皮[15]。另一个边界形成时，上皮化完成（图1-2）。其全体节的细胞发生 MET 时需要转录因子 paraxis 和 *Pax3* 的参与[16-19]。paraxis 失活导致体节间的边界形成，松散的间充质簇形成体节（图1-2）。这表明 MET 并不参与边界形成过程。但这两个过程在时间上是有关联的，说明两者均受到振荡时钟的调控。将这两者关联的候选基因是在 PSM 中呈节律性振荡模式表达的 *snail1* 和 *snail2*（*Snail1* 和 *Snai2*）[20]。snail 基因是抑制 paraxis 转录和上皮化相关细胞黏附分子的转录抑制基因[20-23]。过表达 *Snail2* 会阻止第1+体节的细胞上皮化。因此，snail 基因表达关闭对 MET 的启动至关重要。

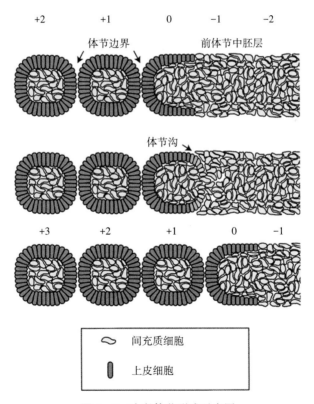

**图1-2 小鼠体节形成示意图**

体节从前体节中胚层头端出芽的侧视图，显示间充质细胞向上皮的逐步过渡。按照惯例，正在形成的体节被标记为"0"，最新的体节被标记为"+1"

与边界形成相反，MET 的诱导和 paraxis 的表达则需要表面外胚层的信号[24-28]。Wnt 信号与调节该过程有关，其中 *Wnt6* 和 *Wnt11* 是最可能的候选基因[26,29-31]。*Wnt6* 的异位表

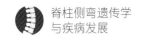
达能够挽救外胚层被移除的体节上皮化。此外,Wnt6 通过 β‑catenin 依赖途径的激活机制诱导 paraxis 转录[26]。

体节上皮化与钙黏附蛋白质超家族成员和细胞黏附分子表达增加相关[14,25]。这些细胞表面分子参与上皮顶端连接处的局部黏着和桥粒的形成。单独抑制神经型钙黏附蛋白(N‑cadherin,Cdh2)或抑制 Cdh2 和钙黏附蛋白 11(cadherin 11,Cdh11)导致体节上皮分裂成小的细胞簇[32-34]。Cdh2 功能失活通过增加内吞作用参与新体节边界的形成过程。Notch/Mesp2 信号通路调控的原钙黏附蛋白(protocadherin,PAPC)在体节形成过程中动态表达,促进网格蛋白介导的内吞和 Cdh2 的内化[35,36]。这破坏了相邻细胞之间钙黏附蛋白的同型相互作用,导致裂隙出现,成为体节边界。

paraxis 与 Pax3 基因突变导致的表型比钙黏附蛋白基因突变导致的表型更为严重,表明在上皮化过程中需要其他细胞黏附相关因子参与其中。这些因子最可能的是细胞骨架重塑基因。可能的靶基因是 GTP 酶中的 Rho 家族成员。鸡 Cdc42 过表达促进体节细胞维持自身间质状态[37]。Rac1 的抑制和过度激活均破坏体节上皮化过程,表明细胞对该信号通路的破坏敏感。Rac1 的活性并不能被 paraxis 挽救,说明 Rac1 在下游发挥作用[37]。paraxis 敲除后,Rac1 在体节中的定位被破坏,同时,包括鸟嘌呤核苷酸交换因子 Dock2 在内的 Rac1 修饰因子表达调控也受到破坏,进一步证实了 Rac1 在 paraxis 下游发挥着重要角色[38]。

对 paraxis 缺失体节的差异基因表达研究表明,编码二肽基肽酶的成纤维细胞激活蛋白α(fibroblast activation protein alpha,Fap)的表达显著降低,二肽基肽酶调节细胞外基质中的纤连蛋白和胶原纤维的组装[38]。此外,paraxis 被敲除后,Wnt 和 Notch 信号通路的下游基因表达下调,表明这两个通路都有正反馈回路。

## 体节的头端/尾端极性

在每个体节形成之初就会在空间上确立头尾轴[39,40]。头端/尾端极性的确定对周围神经的节段形成和椎体形成过程中生骨节的再分节至关重要。该过程由形成体节(第 0 体节)的前半部和后半部细胞之间的复杂反馈环路调节。与体节形成的周期性性质一样,这个反馈环路也受到振荡时钟的调控。Notch 信号通路激活是空间位置确认的核心。Notch1、Dll1 和 Dll3 受体,或修饰基因肽‑O‑岩藻糖基转移酶 1(peptide-O-fucosyltransferase 1,Pofut1),早老蛋白‑1 的失活均导致头端和尾端特异性基因表达缺失、椎体融合、周围神经节段形成异常[41-48]。体节头侧半部分的空间识别需要 Mesp2 的表达,Mesp2 在包含第－1体节的广泛区域转录,然后被限制在体节(第 0 体节)的头端半部[9,49]。缺失 Mesp2 的小鼠胚胎椎体融合,并广泛表达尾端特异性基因。Mesp2 的转录以 Tbx6 依赖性方式被激活的 Notch 上调[50],反过来通过转录抑制因子 Ripply 2,抑制体节头端 Dll1 受体转录[44,50,51]。在第 0 体节的尾端,Mesp2 的转录以早老蛋白－1 依赖性方式受到抑制。

体节形成后维持头侧/尾侧极性需要 paraxis 参与,这与体节上皮化的调节有关[52]。在 paraxis 缺失的胚胎中,Mesp2 的转录和 Notch 信号通路相关基因表达在第 0 体节和第－1

体节未发生变化。然而,尾部特异性基因,如 *Dll1* 和 *Uncx*4.1 的表达在新形成的体节中广泛转录。有人提出,在前体节中胚层的头尾部分确定后,paraxis 通过一种细胞黏附依赖性机制,维持体节的头半部和尾半部之间的体节间边界[52]。

## 脊椎和椎间盘的解剖发育

一节脊椎包含两个部分:椎体和椎弓根(图 1-3A)。椎体位于前方,上下是相邻的椎间盘(图 1-1、图 1-3、图 1-4)。椎体和椎弓根组成椎孔,所有的椎孔组成椎管,保护脊髓。在这一部分中,我们一起探讨成人脊椎和椎间盘的功能解剖和它们在胚胎期发育的分子遗传学机制。

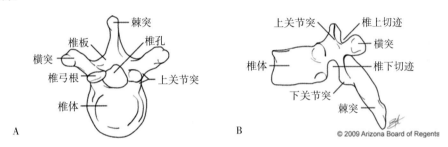

**图 1-3** 典型人类脊椎示意图

A 为俯视图,B 为侧视图(Brent Adrian 绘制)

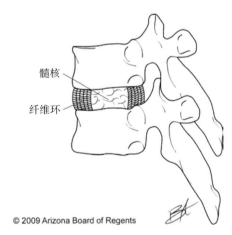

**图 1-4** 椎间盘的结构(Brent Adrian 绘制)

### 脊椎和椎间盘的功能解剖

椎体由外层的骨密质包绕内部的骨松质和红骨髓构成。透明软骨在椎体上、下表面形成椎体终板。椎体和椎间盘共同承受和传导重力,因此,从颈椎到腰椎,椎体尺寸逐渐增大(图 1-1)。然而当重量通过骶骨转移到下肢时,椎体尺寸随之减小。

椎弓位于椎体后方,包括两个椎弓根和两个椎板(图 1-3A)。相邻的椎弓根上、下切迹

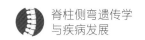
形成椎间孔,脊神经从中通过(图1-1和1-3B)。椎间孔被阻塞(如突出的椎间盘)会压迫脊神经,导致感觉和运动异常。除了保护脊髓和脊神经,椎弓还有很多为肌肉和韧带提供附着点的突起。椎板连接处的棘突、椎弓根和椎板连接处的横突,为竖脊肌、横突棘肌和韧带提供附着点(图1-3A和1-3B)。此外,胸椎上的横突与肋骨关节连接形成肋椎关节。相邻脊椎的上、下关节突互锁形成关节突关节(图1-4)。这些滑膜关节允许滑动运动,其方向在很大程度上决定了相邻脊椎之间的运动范围。

脊椎的形态和功能因区域而异。颈椎有7节(图1-1)。颈椎椎体较小,承重作用相对较小,横孔是椎动脉和静脉的通道。此外,颈椎上、下关节突的关节面朝向上方和下方,利于颈椎关节的屈曲、伸展、侧向屈曲和旋转。颈椎还包括两个特殊的节段:C1和C2。C1或称为寰椎,没有椎体和棘突。相反,它的特点是具有两个由前、后椎弓连接的侧块。寰椎的上关节面与颅骨的枕髁连接,形成寰枕关节。这些滑膜关节允许头部的屈曲和伸展。C2或称为枢椎,具有齿状突,该突起代表了在发育过程中寰椎椎体和枢椎的融合。齿状突与寰椎前弓关节连接形成正中寰枢关节,而C1和C2之间的小关节形成寰枢外侧关节。这些关节一起使头部可以进行旋转。

12节胸椎的特点是在其椎体和横突上具有不同的肋面(图1-3B)。通常,胸椎椎体与两根肋骨的肋骨头连接,而横突与其中一根肋骨的结节连接。总之,这些关节构成了肋椎关节。这些滑膜关节用于抬高和压低肋骨,从而在呼吸过程中增加胸腔的前后径和横径。胸椎上、下关节面朝向前方和后方(图1-3B),允许旋转和部分侧向屈曲。然而,这些关节面的方向,以及向下的棘突和肋椎关节,严重限制了胸椎的屈曲和伸展。相反,5个腰椎的关节面朝向内侧和外侧,允许大量的屈曲和伸展,但限制了旋转。腰椎还具有稳定的椎体和发育良好的棘突、横突和关节突,为韧带、竖脊肌和横突棘肌提供附着点(图1-1)。

骶骨通常由5块骶椎融合而成(图1-1)。马尾神经的脊神经根穿过骶管,并终止于骶骨裂孔,这是实施尾侧硬膜外麻醉的重要解剖标志。此外,骶脊神经的腹支和背支从成对的骶孔通过。骶骨在将身体重量从脊柱传递到下肢的过程中起着重要作用,因此,骶髂关节由非常坚固的韧带保护。尾骨通常由4块尾椎融合形成。虽然人类的尾骨发育得很不完善,但仍是盆底肌肉、骶突韧带和骶棘韧带的附着点。

大多数椎体与上方、下方的椎间盘连接,形成次级软骨关节或联合(图1-4)。然而,寰椎和枢椎之间不存在椎间盘,骶椎和尾椎的椎间盘在人成年后逐渐骨化。椎间盘高度占脊柱总长度的25%,起到减震的作用,同时增强脊柱灵活性,尤其是在颈椎和腰椎区[53]。椎间盘负责抵抗由承重引起的压缩载荷及随着旋转和侧向屈曲等脊柱运动而产生的拉伸和剪切应力。胸部椎间盘相对薄且形状均匀,而颈椎和腰椎椎间盘呈楔形,有助于脊柱的弯曲(图1-1)。每个椎间盘由一个外纤维软骨环、纤维环和一个中央胶状核、髓核组成(图1-4)。纤维环主要由胶原纤维组成,其特征是一系列同心层或薄片(图1-4)。椎板在压缩过程中起到阻止髓核扩张的作用。髓核由水、蛋白多糖和分散的胶原纤维组成。

脊椎和椎间盘由坚韧的脊柱韧带稳定,该韧带起到限制运动和使肌肉持续收缩最小化的作用。主要的脊柱韧带如图1-5所示。宽大的前纵韧带位于椎体和椎间盘的前方,从骶骨延伸至枕骨(图1-5),该韧带可防止脊柱过度伸展和髓核向前突出,但是在颈部挥鞭伤(过度伸展)中易受损害。后纵韧带相对较细,位于椎管内,在椎体和椎间盘的后方(图1-5),该韧带可防止脊柱过度屈曲和髓核向后突出。事实上,由于后纵韧带的存在,髓核倾向于向后外侧突出。

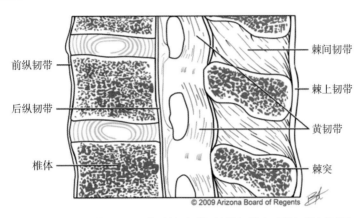

前纵韧带　　后纵韧带　　椎体　　棘间韧带　　棘上韧带　　黄韧带　　棘突

© 2009 Arizona Board of Regents

**图1-5**　脊柱的主要韧带。黄韧带、棘上韧带、棘间韧带、前纵韧带和后纵韧带侧视图(Brent Adrian 绘制)

　　前、后纵向韧带穿过整个脊柱,而黄韧带连接相邻椎骨的椎板(图1-5)。这些韧带附着在椎管后壁,有助于保护脊髓。黄韧带弹性很强,可维持脊柱的正常曲度,在脊柱屈曲过程中阻止椎板分离,并帮助脊柱在屈曲位时有效伸展。横突间韧带和棘突间韧带分别通过连接相邻的横突和棘突,将脊椎连接在一起(图1-5)。从表面上看,坚固的棘上韧带将棘突连接在一起。在颈部,棘上韧带与项韧带融合,项韧带是一种纤维弹性结构,从颈部棘突延伸至枕骨,形成肌肉附着的中线[54]。横突间韧带、棘突间韧带和棘上韧带有助于防止脊柱过度屈曲和极度外侧屈曲。

## 脊椎的发育

　　中轴骨源自体节的生骨节,生骨节在人类发育的第四周首次出现,此时体节腹侧/内侧象限的上皮细胞经历上皮间质转化(EMT)。这些细胞与体腔间充质细胞一起,向软骨细胞谱系分化,并形成椎骨的软骨模板[55](图1-6)。软骨通过软骨内成骨过程被骨替代。该过程的分子调控机制与四肢骨和部分颅骨形成过程中的分子调控机制相似。已有学者对这些机制进行了综述[56]。在本章中,我们将重点讨论影响脊椎形成过程的信号分子。

　　根据细胞起源和遗传调节,从生骨节到脊椎的过渡可分为腹侧结构(椎体和椎间盘)和背侧椎弓结构(椎弓根、椎板、棘突和横突)两个不同的过程。沿背侧/腹侧轴的形成模式由源自脊索和覆盖神经管的表面外胚层的相反梯度调控。$Shh$ 和 BMP 抑制剂 noggin 在脊索中表达,足以促进转录因子 $Pax1$、$Pax9$ 和 $Mfh1$ 在生骨节中表达[57-60]。$Pax1$ 和 $Pax9$ 对于维持生骨节细胞至关重要[58]。小鼠中这两个基因的复合突变导致椎体和近端肋骨的缺失[61]。除来自脊索的信号外,$Pax1$ 和 $Pax9$ 转录还需要多梳蛋白基因 $Pbx1$ 和 $Pbx2$ 及 bHLH 基因 paraxis 和 $Mesp2$ 的参与[62,63]。脊椎动物发育所必需的含有同源结构域的基因

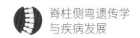
*Meox1* 和 *Meox2*[64,65]以及 *Pax1* 和 *Pax9*，共同激活 *Nkx3.2* 的表达。*Nkx3.2* 是一种触发软骨生成的转录抑制因子[66,67]。软骨细胞分化与生骨节细胞中 *Pax1* 的下调有关。尽管 *Pax1* 是生骨节分化过程所必需的，但它通过抑制 *Sox9*、*Nkx3.2*、印第安刺猬因子和蛋白聚糖而抑制软骨生成[68]。由于构成椎间盘而不能进行软骨形成的细胞维持 *Pax1* 的表达，*Pax1* 的这种双重作用可能会使生骨节的分化方向进一步细分。

椎体的形成取决于生骨节细胞向中线和沿头/尾轴的高度协调迁移[69]（图1-6）。上皮间质转化后不久，来自腹侧/内侧生骨节的细胞移向脊索。该过程是通过与从脊索发出的细胞外基质网络（如层粘连蛋白、纤连蛋白、Ⅰ型胶原、蛋白聚糖和基底膜蛋白多糖）的相互作用来实现的[70]。基质基因的产生需要 *Sox5* 和 *Sox6* 的表达[71]。最初，*Pax1*＋*ve* 生骨节细胞在脊索周围形成一个未分节的鞘，这将产生未来的椎体和椎间盘。随着未来椎间盘细胞的聚集，分节开始，中间疏松的间质将形成椎体[72]。分节过程也反映在 *Pax1* 表达中，*Pax1* 在未来的椎间盘中仍保持表达，但在椎体原基中不再表达。这种特性可以促进椎体中分化

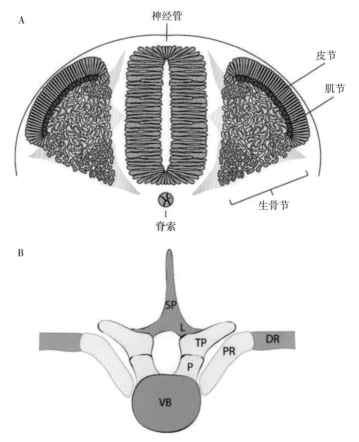

**图1-6 脊椎生骨节来源**

A 为分化体节的示意图，划分了迁移形成椎骨各个元件的生骨节区域。B 为胸椎示意图。椎体(VB，绿色)，椎弓根(P，黄色)，横突(TP，黄色)，椎板(L，蓝色)，棘突(SP，蓝色)，肋骨近端(PR，黄色)，肋骨远端(DR，橙黄色)

软骨细胞的成熟,同时保持椎间细胞处于间充质状态[68]。

椎弓的形成更为复杂,椎弓根和横突源自中央生骨节,而椎板和棘突源自背侧/内侧生骨节(图1-6)。它们可以凭借生骨节头侧和尾侧半部的参与程度加以区分,此时在形态学上是可以看到差别的(图1-7A)。椎弓根和横突几乎完全起源于尾侧区域,棘突起源于头侧区域。椎弓根和横突依赖 $Pax1$ 向成软骨谱系分化,但椎板和棘突依赖 $Msx1$ 和 $Msx2$ 转录。因此,这些结构在缺少脊椎的 $Pax1/Pax9$ 双敲模型中仍会发育[61]。神经管表面外胚

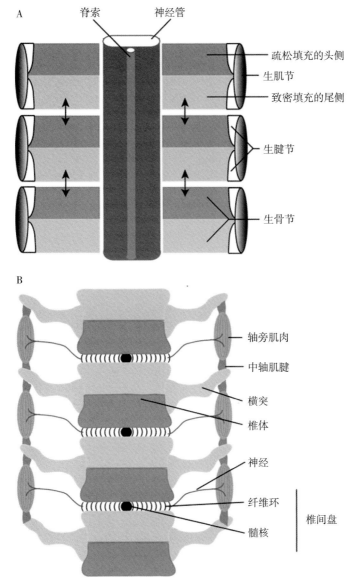

**图1-7 生骨节再分节形成椎体示意图**

A 为生骨节、生腱节、生肌节腹侧视图,生骨节的尾侧半部分成为临近体节的头侧半部分。B 为脊柱及附属肌肉、韧带腹侧视图,阴影表示头端和尾端生骨节对形成椎体和横突的贡献。椎间盘形成于生骨节分离的部位。注意重新分节后肌肉和骨骼的关系

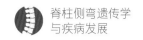
层和顶板中表达的 BMP2 和 BMP4 诱导 *Msx1* 和 *Msx2* 转录[73-75]。SHH 和 BMP 的作用是相互拮抗的[76]。背侧神经管上 BMP2 或 BMP4 的异位表达将增加背侧软骨形成，而神经管外侧的异位表达抑制软骨形成[75,77]。背侧移植表达 SHH 的细胞抑制 *Msx1* 转录并阻止软骨形成[75]。

在体节形成的早期，生骨节的再分节与头侧和尾侧的确定密切相关。如前所述，Notch 信号通路和 *Mesp2* 之间的相互作用决定分节前体节的头侧和尾侧的命运。因此，体节 *Mesp2* 失活导致相邻的椎体和椎弓融合[9]。相反，Notch 信号通路的失活破坏了体节的尾部识别能力，导致椎体融合和椎弓缺失。调节这一过程的基因突变已被确定为脊椎肋骨发育不全的原因，这是一组具有严重中轴骨畸形的异质性疾病，其主要影像学特征是多个椎体分节障碍[52]。体节形成后头端/尾端极性的破坏也已被证明会影响再分节，但其影响程度较小。在 *paraxis* 敲除的胚胎中，腹侧软骨无法分节成椎体和椎间盘，而外侧椎弓未受影响[52]。

### 头端/尾端形成

颈椎、胸椎、腰椎、骶椎和尾椎各自的独特区域特征需要额外的调控机制。Hox 转录因子家族的成员与确立脊柱头/尾轴方向密切相关[78]。经典的果蝇实验已证明 Hox 基因调节昆虫身体结构中的分节[79]。在小鼠中，多个同源 Hox 基因失活的复合突变导致脊椎的头端同源异型转化。该现象首先在 *Hoxa3*/*Hoxd3* 双突变胚胎中观察到，即通常应该形成寰椎的部分形成与枕骨相邻的骨性结构[80]。此后，*Hox5*、*Hox6*、*Hox7*、*Hox8*、*Hox9*、*Hox10* 和 *Hox11* 基因的异源突变均报道了类似的同源转化[81-84]。与这些基因的共线性表达一致，头端同源转化影响了更多的尾端脊椎，*Hox11* 同源突变体显示骶骨和尾端脊椎趋向腰椎形态[84]。

在椎体形成过程中，Hox 基因的头尾端确定作用受到多梳蛋白家族成员和包含同源结构域的转录因子 TALE 类成员的修饰。多梳蛋白基因 *Bmi* 和 *Eed* 作为转录抑制因子限制单个 Hox 基因的头端转录边界。这些基因的失活导致脊椎基因表达和转化向头端偏移[85]。TALE 基因家族成员 *Pbx* 和 *Meis* 能够与 Hox 基因形成二聚体伴侣，通过改变 DNA 特异性结合位点，影响靶基因的修饰转录[86]。TALE 基因在脊椎形成中起着更大的作用，以 Hox 依赖和 Hox 非依赖的方式调节 5 个主要 Hox 基因的转录[87-90]。

### 椎间盘的形成

椎间盘由富含蛋白多糖的髓核、纤维环和软骨终板组成。终板附着在相邻脊椎上，共同重新分散脊柱产生的压缩力。虽然最初的研究认为髓核仅来源于体节的生骨节[91,92]，但已证明髓核来源于脊索[93]。因此，我们现在必须使用一个更复杂的需要协调多个独立的信号通路的机制来阐释椎间盘发育。

脊索是一个沿着胚胎腹中线分布的棒状结构，是中枢神经系统、肠道和脊柱形成的信号中心。脊索由高度空泡化的细胞组成，被包裹在由胶原、聚集蛋白聚糖、纤维连接蛋白、层粘连蛋白、细胞角蛋白和硫酸糖胺聚糖(sulfate glycosaminoglycans,GAGs)组成的鞘中。髓核中也发现了包括聚蛋白聚糖和100多个GAGs的鞘成分,它们维持了使髓核具有凝胶状特征所必需的渗透压[94,95]。髓核形成所需的信号通路仍不清楚。$Shh$ 是脊索鞘维持完整性和细胞增殖所必需的关键基因[96]。在 $Shh$ 完全敲除和条件敲除模型中,脊索细胞不能正常迁移至髓核[97]。鞘的稳定性和脊索的最终维持取决于 $Sox5/Sox6$ 和 $Foxa1/Foxa2$ 的表达[71,98]。$Sox$ 或 $Foxa$ 基因的单一突变均不导致脊索缺陷,表明姐妹基因的功能冗余。$Foxa$ 蛋白通过与 $Shh$ 启动子结合来调控 Shh 信号通路[99]。

椎间盘的纤维环由再分节过程中,头侧和尾侧区域边界的体腔衍生的凝聚间充质形成[91,92]。在椎间盘形成时,体腔细胞不能被上皮间质转化而来的生骨节细胞所取代,这表明这群细胞是一个独特的谱系,现称为生关节节[92]。成人纤维环的发育及其维持依赖于 TGFβ 超家族成员。Ⅱ 型胶原表达细胞中 TGFβ Ⅱ 型受体(TGF-beta type Ⅱ receptor,$Tgfbr2$)的失活导致 $Pax1/Pax9$ 表达的增加和椎间盘的缺失[100]。GDF-5 和 BMP-2 促进椎间盘中细胞聚集和成软骨基因的表达,而非成骨基因的表达[101,102]。

## 脊柱肌群解剖和发育

许多肌肉群作用于脊柱。屈肌位于椎体前方,包括头长肌、颈长肌、胸锁乳突肌、腰大肌和腹直肌。相反,伸肌位于椎体后方,包括夹肌、竖脊肌和横突棘肌(图 1-8)。侧方屈曲由斜角肌、胸锁乳突肌、头夹肌和颈肌,以及颈部的竖脊肌和腰部的腰方肌、腹横肌、腹斜肌和竖脊肌实现。脊柱屈肌由脊神经腹支或副神经(第 Ⅺ 对脑神经)支配,伸肌由脊神经后支支配。由于侧屈肌包括来自脊柱屈肌和伸肌的成员,它们的神经分布各不相同。术语"背肌"通常指背支支配的夹肌、竖脊肌和横突棘肌。本部分将讨论脊柱肌肉的功能解剖及其在胚胎中发育的分子遗传机制。

### 脊柱肌群的功能解剖

头夹肌和颈夹肌占据颈部区域的后部,深至斜方肌和菱形肌(图 1-8A)。它们起点位于项韧带、颈椎棘突和胸椎棘突,并止入乳突和枕骨(头夹肌)或颈椎横突(颈夹肌)。头夹肌和颈夹肌的双侧收缩作用是伸展头部和颈椎,而单侧收缩则使颈部侧向弯曲并旋转至同侧。

竖脊肌位于夹肌层的深面,由 3 个纵向肌柱组成(图 1-8A)。这些肌肉起于连接髂嵴、骶骨和腰椎棘突的同一肌腱。从外侧到内侧,肌柱包括:附着于肋骨和颈椎横突的髂肋肌;附着于肋骨、胸椎/颈椎横突和乳突的最长肌;跨越相邻棘突并终止于枕骨的棘肌。竖脊肌的单侧收缩使脊柱侧向弯曲并旋转至同侧,双侧收缩使脊柱伸展。

横突棘肌位于竖脊肌的深处。这些肌肉占据横突和棘突之间的区域,包括半棘肌、多裂肌和旋转肌(图 1-8B)。半棘肌位于胸椎和颈椎区域,而旋转肌主要位于胸椎区域。相反,多裂肌沿整个脊柱分布,但在腰椎区域最发达。横突棘肌的单侧收缩使脊柱旋转到对侧,而双侧收缩则使脊柱伸展。这些肌肉也能稳定相邻脊椎,并可能具有本体感觉功能[53,103]。

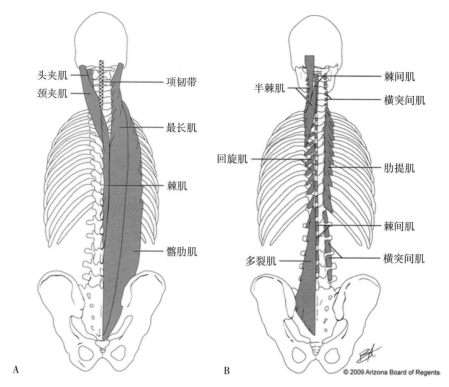

**图 1-8 后背肌肉**

A 图中左侧是浅层夹肌;右侧是竖脊肌,包括髂肋肌、最长肌和棘肌。B 图中左侧是横突棘肌,
包括半棘肌、多裂肌和回旋肌;右侧是肋提肌、横突间肌和棘间肌(Brent Adrian 绘制)

肋提肌、横突间肌、棘间肌和枕下三角肌位于竖脊肌的深处(图 1-8B)。肋提肌位于横突和肋骨之间,是呼吸运动的辅助肌。横突间肌和棘间肌分别跨越横突和棘突,有助于稳定脊柱。在枕下三角的肌肉中,头后大、小直肌和上斜肌伸展寰枕关节,而下斜肌旋转寰枢关节。

脊柱伸肌可能在脊柱侧弯发生或进展过程中发挥作用[104-108]。据报道,特发性脊柱侧弯患者的脊柱伸肌,尤其是多裂肌不对称,包括不同程度的肥大、萎缩,纤维类型分布,细胞核位于细胞中央,肌电生理及肌质管和肌原纤维成分的破坏[104-107,109-122]。这些情况是否导致特发性脊柱侧弯的发生、进展或两者兼有尚不清楚。

### 脊柱肌群的发育

脊柱肌群来自枕、胸、腰和骶体节生肌节的背侧半区,起到稳定和伸展脊柱的作用。脊柱肌肉起源于生皮肌节背内侧边缘的高度有丝分裂的肌原祖细胞(myogenic progenitor cell,MPC)。这群细胞向下迁移到皮肌节和生骨节之间,退出细胞周期并分化为单核肌细胞(图 1-6[123,124])。通过来自皮肌节的连续 MPC 迁移波,生肌节沿着内侧/外侧和背侧/腹侧轴线扩展[123,125-127]。随后,肌细胞融合成多核肌管,重塑为成人脊柱肌群的形态[128]。

骨骼肌发育的遗传基础一直是研究的热点。肌源性 bHLH 转录因子家族,包括 MyoD(*Myod1*)、myf-5(*Myf5*)、myogenin(*Myog*)和 MRF4(*Myf6*),已被证明在肌源性谱系细胞中启动和维持肌源性程序至关重要。单个和复合缺失突变体的表型表明,这些因子可分为特异性亚类(myf-5 和 MyoD)和分化亚类(myog 和 MRF4)。肌源性 bHLH 因子与MADS 盒转录因子的肌细胞增强子因子-2(myocyte enhancer factor-2,MEF2)家族成员之间的相互作用通过增加 DNA 结合的亲和力和增加可激活的靶基因的数量来增强肌肉分化[129,130]。Mef-2 和肌源性因子的活性部分受到其与染色质重塑蛋白组蛋白乙酰转移酶(histone acetyltransferases,HATs)和组蛋白去乙酰化酶(histone deacetylases,HDAC)的关联控制,它们分别促进和抑制肌肉特异性转录。HDAC5 的钙/钙调素依赖性蛋白激酶(calmodulin-dependent protein kinase,CaMK)依赖性磷酸化导致其与 MEF2 解离并转运出细胞核[131,132]。MyoD 和 myf-5 通过 p300 或 PCAF 发生乙酰化,可增加转录因子对 DNA的亲和力,促进 myog 和 MRF4 的转录,并诱导细胞周期停滞[133-135]。

体节内 MPC 是否分化为轴上肌取决于相邻组织分泌的旁分泌因子。这些信号促进细胞启动成肌程序,并促进皮肌节背侧/内侧边缘的祖细胞扩增。由于 *Myf5* 在特异性分化中的重要作用,*Myf5* 的转录启动可作为特异性分化的间接反映标志。脊索分泌的 Shh 和背神经管、表面外胚层分泌的 Wnts 共同参与了这一过程[136-138]。基于外植体实验,*Wnt1* 能够诱导 *Myf5* 的转录[139]。该活性通过经典的 β-catenin 途径由卷曲受体 1 和受体 6 转导[140]。在 *Shh* 缺失胚胎的轴上肌节中缺少 *Myf5* 表达证实了 Shh 在特异性分化中的作用[141]。此外,转导 Shh 信号的 *Gli* 转录因子的突变也提示了 *Myf5* 表达的缺陷[142]。与这些观察结果一致,*Myf5* 轴上增强子依赖于 Gli 转录因子和 β-catenin 辅助因子 Tcf/Lef 的共有结合序列[140,143,144]。

尽管早期肌肉团块发育相关的细胞学基础及肌肉分化相关的遗传基础已经基本明确,但从这些团块中如何形成独立的肌肉群的机制仍知之甚少。胚胎肌肉经历快速生长,而背侧体壁、肢体、舌下弦和头部的早期肌肉块经历了几个形态过程(分裂、融合、定向生长和运动),以确定新生儿肌肉的合适的形状、位置和纤维方向。此外,它们必须与肌腱、韧带、结缔组织和骨骼的生长、分化相协调,以在骨骼上建立适当的起点和附着位置。肌肉的形成依赖于神经支配[145]和来自周围组织的外部信号[146,147]。至少部分通过表达 *Tcf4* 的中胚层细胞[146]以及来自 Hox 基因家族成员的内在信号和外在信号介导[23]。此外,*Lfng* 和 *Dll3* 突变小鼠的多裂肌中出现缺陷表明 Notch 信号在脊柱肌群的形成中起到了先前未被认识到的作用[148]。然而,对调控某一肌肉和同一功能的肌肉组形成的部分/整体信号的组合仍不明确。

## 肌腱发育

肌腱由被称为腱细胞的成纤维细胞样细胞组成,包裹在由Ⅰ型、Ⅲ型、Ⅳ型、Ⅴ型和Ⅵ型胶原及腱调节蛋白和硫酸化蛋白聚糖组成的胶原纤维复合物中,包括核心蛋白聚糖、双聚糖、纤维调节蛋白、内腔蛋白和蛋白聚糖[149]。肌腱的胚胎形成是通过肌腱细胞沿着线性排列,然后发生胶原纤维沉积。成熟肌腱中的肌腱细胞被认为处于非增殖性静止状态,额外的生长与胶原产生的增加有关[150]。肌腱的修复似乎依赖于局部干细胞群,类似于骨骼肌的损

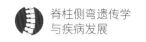

伤修复途径[151]。

肌腱与肌肉和骨骼的协调发展对于肌肉骨骼系统的正常功能至关重要[152]。然而,肌腱细胞的起源及调控其特异性和分化的途径尚不清楚。bHLH 转录因子 scleraxis 被鉴定为肌腱特异性标记物,加速了该领域的研究[153]。脊柱上的肌腱来源于位于生肌节和生骨节之间的被称为生腱节的体节亚区(图 1-7)[154,155]。生腱节细胞来源于生骨节和生肌节之间的相互作用。生肌节中 $Fgf4$ 和 $Fgf8$ 的表达对于将来生腱节区域中的生骨节细胞中的 scleraxis 的表达是必需的[152,154]。在生骨节细胞中,FGF 诱导 ERK MAP 激酶介导的级联反应需要激活 ETS 转录因子 $Etv4/Pea3$[156,157]。似乎从生骨节产生的抑制信号也限制了生腱节的大小。$Pax1$ 的过表达降低了生骨节中的 scleraxis 表达域,小鼠 $Sox5/Sox6$ 复合突变导致 scleraxis 表达域扩大[152]。

目前,已经确定了几种对肌腱细胞分化以及肌腱成熟和维持至关重要的调节因子,并建立了一个简单的肌腱形成模型。TGFβ 和 FGF 信号部分通过诱导 bHLH 转录因子 Scleraxis($Scx$)来使间充质祖细胞向腱细胞分化[158,159]。随后是肌腱细胞中 Mohawk($Mkx$)和早期生长反应因子 1(early growth response factors 1,$Egr1$)和 $Egr2$ 的表达。人出生后,这些基因仍保留在肌腱中,而 $Scx$ 转录水平降低[149]。这表明三种转录因子的不同功能,最终促进与肌腱发育、成人肌腱维持和修复相关的胶原纤维构成成分的表达[160]。

基因靶向敲除小鼠已被广泛用于确定这些基因在肌腱发生中的功能。Scx 失活($Scx-/-$)导致小鼠四肢、躯干和尾部肌腱的严重缺失[161]。然而,这并没有消除所有肌腱,表明在肌腱细胞分化中存在其他因素发挥作用。相反,$Mkx-/-$ 小鼠肌腱纤维发育不良,肌腱质量降低,但肌腱细胞数量没有减少[161]。该结果在使用 CRISPR-Cas9 系统敲除 Mkx 的大鼠中得到了重复,表明该基因在肌腱成熟中发挥重要作用[162]。$Egr1$ 和 $Egr2$ 突变导致胚胎肌腱中胶原纤维减少,并且 $Scx$ 和 $Mkx$ 的表达水平降低。值得注意的是,这些突变都不会导致肌腱发育的完全障碍。这表明存在功能冗余或其他尚未确定的额外调节机制。

成人肌腱通过机械传感系统参与将力传导到与机械负荷相匹配的稳态传感中。这使得与肌腱相关的间充质干细胞分化为腱细胞[163]。该过程似乎阐释了胚胎信号通路,因为它需要 $Scx$、$Mkx$ 和 $Egr1$ 的参与[163-165]。已发现普通转录因子含 Ⅱ-Ⅰ重复结构域蛋白 1(general transcription factor Ⅱ-Ⅰrepeat domain-containing protein 1,$Gtf2ird1$)在机械传感中很重要。肌腱被拉伸后,$Gtf2ird1$ 从细胞质转移到细胞核,并在核里诱导 $Mkx$ 表达[163]。有趣的是,极端拉伸导致肌腱损伤,肌腱特异性基因表达减少,成骨和成软骨基因标记物增加[165]。在轻度应激条件下,抑制 $Mkx$,$Sox6$、$Sox9$ 和蛋白聚糖的表达升高[162]。这表明 $Mkx$ 在促进肌腱分化和防止软骨形成方面发挥双重作用。

## 小结

脊柱、脊柱肌肉组织和相关肌腱源自轴旁中胚层,中胚层在头侧至尾侧方向上进行分节,形成成对的体节。每个体节分化为 4 个细胞谱系特异性的间隔,包括生骨节(脊椎和肋骨)、生肌节(骨骼肌)、生皮节(真皮和骨骼肌祖细胞)和生腱节层(肌腱)。Notch、Wnt 和 FGF 信号通路之间的相互作用决定体节形成的时间和边界形成位置。在本章中,我们重点讨论了体节形成的 3 个基本方面,包括体节间边界的建立、体细胞上皮化和头/尾极性,以及脊椎、椎间盘和相关脊柱肌群与肌腱的发育。

脊椎起源于体节的生骨节。根据细胞起源和遗传调控,从生骨节到脊椎的形成可分为腹侧结构(椎体和椎间盘)和背侧椎弓结构(椎弓根、椎板、棘突和横突)的不同过程。需要 Hox 转录因子家族的成员参与的调节机制使颈椎、胸椎、腰椎、骶椎和尾椎具有了独特的区域特征。椎间盘由髓核、纤维环和软骨终板组成,最初被认为仅来源于生骨节,但髓核已被证明来源于脊索。因此,我们必须使用一个更复杂的模型来阐释椎间盘的发育,该模型需要协调多个独立的信号通路,如 SHH 和 TGFβ 超家族信号通路。

起到稳定和伸展脊柱作用的脊柱肌群来源于生皮肌节背内侧边缘的高度有丝分裂的成肌祖细胞群。这些细胞迁移到生皮肌节和生骨节之间,在那里它们退出细胞周期并分化为单核肌细胞,形成生肌节。尽管与早期肌肉团块发育相关的细胞学基础及肌肉分化相关的遗传基础已经基本明确,但从这些团块中如何形成独立肌肉群的机制仍知之甚少。与这些肌肉连接的肌腱来源于体节的一个亚结构域,称为生腱节,位于生肌节和生骨节之间。尽管最近在肌腱的细胞起源和特异性分化调控方面的工作已经确定了包括 TGFβ 和 FGF 信号通路在肌腱细胞分化以及肌腱成熟和维持中的重要作用,但是其大部分机制尚不清楚。

# 参 考 文 献

［1］ Henry CA, Hall LA, Burr Hille M, Solnica-Krezel L, Cooper MS. Somites in zebrafish doubly mutant for knypek and trilobite form without internal mesenchymal cells or compaction. Curr Biol. 2000;10:1063 – 1066.

［2］ Jiang YJ, Aerne BL, Smithers L, Haddon C, Ish-Horowicz D, Lewis J. Notch signaling and the synchronization of the somite segmentation clock. Nature. 2000;408:475 – 479.

［3］ Kulesa PM, Fraser SE. Cell dynamics during somite boundary formation revealed by timelapse analysis. Science. 2002; 298:991 – 995.

［4］ Kulesa PM, Schnell S, Rudloff S, Baker RE, Maini PK. From segment to somite: segmentation epithelialization analyzed within quantitative frameworks. Dev Dyn. 2007;236:1392 – 1402.

［5］ Wood A, Thorogood P. Patterns of cell behavior underlying somitogenesis and notochord formation in intact vertebrate embryos. Dev Dyn. 1994;201:151 – 167.

［6］ Palmeirim I, Dubrulle J, Henrique D, Ish-Horowicz D, Pourquié O. Uncoupling segmentation and somitogenesis in the chick presomitic mesoderm. Dev Genet. 1998;23:77 – 85.

［7］ Sato Y, Yasuda K, Takahashi Y. Morphological boundary forms by a novel inductive event mediated by Lunatic fringe and Notch during somitic segmentation. Development. 2002;129:3633 – 3644.

［8］ Buchberger A, Seidl K, Klein C, Eberhardt H, Arnold HH. cMeso-1, a novel bHLH transcription factor, is involved in somite formation in chicken embryos. Dev Biol. 1998;199:201 – 215.

［9］ Saga Y, Hata N, Koseki H, Taketo MM. Mesp2: a novel mouse gene expressed in the presegmented mesoderm and essential for segmentation initiation. Genes Dev. 1997;11:1827 – 1839.

［10］ Takahashi Y, Sato Y. Somitogenesis as a model to study the formation of morphological boundaries and cell epithelialization. Develop Growth Differ. 2008;50:S149 – 155.

［11］ Tanaka M, Tickle C. Tbx18 and boundary formation in chick somite and wing development. Dev Biol. 2004;268:470 – 480.

［12］ Sato Y, Takahashi Y. A novel signal induces a segmentation fissure by acting in a ventral-todorsal direction in the presomitic mesoderm. Dev Biol. 2005;282:183 – 191.

［13］ Keynes RJ, Stern CD. Mechanisms of vertebrate segmentation. Development. 1988;103:413 – 429.

［14］ Tam PP, Trainor PA. Specification and segmentation of the paraxial mesoderm. Anat Embryol. 1994;189:275 – 305.

［15］ Dubrulle J, Pourquié O. Coupling segmentation to axis formation. Development. 2004;131:5783 – 5793.

［16］ Burgess R, Cserjesi P, Ligon KL, Olson EN. Paraxis: a basic helix-loop-helix protein expressed in paraxial mesoderm and developing somites. Dev Biol. 1995;168:296 – 306.

［17］ Burgess R, Rawls A, Brown D, Bradley A, Olson EN. Requirement of the paraxis gene for somite formation and musculoskeletal patterning. Nature. 1996;384:570 – 573.

［18］ Mansouri A, Pla P, Larue L, Gruss P. Pax3 acts cell autonomously in the neural tube and somites by controlling cell surface properties. Development. 2001;128:1995 – 2005.

［19］ Schubert FR, Tremblay P, Mansouri A, Faisst AM, Kammandel B, Lumsden A, et al. Early mesodermal phenotypes in splotch suggest a role for Pax3 in the formation of epithelial somites. Dev Dyn. 2001;222:506 – 521.

［20］ Dale JK, Malapert P, Chal J, Vilhais-Neto G, Maroto M, Johnson T, Jayasinghe S, Trainor P, Herrmann B, Pourquié O. Oscillations of the snail genes in the presomitic mesoderm coordinate segmental patterning and morphogenesis in vertebrate somitogenesis. Dev Cell. 2006;10:355 – 366.

［21］ Barrallo-Gimeno A, Nieto MA. The snail genes as inducers of cell movement and survival: implications in development and cancer. Development. 2005;132:3151 – 3161.

［22］ Batlle E, Sancho E, Franci C, Dominguez D, Monfar M, Baulida J, et al. The transcription factor snail is a repressor of E-cadherin gene expression in epithelial tumour cells. Nat Cell Biol. 2000;2:84 – 89.

［23］ Cano A, Perez-Moreno MA, Rodrigo I, Locascio A, Blanco MJ, del Barrio MG, et al. The transcription factor snail controls epithelial-mesenchymal transitions by repressing E-cadherin expression.Nat Cell Biol.2000;2:76 - 83.

[24] Correia KM,Conlon RA.Surface ectoderm is necessary for the morphogenesis of somites.Mech Dev.2000;91:19 - 30.

[25] Duband JL,Dufour S,Hatta K,Takeichi M,Edelman GM,Thiery JP.Adhesion molecules during somitogenesis in the avian embryo.J Cell Biol.1987;104:1361 - 1374.

[26] Linker C,Lesbros C,Gros J,Burrus LW,Rawls A,Marcelle C.Beta-catenin-dependent Wnt signalling controls the epithelial organisation of somites through the activation of paraxis.Development.2005;132:3895 - 3905.

[27] Sato Y,Takahashi Y.A novel signal induces a segmentation fissure by acting in a ventral-to dorsal direction in the presomitic mesoderm.Dev Biol.2005;282:183 - 191.

[28] Geetha-Loganathan P,Nimmagadda S,Huang R,Christ B,Scaal M.Regulation of ectodermal Wnt6 expression by the neural tube is transduced by dermomyotomal Wnt11:a mechanism of dermomyotomal lip sustainment.Development. 2006;133:2897 - 2904.

[29] Schmidt C,Stoeckelhuber M,McKinnell I,Putz R,Christ B,Patel K.Wnt 6 regulates the epithelialisation process of the segmental plate mesoderm leading to somite formation.Dev Biol.2004;271:198 - 209.

[30] Wagner J,Schmidt C,Nikowits W Jr,Christ B.Compartmentalization of the somite and myogenesis in chick embryos are influenced by wnt expression.Dev Biol.2000;228:86 - 94.

[31] Horikawa K,Radice G,Takeichi M,Chisaka O. Adhesive subdivisions intrinsic to the epithe lial somites. Dev Biol. 1999;215:182 - 189.

[32] Linask KK,Ludwig C,Han MD,Liu X,Radice GL,Knudsen KA.N-cadherin/cateninmediated morphoregulation of somite formation.Dev Biol.1998;202:85 - 102.

[33] Radice GL,Rayburn H,Matsunami H,Knudsen KA,Takeichi M,Hynes RO. Developmental defects in mouse embryos lacking N-cadherin.Dev Biol.1997;181:64 - 78.

[34] Chal J,Guillot C,Pourquié O. PAPC couples the segmentation clock to somite morphogenesis by regulating N-cadherin-dependent adhesion.Development.2017;144:664 - 676.

[35] Rhee J,Takahashi Y,Saga Y,Wilson-Rawls J,Rawls A.The protocadherin papc is involved in the organization of the epithelium along the segmental border during mouse somitogenesis.Dev Biol.2003;254:248 - 261.

[36] Nakaya Y,Kuroda S,Katagiri YT,Kaibuchi K,Takahashi Y. Mesenchymal-epithelial transition during somitic segmentation is regulated by differential roles of Cdc42 and Rac1.Dev Cell.2004;7:425 - 438.

[37] Rowton M,Ramos P,Anderson DM,Rhee JM,Cunliffe HE,Rawls A. Regulation of mesenchymal-to-epithelial transition by Paraxis during somitogenesis.Dev Dyn.2013;242:1332 - 1344.

[38] Aoyama H,Asamoto K.The developmental fate of the rostral/caudal half of a somite for vertebra and rib formation: experimental confirmation of the resegmentation theory using chick-quail chimeras.Mech Dev.2000;99:71 - 82.

[39] Goldstein RS,Kalcheim C.Determination of epithelial half-somites in skeletal morphogenesis.Development.1992;116: 441 - 445.

[40] de la Pompa JL,Wakeham A,Correia KM,Samper E,Brown S,Aguilera RJ,et al.Conservation of the Notch signaling pathway in mammalian neurogenesis.Development.1997;124:1139 - 1148.

[41] Dunwoodie SL,Henrique D,Harrison SM,Beddington RSP.Mouse Dll3:a novel divergent Delta gene which may complement the function of other Delta homologues during early pattern formation in the mouse embryo. Development.1997;124:3065 - 3076.

[42] Hrabě de Angelis M,McIntyre J 2nd,Gossler A.Maintenance of somite borders in mice requires the Delta homologue DII1.Nature.1997;386:717 - 721.

[43] Koizumi K,Nakajima M,Yuasa S,Saga Y,Sakai T,Kuriyama T,et al.The role of presenilin 1 during somite segmentation.Development.2001;128:1391 - 1402.

[44] Schuster-Gossler K,Harris B,Johnson R,Serth J,Gossler A.Notch signalling in the paraxial mesoderm is most sensitive to reduced Pofut1 levels during early mouse development.BMC Dev Biol.2009;9:6.

[45] Kusumi K,Sun ES,Kerrebrock AW,Bronson RT,Chi DC,Bulotsky MS,et al.The mouse pudgy mutation disrupts Delta homologue Dll3 and initiation of early somite boundaries.Nat Genet.1998;19:274 - 278.

[46] Oka C,Nakano T,Wakeham A,de la Pompa JL,Mori C,Sakai T,et al.Disruption of the mouse RBP-J kappa gene

results in early embryonic death.Development.1995;121;3291 – 3301.

[47] Swiatek PJ,Lindsell CE,del Amo FF,Weinmaster G,Gridley T.Notch1 is essential for postimplantation development in mice.Genes Dev.1994;8;707 – 719.

[48] Takahashi Y, Koizumi K, Takagi A, Kitajima S, Inoue T, Koseki H, et al.Mesp2 initiates somite segmentation through the Notch signalling pathway.Nat Genet.2000;25;390 – 396.

[49] Yasuhiko Y,Haraguchi S,Kitajima S,Takahashi Y,Kanno J,Saga Y.Tbx6-mediated Notch signaling controls somite-specific Mesp2 expression.Proc Natl Acad Sci USA.2006;103;3651 – 3656.

[50] Morimoto M,Sasaki N,Oginuma M,Kiso M,Igarashi K,Aizaki K,et al.The negative regulation of Mesp2 by mouse Ripply2 is required to establish the rostro-caudal patterning within a somite.Development.2007;134;1561 – 1569.

[51] Takahashi Y, Inoue T, Gossler A, Saga Y. Feedback loops comprising Dll1, Dll3 and Mesp2, and differential involvement of Psen1 are essential for rostrocaudal patterning of somites.Development.2003;130;4259 – 4268.

[52] Johnson J,Rhee J,Parsons SM,Brown D,Olson EN,Rawls A.The anterior/posterior polarity of somites is disrupted in paraxis-deficient mice.Dev Biol.2001;229;176 – 187.

[53] Moore KL,Dalley AF.Clinically oriented anatomy.Baltimore;Lippincott Williams and Wilkins;2006.

[54] Cailliet R.Low back pain syndrome.4th ed.Philadelphia;FA Davis Company;1988.

[55] Mercer SR,Bogduk N.Clinical anatomy of ligamentum nuchae.Clin Anat.2003;16;484 – 493.

[56] Dockter JL.Sclerotome induction and differentiation.Curr Top Dev Biol.2000;48;77 – 127.

[57] Mackie EJ,Ahmed YA,Tatarczuch L,Chen KS,Mirams M.Endochondral ossification;how cartilage is converted into bone in the developing skeleton.Int J Biochem Cell Biol.2008;40;46 – 62.

[58] Fan CM, Tessier-Lavigne M. Patterning of mammalian somites by surface ectoderm and notochord; evidence for sclerotome induction by a hedgehog homolog.Cell.1994;79;1175 – 1186.

[59] Furumoto TA,Miura N,Akasaka T,Mizutanikoseki Y,Sudo H,Fukuda K,et al.Notochord dependent expression of MFH1 and PAX1 cooperates maintain the proliferation of sclerotome cells during the vertebral column development. Dev Biol.1999;210;15 – 29.

[60] McMahon JA,Takada S,Zimmerman LB,McMahon AP.Noggin-mediated antagonism of BMP signaling is required for growth and patterning of the neural tube and somite.Genes Dev.1998;12;1438 – 1452.

[61] Peters H,Doll U,Niessing J.Differential expression of the chicken Pax-1 and Pax-9 gene; in situ hybridization and immunohistochemical analysis.Dev Dyn.1995;203;1 – 16.

[62] Peters H,Wilm B,Sakai N,Imai K,Maas R,Balling R.Pax1 and Pax9 synergistically regulate vertebral column development.Development.1999;126;5399 – 5408.

[63] Capellini TD,Zewdu R,Di Giacomo G,Asciutti S,Kugler JE,Di Gregorio A,et al.Pbx1/ Pbx2 govern axial skeletal development by controlling Polycomb and Hox in mesoderm and Pax1/Pax9 in sclerotome.Dev Biol.2008;321;500 – 514.

[64] Takahashi Y,Takagi A,Hiraoka S,Koseki H,Kanno J,Rawls A,et al.Transcription factors Mesp2 and Paraxis have critical roles in axial musculoskeletal formation.Dev Dyn.2007;236;1484 – 1494.

[65] Mankoo BS,Skuntz S,Harrigan I,Grigorieva E,Candia A,Wright CV,et al.The concerted action of Meox homeobox genes is required upstream of genetic pathways essential for the formation,patterning and differentiation of somites. Development.2003;130;4655 – 4664.

[66] Skuntz S,Mankoo B,Nguyen MT,Hustert E,Nakayama A,Tournier-Lasserve E,et al.Lack of the mesodermal homeodomain protein MEOX1 disrupts sclerotome polarity and leads to a remodeling of the cranio-cervical joints of the axial skeleton.Dev Biol.2009;332;383 – 395.

[67] Rodrigo I,Hill RE,Balling R,Münsterberg A,Imai K.Pax1 and Pax9 activate Bapx1 to induce chondrogenic differentiation in the sclerotome.Development.2003;130;473 – 482.

[68] Rodrigo I,Bovolenta P,Mankoo BS,Imai K.Meox homeodomain proteins are required for Bapx1 expression in the sclerotome and activate its transcription by direct binding to its promoter.Mol Cell Biol.2004;24;2757 – 2566.

[69] Takimoto A,Mohri H,Kokubu C,Hiraki Y,Shukunami C.Pax1 acts as a negative regulator of chondrocyte maturation.Exp Cell Res.2013;319;3128 – 3139.

[70] Brand-Saberi B,Christ B.Evolution and development of distinct cell lineages derived from somites.Curr Top Dev Biol. 2000;48:1-42.

[71] Jacob M,Jacob JH,Christ B. The early differentiation of the perinotochordal connective tissue. A scanning and transmission electron microscopic study on chick embryos.Experientia.1975;31:1083-1086.

[72] Smits P,Lefebvre V.Sox5 and Sox6 are required for notochord extracellular matrix sheath formation,notochord cell survival and development of the nucleus pulposus of intervertebral discs.Development.2003;130:1135-1148.

[73] Christ B,Wilting J.From somites to vertebral column.Ann Anat.1992;174:23-32.

[74] Monsoro-Burq AH,Bontoux M,Teillet MA,Le Douarin NM.Heterogeneity in the development of the vertebra.Proc Natl Acad Sci USA.1994;91:10435-10439.

[75] Monsoro-Burq AH,Duprez D,Watanabe Y,Bontoux M,Vincent C,Brickell P,et al.The role of bone morphogenetic proteins in vertebral development.Development.1996;122:3607-3616.

[76] Watanabe Y,Duprez D,Monsoro-Burq AH,Vincent C,Le Douarin NM.Two domains in vertebral development: antagonistic regulation by SHH and BMP4 proteins.Development.1998;125:2631-2639.

[77] Pourquie O,Coltey M,Teillet MA,Ordahl C,Le Douarin M.Control of dorsoventral patterning of somitic derivatives by notochord and floor plate.Proc Natl Acad Sci USA.1993;90:5242-5246.

[78] Tonegawa A,Funayama N,Ueno N,Takahashi Y.Mesodermal subdivision along the mediolateral axis in chicken controlled by different concentrations of BMP-4.Development.1997;124:1975-1984.

[79] Sparrow DB,Chapman G,Turnpenny PD.Dunwoodie SL disruption of the somitic molecular clock causes abnormal vertebral segmentation.Birth Defects Res C Embryo Today.2007;81:93-110.

[80] Wellik DM.Hox patterning of the vertebrate axial skeleton.Dev Dyn.2007;236:2454-2463.

[81] Lewis EB.A gene complex controlling segmentation in Drosophila.Nature.1978;276:565-570.

[82] Condie BG,Capecchi MR.Mice with targeted disruptions in the paralogous genes hoxa-3 and hoxd-3 reveal synergistic interactions.Science.1994;370:304-307.

[83] Chen F,Greer J,Capecchi MR.Analysis of Hoxa7/Hoxb7 mutants suggests periodicity in the generation of different sets of vertebrae.Mech Dev.1998;77:49-57.

[84] McIntyre DM,Rakshit S,Yallowitz AR,Loken L,Jeannotte L,Capecchi MR,et al.Hox patterning of the vertebrate rib cage.Development.2007;134:2981-2989.

[85] van den Akker E,Fromental-Ramain C,deGraaf W,LeMouellic H,Brulet P,Chambon P,Deschamps J.Axial skeletal patterning in mice lacking all paralogous group 8 Hox genes.Development.2001;128:1911-1921.

[86] Wellik DM,Capecchi MR.Hox10 and Hox11 genes are required to globally pattern the mammalian skeleton.Science. 2003;301:363-366.

[87] Kim SY,Paylor SW,Magnuson T,Schumacher A.Juxtaposed Polycomb complexes coregulate vertebral identity. Development.2006;133:4957-4968.

[88] Moens CB,Selleri L.Hox cofactors in vertebrate development.Dev Biol.2006;291:193-206.

[89] Berkes CA,Bergstrom DA,Penn BH,Seaver KJ,Knoepfler PS,Tapscott SJ.Pbx marks genes for activation by MyoD indicating a role for a homeodomain protein in establishing myogenic potential.Mol Cell.2004;14:465-477.

[90] Capellini TD,Di Giacomo G,Salsi V,Brendolan A,Ferretti E,Srivastava D,et al.Pbx1/Pbx2 requirement for distal limb patterning is mediated by the hierarchical control of Hox gene spatial distribution and Shh expression. Development.2006;133:2263-2273.

[91] Maconochie MK,Nonchev S,Studer M,Chan SK,Popperl H,Sham MH,et al.Crossregulation in the mouse HoxB complex:the expression of Hoxb2 in rhombomere 4 is regulated by Hoxb1.Genes Dev.1997;11:1885-1895.

[92] Popperl H,Bienz M,Studer M,Chan SK,Aparicio S,Brenner S,et al.Segmental expression of Hoxb-1 is controlled by a highly conserved autoregulatory loop dependent upon exd/pbx.Cell.1995;81:1031-1042.

[93] Huang R,Zhi Q,Neubuser A,Muller TS,Brand-Saberi B,Christ B,et al.Function of somite and somitocoele cells in the formation of the vertebral motion segment in avian embryos.Acta Anat.1996;155:231-241.

[94] Mittapalli VR,Huang R,Patel K,Christ B,Scaal M.Arthrotome:a specific joint forming compartment in the avian somite.Dev Dyn.2005;234:48-53.

［95］ Choi KS,Harfe BD.Hedgehog signaling is required for formation of the notochord sheath and patterning of nuclei pulposi within the intervertebral discs.Proc Natl Acad Sci USA.2011;108:9484－9489.

［96］ Paavola LG,Wilson DB,Center EM.Histochemistry of the developing notochord,perichordal sheath and vertebrae in Danforth's short-tail（sd）and normal C57BL/6 mice.J Embryol Exp Morphol.1980;55:227－245.

［97］ Sivan SS,Hayes AJ,Wachtel E,Caterson B,Merkher Y,Maroudas A,et al.Biochemical composition and turnover of the extracellular matrix of the normal and degenerate intervertebral disc.Eur Spine J.2014;23(Suppl 3):S344－353.

［98］ Chiang C,Litingtung Y,Lee E,Young KE,Corden JL,Westphal H,et al.Cyclopia and defective axial patterning in mice lacking Sonic hedgehog gene function.Nature.1996;383:407－413.

［99］ Choi KS,Lee C,Harfe BD.Sonic hedgehog in the notochord is sufficient for patterning of the intervertebral discs. Mech Dev.2012;129:255－262.

［100］ Maier JA,Lo Y,Harfe BD.Foxa1 and Foxa2 are required for formation of the intervertebral discs.PLoS One.2013; 8:e55528.

［101］ Jeong Y,Epstein DJ.Distinct regulators of Shh transcription in the floor plate and notochord indicate separate origins for these tissues in the mouse node.Development.2003;130:3891－3902.

［102］ Baffi MO,Moran MA,Serra R.Tgfbr2 regulates the maintenance of boundaries in the axial skeleton.Dev Biol.2006; 296:363－374.

［103］ Li J,Yoon ST,Hutton WC.Effect of bone morphogenetic protein-2（BMP-2）on matrix production,other BMPs,and BMP receptors in rat intervertebral disc cells.J Spinal Disord Tech.2004;17:423－428.

［104］ Yoon ST,Su Kim K,Li J,Soo Park J,Akamaru T,Elmer WA,et al.The effect of bone morphogenetic protein-2 on rat intervertebral disc cells in vitro.Spine.2003;28:1773－1780.

［105］ Buxton DF,Peck D.Neuromuscular spindles relative to joint movement complexities.Clin Anat.1989;2:211－224.

［106］ Chan YL,Cheng JCY,Guo X,King AD,Griffith JF,Metreweli C.MRI evaluation of multifidus muscles in adolescent idiopathic scoliosis.Pediatr Radiol.1999;29:360－363.

［107］ Fidler MW,Jowett RL.Muscle imbalance in the aetiology of scoliosis.J Bone Joint Surg.1976;58-B:200－201.

［108］ Mannion AF,Meier M,Grob D,Müntener M.Paraspinal muscle fibre type alterations associated with scoliosis:an old problem revisited with new evidence.Eur Spine J.1998;7:289－293.

［109］ Meier MP,Klein MP,Krebs D,Grob D,Müntener M.Fiber transformations in multifidus muscle of young patients with idiopathic scoliosis.Spine.1997;22:2357－2364.

［110］ Veldhuizen AG,Wever DJ,Webb PJ.The aetiology of idiopathic scoliosis:biomechanical and neuromuscular factors. Eur Spine J.2000;9:178－184.

［111］ Alexander MA,Season EH.Idiopathic scoliosis:an electromyographic study.Arch Phys Med Rehabil.1978;59:314－ 315.

［112］ Avikainen VJ,Rezasoltani A,Kauhanen HA.Asymmetry of paraspinal EMG-time characteristics in idiopathic scoliosis.J Spinal Disord.1999;12:61－67.

［113］ Butterworth TR,James C.Electromyographic studies in idiopathic scoliosis.South Med J.1969;62:1008－1010.

［114］ Bylund P,Jansson E,Dahlberg E,Eriksson E.Muscle fiber types in thoracic erector spinae muscles.Clin Orthop. 1987;214:222－228.

［115］ Mannion AF,Meier M,Grob D,Müntener M.Paraspinal muscle fibre type alterations associated with scoliosis:an old problem revisited with new evidence.Eur Spine J.1998;7:289－293.

［116］ Khosla S,Tredwell SJ,Day B,Shinn SL,Ovalle WK.An ultrastructural study of multifidus muscle in progressive idiopathic scoliosis-changes resulting from a sarcolemmal defect of the myotendinous junction.J Neurol Sci.1980;46: 13－31.

［117］ Reuber M,Schultz A,McNeill T,Spencer D.Trunk muscle myoelectric activities in idiopathic scoliosis.Spine.1983; 8:447－456.

［118］ Riddle HF,Roaf R.Muscle imbalance in the causation of scoliosis.Lancet.1955;268:1245－1247.

［119］ Sahgal V,Shah A,Flanagan N,Schaffer M,Kane W,Subramani V,et al.Morphologic and morphometric studies of muscle in idiopathic scoliosis.Acta Orthop.1983;54:242－251.

[120] Spencer GS,Zorab PA.Spinal muscle in scoliosis.Part 1：histology and histochemistry.J Neurol Sci.1976；30：127 - 142.

[121] Yarom R,Robin GC.Studies on spinal and peripheral muscles from patients with scoliosis.Spine.1979；4：12 - 21.

[122] Zetterberg C,Aniansson A,Grimby G.Morphology of the paravertebral muscles in adolescent idiopathic scoliosis. Spine.1983；8：457 - 462.

[123] Zuk T.The role of spinal and abdominal muscles in the pathogenesis of scoliosis.J Bone Joint Surg Br.1962；44：102 - 105.

[124] Cheung J,Halbertsma JPK,Veldhuizen AG,Sluiter WJ,Maurits NM,Cool JC,et al.A preliminary study on electromyographic analysis of the paraspinal musculature in idiopathic scoliosis.Eur Spine J.2005；14：130 - 137.

[125] Denetclaw WF Jr,Christ B,Ordahl CP.Location and growth of epaxial myotome precursor cells.Development.1997； 124：1601 - 1610.

[126] Ordahl CP,Le Douarin NM.Two myogenic lineages within the developing somite.Development.1992；114：339 - 353.

[127] Denetclaw WF Jr,Ordahl CP. The growth of the dermomyotome and formation of early myotome lineages in thoracolumbar somites of chicken embryos.Development.2000；127：893 - 905.

[128] Kahane N,Cinnamon Y,Kalcheim C.The cellular mechanism by which the dermomyotome contributes to the second wave of myotome development.Development.1998；125：4259 - 4271.

[129] Ordahl CP,Berdougo E,Venters SJ,Denetclaw WF Jr. The dermomyotome dorsomedial lip drives growth and morphogenesis of both the primary myotome and dermomyotome epithelium.Development.2001；128：1731 - 1744.

[130] Venters SJ,Thorsteinsdottir S,Duxson MJ.Early development of the myotome in the mouse.Dev Dyn.1999；216：219 - 232.

[131] Arnold HH,Braun T.Genetics of muscle determination and development.Curr Top Dev Biol.2000；48：129 - 164.

[132] Molkentin JD,Olson EN.Defining the regulatory networks for muscle development.Curr Opin Genet Dev.1996；6：445 - 453.

[133] McKinsey TA,Zhang CL,Lu J,Olson EN.Signal-dependent nuclear export of a histone deacetylase regulates muscle differentiation.Nature.2000；408：106 - 111.

[134] McKinsey TA,Zhang CL,Olson EN.Control of muscle development by dueling HATs and HDACs.Curr Opin Genet Dev.2001；11：497 - 504.

[135] Peschiaroli A,Figliola R,Coltella L,Strom A,Valentini A,D'Agnano I,et al.MyoD induces apoptosis in the absence of RB function through a p21(WAF1)-dependent re-localization of cyclin/cdk complexes to the nucleus.Oncogene. 2002；21：8114 - 8127.

[136] Puri PL,Sartorelli V,Yang XJ,Hamamori Y,Ogryzko VV,Howard BH,et al.Differential roles of p300 and PCAF acetyltransferases in muscle differentiation.Mol Cell.1997；1：35 - 45.

[137] Sartorelli V,Puri PL,Hamamori Y,Ogryzko V,Chung G,Nakatani Y,et al.Acetylation of MyoD directed by PCAF is necessary for the execution of the muscle program.Mol Cell.1999；4：725 - 734.

[138] Borycki A,Brown AM,Emerson CP Jr.Shh and Wnt signaling pathways converge to control Gli gene activation in avian somites.Development.2000；127：2075 - 2087.

[139] Cossu G,Borello U.Wnt signaling and the activation of myogenesis in mammals.EMBO J.1999；18：6867 - 6872.

[140] Reshef R,Maroto M,Lassar AB.Regulation of dorsal somitic cell fates：BMPs and Noggin control the timing and pattern of myogenic regulator expression.Genes Dev.1998；12：290 - 303.

[141] Tajbakhsh S,Borello U,Vivarelli E,Kelly R,Papkoff J,Duprez D,et al.Differential activation of Myf5 and MyoD by different Wnts in explants of mouse paraxial mesoderm and the later activation of myogenesis in the absence of Myf5.Development.1998；125：4155 - 4162.

[142] Borello U,Berarducci B,Murphy P,Bajard L,Buffa V,Piccolo S,et al.The Wnt/beta-catenin pathway regulates Gli-mediated Myf5 expression during somitogenesis.Development.2006；133：3723 - 3732.

[143] Borycki AG,Brunk B,Tajbakhsh S,Buckingham M,Chiang C,Emerson CP Jr.Sonic hedgehog controls epaxial muscle determination through Myf5 activation.Development.1999；126：4053 - 4063.

[144] mMcDermott A,Gustafsson M,Elsam T,Hui CC,Emerson CP Jr,Borycki AG.Gli2 and Gli3 have redundant and

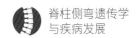
context-dependent function in skeletal muscle formation. Development. 2005; 132: 345 – 357.

[145] Summerbell D, Ashby PR, Coutelle O, Cox D, Yee S, Rigby PW. The expression of Myf5 in the developing mouse embryo is controlled by discrete and dispersed enhancers specific for particular populations of skeletal muscle precursors. Development. 2000; 127: 3745 – 3757.

[146] Teboul L, Summerbell D, Rigby PW. The initial somitic phase of Myf5 expression requires neither Shh signaling nor Gli regulation. Genes Dev. 2003; 17: 2870 – 2874.

[147] Yang X, Arber S, William C, Li L, Tanabe Y, Jessell TM, Birchmeier C, Burden SJ. Patterning of muscle acetylcholine receptor gene expression in the absence of motor innervation. Neuron. 2001; 30: 399 – 410.

[148] Kardon G, Harfe BD, Tabin CT. A Tcf4-positive mesodermal population provides a prepattern for vertebrate limb muscle patterning. Dev Cell. 2015; 5: 937 – 944.

[149] Jacob HJ, Christ B. On the formation of muscular pattern in the chick limb. In: Teratology of the limbs. Berlin: Walter de Gruyter and Co. 1988. p. 89 – 97.

[150] Alvares LE, Schubert FR, Thorpe C, Mootoosamy RC, Cheng L, Parkyn G, et al. Intrinsic, Hox-dependent cues determine the fate of skeletal muscle precursors. Dev Cell. 2003; 5: 379 – 390.

[151] Ashby P, Chinnah T, Zakany J, Duboule D, Tickle C. Muscle and tendon pattern is altered independently of skeletal pattern in HoxD mutant limbs. J Anat. 2002; 201: 422.

[152] Fisher RE, Smith HF, Kusumi K, Tassone EE, Rawls A, Wilson-Rawls J. Mutations in the Notch pathway alter the patterning of multifidus. Anat Rec. 2012; 295: 32 – 39.

[153] Schweitzer R, Zelzer E, Volk T. Connecting muscles to tendons: tendons and musculoskeletal development in flies and vertebrates. Development. 2010; 137(17): 2807.

[154] Kalson NS, Lu Y, Taylor SH, Starborg T, Homes DF, Kadler KE. A structure-based extracellular matrix expansion mechanism of fibrous tissue growth. elife. 2015; 4: e05958.

[155] Steinert AF, Kunz M, Prager P, Barthel T, Jakob F, Nöth U, et al. Mesenchymal stem cell characteristics of human anterior cruciate ligament outgrowth cells. Tissue Eng Part A. 2011; 17: 1375 – 1388.

[156] Brent AE, Braun T, Tabin CJ. Genetic analysis of interactions between the somitic muscle, cartilage and tendon cell lineages during mouse development. Development. 2005; 132: 515 – 528.

[157] Tozer S, Duprez D. Tendon and ligament: development, repair and disease. Birth Defects Res C Embryo Today. 2005; 75: 226 – 236.

[158] Brent AE, Schweitzer R, Tabin CJ. A somitic compartment of tendon progenitors. Cell. 2003; 113: 235 – 248.

[159] Schweitzer R, Chyung JH, Murtaugh LC, Brent AE, Rosen V, Olson EN, et al. Analysis of the tendon cell fate using Scleraxis, a specific marker for tendons and ligaments. Development. 2001; 128: 3855 – 3866.

[160] Brent AE, Tabin CJ. FGF acts directly on the somitic tendon progenitors through the Ets transcription factors Pea3 and Erm to regulate scleraxis expression. Development. 2004; 131: 3885 – 3896.

[161] Smith TG, Sweetman D, Patterson M, Keyse SM, Münsterberg A. Feedback interactions between MKP3 and ERK MAP kinase control scleraxis expression and the specification of rib progenitors in the developing chick somite. Development. 2005; 132: 1305 – 1314.

[162] Eloy-Trinquet S, Wang H, Edom-Vovar F, Duprez D. Fgf signaling components are associated with muscles and tendons during limb development. Dev Dyn. 2009; 238: 1195 – 1206.

[163] Pryce B, Watson SS, Murchison ND, Staverosky JA, Dunker N, Schweitzer R. Recruitment and maintenance of tendon progenitors by TGFbeta signaling are essential for tendon formation. Development. 2009; 136: 1351 – 1361.

[164] Asahara H, Inui M, Lotz MK. Tendon and ligaments: connecting development biology to musculoskeletal disease pathogenesis. J Bone Miner Res. 2017; 32: 1773 – 1782.

[165] Murchison ND, Price BA, Conner DA, Keene DR, Olson EN, Tabin CJ, et al. Regulation of tendon differentiation by scleraxis distinguishes force-transmitting tendons from muscleanchoring tendons. Development. 2007; 134: 2697 – 2708.

[166] Suzuki H, Ito Y, Shinohara M, Yamashita S, Ichinose S, Kishida A, et al. Gene targeting of the transcription factor Mohawk in rats causes heterotopic ossification of Achilles tendon via failed tenogenesis. Proc Natl Acad Sci USA.

2016;113:7840 - 7845.

[167] Kayama T, Mori M, Ito Y, Matsushima T, Nakamichi R, Suzuki H, et al. Gtf2ird1-dependent Mohawk expression regulates Mechanosensing properties of the tendon. Mol Cell Biol. 2016;36:1297 - 1309.

[168] Gaut L, Robert N, Delalande A, Bonnin MA, Pichon C, Duprez D. EGR1 regulates transcription downstream of mechanical signals during tendon formation and healing. PLoS One. 2016;11:e0166237.

[169] Mendias CL, Gumucio JP, Bakhurin KI, Lynch EB, Brooks SV. Physiological loading of tendons induces scleraxis expression in epitenon fibroblasts. J Orthop Res. 2012;30:606 - 612.

# 第二章 环境因素和中轴骨畸形

Peter G. Alexander, Ricardo Londono, Thomas P. Lozito, and Rocky S. Tuan

## 引言

中轴骨发育是复杂地向轴向或正中线方向发育过程之一，涉及许多组织的相互作用，包括胚胎脊索、神经管、体节、肌节间潜能血管细胞和神经嵴细胞。这些组织形成中轴骨、椎间盘、脊髓、躯干肌肉组织、背侧真皮、椎间动脉和脊神经节。它们的发育在很长一段时间里相互依赖、分层发生，这些特征使得中轴骨发育容易不成比例地受到环境影响，从而解释了活产和死产中中轴骨缺陷的高发生率和多样性。数据显示，中轴骨是发育异常发生频率较高的器官之一，每1000例活产胎儿中就有1例[1-6]，但遗传影响很低，估计只占0.5%～2%。先天性中轴骨缺陷可能单独发生，也可以作为更广泛的综合征或序列疾病的一部分发生[3-6]（表2-1）。据估算，40%的病例中轴骨骨骼缺损伴有脊髓内神经缺损。此外，50%～60%的先天性脊柱侧弯病例在其他器官系统中存在先天性缺陷，包括泌尿生殖系统（发病率约为20%）、心血管系统（发病率为10%～12%）及胃肠道和肢体缺陷。这些先天缺陷及其发生频率的组合反映了不同器官系统同时发育的程度。

### 表2-1 以脊柱侧弯为特征的遗传性综合征

| 可能包括脊椎异常的遗传综合征代表性清单 | |
| --- | --- |
| 综合征 | 特点 |
| Alagille综合征（alagille syndrome，常染色体显性遗传） | 新生儿黄疸，胆汁淤积，肺动脉狭窄，偶发室间隔缺损、动脉导管未闭，伴有特殊面容，眼、椎体、神经系统异常 |
| Bertolotti综合征（bertolotti syndrome） | 第5腰椎骶骨化伴有坐骨神经痛和脊柱侧弯 |
| 尾部发育不全综合征 | 部分或全部尾骨、骶骨和腰椎及相应的脊柱阶段发育障碍，伴有肠和膀胱的畸形与功能障碍 |

P. G. Alexander · R. Londono · T. P. Lozito · R. S. Tuan (✉)
Center for Cellular and Molecular Engineering, Department of Orthopaedic Surgery, University of Pittsburgh School of Medicine, Pittsburgh, PA, USA
e-mail：rst13@pitt.edu

© Springer International Publishing AG, part of Springer Nature 2018 31 K. Kusumi, S. L. Dunwoodie（eds.），*The Genetics and Development of Scoliosis*，https://doi.org/10.1007/978-3-319-90149-7_2

| 可能包括脊椎异常的遗传综合征代表性清单 | |
|---|---|
| 综合征 | 特点 |
| 胸肋骨下颌骨综合征（常染色体隐性遗传） | 严重的小颌畸形，严重的肋椎异常，包括钟形胸廓、不全骨化、肋骨结构异常、肋骨和椎体异常，伴有腭部缺陷、舌下垂、产前和产后生长缺陷、智力低下 |
| Coffin－Siris综合征 | 第5指和脚趾发育不全，伴有智力和发育迟缓、面部粗糙、轻度小头畸形、肌张力减退、关节松弛、轻度多毛，偶伴有心脏、脊椎和胃肠道异常 |
| 眼-脑-色素沉着不足综合征（常染色体隐性遗传） | 眼皮肤白化病、小眼、角膜不透明、智力缺陷，伴痉挛、上颚高弓、牙龈萎缩、脊柱侧弯 |
| Jarcho-Levin综合征（脊柱胸廓发育不良，常染色体隐性遗传） | 多处椎体缺损、胸廓短、肋骨异常、指屈曲畸形、并指，伴有泌尿生殖系统异常和呼吸功能障碍 |
| Kabuki综合征（歌舞伎面谱综合征） | 智力低下、侏儒症、脊柱侧弯、心血管异常，患者外貌特点与日本歌舞伎演员的面部装扮相似 |
| King's综合征（恶性高热） | 身材矮小、脊柱后凸、鸡胸、隐睾、运动发育迟缓、进行性肌病和心血管结构性缺陷 |
| Klippel-Feil综合征 | 颈椎数量减少、颈椎半椎体畸形、发际线低、颈部活动度降低 |
| Lenz's综合征（伴X遗传） | 可能出现小眼畸形、无眼症、指畸形、窄肩、双拇指、脊柱椎体异常、牙齿异常、泌尿生殖系统和心血管缺陷 |
| 多发翼状胬肉综合征（常染色体隐性遗传） | 颈部、腋窝、腘窝、肘前和脚间区域的翼状胬肉，伴有眼距过大、腭裂、小颌畸形、上睑下垂、身材矮小和大量骨骼异常，包括屈指畸形、并指、马蹄内翻足、摇篮底足、椎体融合和肋骨异常 |
| 眼耳椎综合征（Goldenhar综合征） | 上眼睑缺损、双侧耳赘、椎体异常、面部凸出、颅骨不对称、发际线低、下颌发育不全、耳位低，偶伴有半侧颜面发育不全综合征 |
| Rubenstein-Taybi综合征 | 智力和运动发育迟缓、宽拇指-巨趾综合征、身材矮小、拱状颚、宽鼻梁喙形鼻、多种眼部异常、肺动脉狭窄、手术切口处瘢痕疙瘩形成、枕骨大孔变大、椎骨和胸骨异常 |
| VACTERL/VATER联合征 | 椎体异常、肛门闭锁（心脏异常）、气管瘘伴食管闭锁、肾缺陷（肢体畸形） |

虽然在多种综合征和其他异常情况下会发生中轴骨缺陷，但是大多数先天性脊柱异常仅涉及脊柱单一结构缺陷，并且很少有明显的畸形和功能缺陷[3,4,7]表明中轴骨缺陷可能是时间依赖和组织特异性损害。中轴骨发育的复杂性和骨骼缺陷的多样性表明环境因素可能通过多种位点和机制导致中轴骨畸形。

针对此病带来的高昂社会成本，确定可能对胚胎发育产生影响的任何可能环境因素至

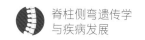

关重要。尽管许多已知的致畸剂可以导致中轴骨缺陷,但是半数以上的中轴骨缺陷病因尚不清楚,并且该缺陷被认为是由遗传易感性和环境损害共同导致的多因素疾病[4,6]。这一事实表明单独或联合研究环境因素在此类疾病发生中的必要性。这样的研究至少需要两个领域研究的结合:第一个是发育生物学,能够了解正常发育的详细信息并确定新的标记、基因座和可能的致畸机制;第二个是畸形学,这门学科与生殖毒理学密切相关,涉及评估环境因素对发育生物学中发现和表征的新生物标记物、基因组和机制的影响。

## 先天性脊柱侧弯的椎体发育异常

临床上,先天性脊柱侧弯被定义为由结构性椎体缺陷引起的超过 10°的脊柱弯曲[3,5,7]。脊柱弯曲的异常进一步由其前后位置和侧弯所在平面定义:冠状面异常为脊柱侧弯,矢状面异常为脊柱后凸。先天性中轴骨缺陷的特点是椎体畸形或出生时背部有明显的突起。

广义上讲,临床上将这些椎体缺陷分为以半椎体、楔形椎体、椎弓未闭、分裂椎体和椎体发育不全为代表的形成不良和形态异常,或以单侧骨桥或阻滞椎为代表的分节失败(图 2-1)[3,4,7,8,9]。从发育的角度来看,这些缺陷起源于体节发生,即脊柱分节。

## 中轴骨的正常发育

中轴骨来源于近轴中胚层,其属于初级胚层,该胚层经历了体节发生的分子时钟调整过程,以产生对称排列的神经管和脊索两侧的组织(表 2-2,图 2-1)[11-14]。体节是一种临时存在的胚胎结构,在中轴骨(由椎体、肋骨和椎间盘构成)及其相关组织(脊柱的轴下肌和轴上肌、躯干背侧真皮和椎间动脉)的发育中起重要作用。在严格的时间、空间控制下,体节发生可以分为 4 个阶段:模式制定、形态发生、分化、生长和成熟[12,14,15]。这些阶段在描述和研究出生缺陷及其原因时很有帮助。

表 2-2 类胚胎中轴骨的发育时间

单位:天

| 发育特征 | 妊娠时间 | 其他值得注意的事件 |
| --- | --- | --- |
| 原肠胚 | 15 | 神经板形成 |
| 脊索形成 | 17~19 | 神经管折叠 |
| 第 1 体节 | 19 | 心管形成 |
| 神经管开始融合 | 22 | 心管折叠、视听囊泡开始形成 |
| 前神经孔闭合 | 23~26 | 胚胎循环 |
| 后神经孔闭合 | 26~30 | 前肢芽 |
| 生骨节分割 | 24~35 | — |
| 脊索分割 | 28~30 | — |
| 最后(第 30 个)体节形成 | 32 | 后肢芽、视杯形成 |
| 所有肋骨原基显现 | 42~44 | — |

| 发育特征 | 妊娠时间 | 其他值得注意的事件 |
|---|---|---|
| 中央软骨化 | 36～42 | — |
| 肋骨和椎板软骨化 | 40～44 | — |
| 软骨化完成/开始骨化 | 56～60 | — |

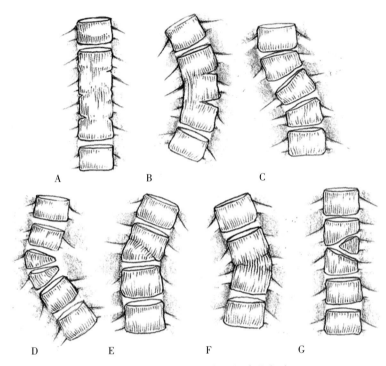

**图 2-1　不同形式的先天性脊柱侧弯**

A.阻滞椎；B.单侧骨桥；C.楔形椎体；D.多个半椎体；E.单个半分节椎体；F.未分节半椎体；G.嵌顿半椎体。分节障碍导致阻滞椎和骨桥；形成障碍导致半椎体和楔形椎（摘录自 Parke[158]）

　　脊柱组织中，中轴骨及其相关组织经历了多轮模式制定、分化和生长事件，包括体节发生、重新分节和骨化等过程。简而言之，中轴骨来自生骨节，即每个体节的腹内侧象限。生骨节细胞最初是上皮体节的一部分，在表达配对盒基因 *Pax1* 不久后[16,17]，细胞去上皮化并重新定位到脊索周围。然后这些细胞开始表达软骨细胞特异性转录因子 *Sox9*，并产生大量软骨基质，形成椎体的软骨原基[18]。"体节成熟时有一个明显的极性[15]，这在重新分段期间非常重要，其中一个体节的后半部分和后部体节的前半部分合并[19]。"这些结合在一起形成的椎体结构，是椎体运动单元的特征。

　　中轴骨和周围组织的发育长时间以相互依赖和分层的方式发生。这可能使中轴骨不成比例地受到环境影响，从而解释了活产和死产中中轴骨缺陷的高发生率，同时也能够解释中轴骨缺陷观察到的许多表现[8,20]。了解这些过程（脊柱的正常发育）及其对周围组织的影响对于解释各种形式的先天性脊柱侧弯的病因及环境因素可能引发异常发育的机制至关重要。

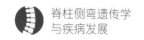
## 实验中轴骨畸形学

鉴于大多数中轴骨缺陷没有与已知的遗传因素相关[4,5,6,7,20],因此,必须假设存在环境因素影响。在"沙利度胺事件"后,确定并推广了环境致畸因素定义,经过一些修改,至今仍然适用[21-25]。在确定环境因子在诱发先天性中轴骨缺陷中的作用时,我们认识到,环境因素必然首先影响轴向组织的发育和功能及影响其分化的组织,包括脊索、神经管、近轴中胚层和上覆外胚层;其次,环境因素暴露必须在人类妊娠或器官发育的第4周和第10周之间,在此期间会发生原肠胚形成、神经形成和体节形成(表2-2)[2,26];然后,致畸因素的靶标必须通过特定的机制在受影响的发育过程(如体节发生)中发挥重要作用;最后,我们必须观察环境因素对胚胎发育的频率和程度的剂量反应效应,包括异常发育的不同程度:死亡、畸形发生、抑制生长或发育迟缓及功能缺陷。

在脊柱侧弯的病因学中,靶器官可能包括近轴中胚层和体节、神经管和脊索及上覆外胚层。例如,在周围组织影响下的整体信号通路对体节边界和随后分化边界具有重要影响。可能受到影响的形态学过程包括体细胞发生、神经形成和原肠胚形成,这些过程涉及细胞迁移、上皮化和层状融合,以及增殖和凋亡。最后,中轴骨的分化、生长和成熟也发挥了重要作用(表2-3)。

表2-3 第12阶段的胚胎体节发生阶段及致畸剂因素组织与可能的成熟畸形之间的因果关系

| 汉堡-汉密尔顿阶段12鸡胚胎 | 致畸损伤的横截面/时间 | 靶组织 | 可能出现的畸形 |
| --- | --- | --- | --- |
| | | 1.脊索 | 脊柱裂 |
| | | 2.外胚层/神经管 | 椎体发育不全 |
| | | 3.生骨节 | 椎间盘异常,骨代谢异常 |
| | | 1.脊索 | 脊柱裂 |
| | | 2.外胚层/神经管 | 椎体发育不全 |
| | | 3.体节中胚层 | 半椎体,阻滞椎 |
| | | 4.侧板中胚层 | 融合肋骨,肋骨分叉 |
| | | 1.脊索中胚层/脊索 | 椎间盘异常,尾部发育不全 |
| | | 2.轴旁中胚层 | 椎体发育不全,半椎体-阻滞椎 |
| | | 3.外胚层 | 脊椎未分节或半椎体,分叉或融合的肋骨椎体发育不全 |

注:DSo:分化体节;ESo:上皮体节;CSo:凝聚体节;PM:轴旁中胚层;NT:神经管;HN:Hensen结节;ECT:外胚层;END:内胚层;NC:脊索;DM:皮肌节;SC:生骨节;IM:中间中胚层;LM:侧板中胚层

## 异常轴向发育的发病机制

胎儿或新生儿先天性脊柱侧弯结构缺陷鉴定在最初致病因素引起畸形很久后才得以发现。识别和了解最初的致病因素是表征致畸机制的关键步骤,这样才能够促进干预手段的发展。对发育生物体的环境损害发生在分子或亚细胞水平。虽然可能的环境损害因素有很多,但这些损害会转化为多种细胞反应类型,从而导致组织和器官畸形发生及功能障碍(表2-4)。

致畸因素在自然界是互不相干的,如具有已知的结构、组成和化学特征,但是致畸机制却非常复杂。其主要原因如下:首先,因为许多可能受到影响的靶点仍然未知,即正常的发育机制仍需要确定和表征,并非所有可能的致畸因素靶标都已经确定,同时,大多数致畸剂不可能作用于单个分子或细胞途径,可能是多种机制通路结合导致先天性缺陷;其次,我们检测致畸因素对单个细胞靶标的生物化学影响能力仍很有限,具体来说,一方面,可用于研究的组织数量非常有限,造成了针对它们的高灵敏度和高特异性探针的缺乏;另一方面,由于探针种类、检测方法和终点选择的差异,用实验解释也非常困难。

**表2-4　环境致畸因素诱发先天性畸形的潜在机制、发病途径和最终形态变化**

| 机制 | 发病机制 | 通路——最终缺陷 |
| --- | --- | --- |
| 致畸损伤后发育中的细胞或组织初始变化 | 表现为一种或多种异常发育过程 | 导致最终形态缺陷的共同途径 |
| 基因突变 | — | — |
| 染色体损伤 | — | — |
| 表观遗传改变 | 细胞死亡增加或减少 | — |
| 干扰有丝分裂 | 细胞-细胞交互障碍 | 改变发育模式 |
| 核酸合成/平衡 | 减少基质的生物合成 | 形态异常 |
| 酶底物、辅因子等改变 | 阻碍形态发生 | 分化不完全或不平衡 |
| 氧化还原状态改变 | 组织机械破坏 | — |
| 膜或细胞骨架完整性破坏 | — | — |
| 信号转导改变 | — | — |

摘录自 Wilson[25]

尽管致畸过程十分复杂,我们仍可以假设几个细胞内过程是致畸因素的靶标。致畸因素通常通过分子模拟的模式对胚胎产生影响,该模式会选择或破坏正常的细胞过程,从而使其以与正常发育时间不一致的方式被激活、失活或转移。这些过程包括干扰有丝分裂(诱变和致癌)、表观遗传改变(甲基化和乙酰化状态)、膜功能的改变(组成或孔隙率)、信号转导改变、能量代谢改变/抑制、抑制中间体、新陈代谢、氧化还原状态改变、特定或普遍的酶抑制、核酸合成的干扰及其他过程。细胞对这些损伤的反应可以分为几种常见结果,包括坏死或

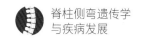
凋亡、生物合成减少、细胞与细胞或细胞与基质相互作用失败、形态发生受阻和组织机械破坏。最终缺陷可能表现为细胞或组织的损失或生长和分化的不平衡。

虽然许多致畸损伤的具体机制仍然未知,但是细胞反应的表征已经取得成功。一个明确的结果是细胞死亡的组织特异性模式与可能的畸形之间的相关性[23,24,27,28,29]。这种相关性突出了致畸作用的几个特征,包括不同细胞群在不同时间点对致畸损伤的敏感性不同、不同致畸剂靶向不同的组织,许多致畸因素扩大了正常发育调控的细胞死亡范围。而观察到的正常细胞死亡模式改变则表明了致畸剂的靶组织,并且在随后的畸形发生中发挥作用[30,31],然而,凋亡细胞不参与组织的形成,因此,致畸因素对存活细胞的影响非常重要,被认为与细胞死亡原因相关。尽管如此,细胞死亡数量的增加仍可作为致畸作用的早期标志。随着我们在分子水平上了解更多关于发育学和毒理学的内容,我们可以创建更敏感的细胞反应标记,从而可以更大限度地预防致畸作用。

## 与中轴骨畸形发生相关的条件和因素概述

如前所述,中轴骨畸形通常与致畸因素暴露有关,下面总结了与脊柱畸形相关的致畸剂类型和致畸条件[32]。以下部分将详细介绍其中的部分因素。

### 娱乐性致畸剂

酒精和可卡因等娱乐性药物会显著降低胚胎期胎儿及其产后的生长速度,增加新生儿死亡率,并导致各种类型和程度的先天性畸形。

### 药物致畸剂

大多数胚胎器官和中枢神经系统对药物的致畸作用极为敏感,如沙利度胺、己烯雌酚、维 A 酸、丙戊酸、华法林、锂、烟酸和多种化疗药物。

### 工业和环境致畸剂

为满足全球不断增长的人口的需要,大量废物被排放到环境中,而其中许多物质的毒理学和致畸作用尚未明确。具有已知致畸作用的化学品包括有机溶剂、砷、镉、铅、麻醉气体及有机汞。

### 农业致畸剂

杀虫剂和除草剂在农业生产中起到重要作用。研究表明,有机氯杀虫剂如双对氯苯基三氯乙烷(DTT)、对硫磷和马拉硫磷可能通过模拟雌激素化合物来干扰人类的生育和繁殖。在除草剂中,橙剂的副产品 2,3,7,8 -四氯二苯并对二噁英(TCDD)具有强致畸性,可以导致腭裂和先天性肾脏异常。

（一种神经管缺陷）的发病率增加了 20 倍[52-55]。实验结果表明，VPA 在小鼠、大鼠、小鸡、仓鼠、兔、恒河猴中具有致癌作用[56-61]。在这些模型中，骨骼异常最为常见，包括椎骨、肋骨、指骨和颅面骨。而这些表型通常与心血管异常、泌尿生殖系统异常、神经系统异常共同发生，这些异常共同被称为胎儿丙戊酸盐综合征[62,63]。中轴骨缺陷包括荐前椎和颈胸肋缺陷，还可能包括结构性椎体缺陷。

一般认为，包括 VPA 在内的导致脊柱裂的致畸剂的主要靶组织是神经管，致畸剂会导致神经管闭合失败[64]。随后，神经弓无法融合。然而，VPA 暴露后，也观察到椎体缺陷，例如脊椎分节不全及半椎体常和神经管缺陷同时发生[58]。更进一步的研究表明，PAX1 和 paraxis 在内的重要基因在鸡胚 VPA 处理模型中下调[58,65]。VPA 导致畸形可以通过在体节发生过程中施用反义脱氧核苷酸来模拟[58,65]。这些数据证实基因失调可能是致畸的，但是具体机制不详。

这些基因下调可能是由活性氧（ROS）产生增加或核酸代谢改变引起的信号传导减少、分化减少或延迟造成的[66,67]，而研究表明给予叶酸可以显著降低实验诱导的 VPA 中轴骨缺陷发生率[37,68,69]。近期，VPA 已被证明在治疗水平上也能抑制组蛋白去乙酰化酶的活性，并且这种活性与中轴骨缺陷和无脑畸形有关[70]。在比较 VPA 和曲古抑菌素 A（TSA）的致畸性和基因表达变化时，许多共同的遗传效应是骨骼肌和心肌特有的，表明 VPA 致畸机制更可能是表观遗传失控，从而引起基因表达改变。

## 缺氧

新生动物在胚胎期短暂缺氧和暴露可以产生先天性脊椎异常[71-74]。在这些研究中，研究人员已经诱发了许多严重椎骨和相关骨骼缺陷，包括半椎体、椎骨融合、椎体破裂、肋骨裂、两根或多根肋骨融合。诱发的骨骼畸形的性质和程度取决于诱发母体应激时体节形成的精确阶段。缺氧被认为是通过诱导增加 ROS 以及改变血管形成来影响早期胚胎发育的[74,75,76]。现在不能明确的是，缺氧本身或其调控对于胚胎发育过程中形态发生或细胞功能非常重要[77,78]。

在循环系统发育的过程中，胚胎经历了从无氧呼吸到有氧呼吸的转变[79-82]。最近有研究证明，氧合作用和细胞对氧合作用的反应可以通过热休克蛋白[83,84]、抗氧化剂（超氧化物歧化酶）[85-89]和 HIFα[90-93] 在不同时间胚胎不同组织表达水平来表征。其中一些变化与致畸敏感期有关[85,94]。在无氧至有氧的转变中，线粒体呼吸功能不全产生高于正常水平的 ROS，同时胚胎对 ROS 损伤的防御功能尚未建立，共同导致过量的 ROS 诱导细胞应激和细胞死亡[95-97]。一种假设是，组织在经历那些对能量要求高的过程（如形态发生）中最容易受到氧合作用转变的影响，这一假设在糖尿病相关胚胎病中得到了进一步证实[98,99]。在早期器官发生过程中，神经管和体节中胚层已被证明具有比周围组织更高的代谢活性[81,82,100,101,102]，而这是环境诱导中轴骨缺陷最敏感时期。最近有研究开始关注遗传变异和环境压力因素的相互作用，其中神经形成[103]和体细胞发生[104]可能更易受到缺氧影响。

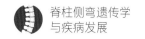

### 一氧化碳

研究缺氧影响的早期工作利用一氧化碳作为化学缺氧剂。一氧化碳(CO)是一种无色、无味、无刺激性的气体,由含碳材料不完全燃烧产生,目前没有关于CO对人类妊娠直接影响的流行病学研究[32]。然而一些病例报道表明,CO可能是一种致畸剂[105,106]。文献中报道了相关先天性畸形[105],如小头畸形、小颌畸形和包括髋关节发育不良、四肢瘫痪、马蹄内翻和肢体短缺在内的肢体缺陷。间接流行病学信息可以从吸烟妇女妊娠结局的观察中获得。母亲吸烟和各种不良后果相关,包括低出生体重、成功分娩率降低[107]以及可以在动物模型中仅通过CO模拟的各种行为缺陷[108]。

将CO和先天性畸形联系起来的研究数量非常有限。早期对鸡、兔和大鼠的研究表明它们之间存在因果关系[109,110],但是,后续研究未能证实这种联系[111]。最近探索CO对胚胎发育影响的阈值水平和关键时期的研究发现CO诱导畸形发生[112-116]。在早期器官形成的过程(关键时期)中,暴露于CO中会导致椎体异常、眼球炎和类似尾部发育不全综合征的表型等。据报道,器官形成过程中,在亚致畸水平条件下,暴露于CO会导致这种畸形[117,118]。急性CO暴露可能比报道的暴露水平更高、更加频繁,这可能是一个世界范围内的重大问题[107,119,120,121]。

CO通过结合血红蛋白、肌红蛋白和其他卟啉衍生物,阻碍氧气运输和进入细胞。然而,它也可以作为一氧化氮(NO)信号传导的信号分子发挥功能[122]。在血管系统发育后给药,由CO引起的轴向缺陷归因于血管渗漏和随后发育中组织的机械破坏[109]。但在早期器官发育过程中,涉及 $pax-1$ 和 $paraxia$ 在内的重要体节基因表达量减少的轴向缺陷,神经管和近轴中胚层的感应相互作用受损,CO在该过程中发挥信号分子的作用。众所周知,NO可以调节神经形成和其他早期胚胎过程[123],而CO可以改变轴向组织中NO的产生[124]。相互作用受损可能是由于神经管凋亡增加和以神经管衍生的体细胞上皮信号丧失为特征的细胞功能缺陷。

### 糖尿病

已知妊娠糖尿病具有多种致畸作用[125,126,127]。患糖尿病的母亲所产婴儿报道的畸形包括神经管缺陷、尾部发育不全、椎体缺陷、先天性心脏缺陷、股骨发育不全、肾脏和颅面畸形。尾部退化综合征是一种严重疾病,特征是底部(腰骶)椎骨发育不全、退化和/或结构破坏,以及该水平及以下的软组织畸形[43,44,46,49]。它在糖尿病患者中发生频率是非糖尿病患者的200倍[128,129,130]。其他轴向畸形也较为常见,包括VATER、OVA和其他畸形。这些综合征非随机关联,属于轴向中胚层发育不良综合征(AMDC)。

利用"糖尿病环境"或高血糖小鼠模型报告了包括胚胎病全谱的各种异常[9,44,94,131]。这些模型共同解释高血糖足以导致糖尿病胚胎病中的大多数缺陷,包括神经管缺陷、中轴骨缺陷、心脏和颅面异常、肢体异常和肾脏异常,尽管没有单个模型可以完全表现出这些表型。在高血糖或酮症生理水平上,最一致的结果是前后神经孔闭合失败[34,132,133,134]。研究人员已经确定,糖尿病环境会增加神经管和上述器官区域原基中 ROS 产生,包括颅面区域、耳杯和视杯、亨森结和脊索。与高 ROS 同时出现的是细胞死亡增加和神经管闭合的关键基因 Pax－3 表达减少[63,115]。叶酸和其他抗氧化剂的应用大大减少了 ROS 的产生[89]、抑制细胞死亡并降低 $Pax-3$ 的表达。

长期暴露于高血糖、高酮症血症、链脲佐菌素可出现尾部发育不全综合征[129]。这些受严重影响的动物的缺陷表明早期模式发育事件受到干扰[44,135]。脊索在原肠胚形成过程中下降,负责背腹侧和中外侧中胚层模式发育和中胚层轴向伸长过程。在受到严重影响动物中观察到脊索细胞死亡水平升高,这表明脊索功能可能受到损害,T－box 基因($Brachyury$)[136]突变、$Shh$[137]和 $Wnt$[138]基因信号抑制等成为尾部发育不全和 AMDC 其他表型的可能模型。

妊娠糖尿病患者胎儿中畸形发生率和严重程度与妊娠前三个月的血糖控制不佳密切相关,因此可以通过严格控制受孕前的血糖水平来降低发病率。各种抗氧化剂和胰岛素为开发防止糖尿病胚胎病的鸡尾酒疗法提供了希望。虽然疾病预防方法已经出现,但是最初的生化失衡给我们带来了一个有趣的问题:高血糖状态提供了一种"免费"能源,线粒体更容易产生 ATP[139],而这与缺氧条件下 ATP 产量减少相反。结合这两种情况的一个合理假设是,任何发育过程的分子调节都可能受到母体代谢的干扰,而特定血糖控制不良事件的时间决定了哪些器官会受到影响。

## 维 A 酸

维 A 酸(RA)是维生素 A 的类似物,常用于治疗痤疮和其他皮肤病。人类产前 VA 暴露会导致特征性的缺陷,包括耳朵、下颌骨、上颚、主动脉弓和中枢神经系统的异常。而在动物模型中,能观察到许多类似的缺陷[140]。在器官形成过程中,较高剂量的 RA 可诱导中轴骨缺陷和同源异形变换[141,142,143]。RA 的缺乏也会导致中轴骨畸形[144],这与其在正常胚胎发育中的作用一致。

作为一种天然分子,RA 参与了胚胎图示发育的许多方面,包括体节发育。RA 致畸作用与小鼠体内 RA 受体[145,146,147]和代谢转化酶[148-151]的表达水平一致。RA、RA 受体和 CYP26 在近轴中胚层中表达,并作为协调体节发育时钟和 HOX 基因表达的关键调节分子[152,153]。随着剂量不断增加,RA 可能会中断组织形态发生和神经嵴迁移,并最终导致终端形态发生关键组织(如神经管、脊索和近轴中胚层)中的细胞死亡,从而导致类似尾部发育不全综合征的表型[146]。

## 体温过高

人类胎儿暴露于高温环境(如高于正常温度 2℃),如高热或长时间使用热水沐浴,与神经管缺陷、心脏缺陷、小眼症和功能缺陷有关[84,154]。但没有流行病学证据表明热休克会导致人类中轴骨缺陷。在动物模型中研究热休克致畸机制时,包括小鼠、大鼠和鸡在内的许多物种被观察到椎体缺损[155-159]。这些缺陷的严重程度与暴露时间和持续时间相关。对鸡胚

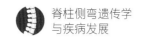
的研究表明,在中等水平和暴露时间(42℃,20分钟)下,会造成一个或两个相邻节段融合。这种效应每隔7~8个由正常体节分隔的节段重复1次[158]。该结果表明缺陷和体细胞发生本身存在细胞周期依赖性,促使提出体细胞发生模式时钟和波前模型[160]。

胚胎对温度的反应很大程度上取决于温度升高的程度、持续时间和经历热休克的阶段[154]。胚胎的存活和吸收有一个陡峭的阈值,表明体温过高的结果一般是胚胎吸收。在诱导胚胎存活和畸形的高温条件下,观察到组织特异性细胞死亡。研究人员将热休克蛋白(HSP)的诱导作为胚胎反应的一个突出特征[161]。这些分子伴侣在调节蛋白质折叠方面发挥重要作用,有助于保护细胞免受环境损害。在致畸过程中,HSP结合蛋白质无法发挥功能[162,163],在致畸剂量、温度条件下,细胞周期减慢,是椎体异常的一种可能机制。近来诸多证据表明,体节发生受到多种属于Notch/Delta信号系统蛋白质严格控制通路的周期性表达的影响。在热休克期间,这些蛋白质或其靶标中的部分可能与HSP结合,我们可以假设这种结合会破坏生物钟,导致图示发育中断并最终导致椎体缺陷。保护性热休克反应的一个重要特征及其与致畸作用的关系是它们的激活和功能可能会减少或延迟组织发育或形态发生。事实上,许多致畸损伤会诱导HSP活性,因此,HSP活性可能是致畸机制及ROS产生和细胞凋亡的潜在共同特征。

### 砷

砷是一种金属污染物,存在于地下水、矿山肥料厂、工业副产品和农业径流中。砷有毒,会导致出生缺陷,包括脊柱裂、颅面缺陷和发育迟缓,并会降低胎儿出生体重及增加胎儿死亡率、流产率和死产率[164,165,166]。在实验动物模型中,砷对小鼠、大鼠和小鸡具有致畸作用[166-171],其中神经管缺陷较常见[172,173]。其毒性很大程度上取决于氧化还原状态:砷酸盐和亚砷酸盐。砷酸盐结构能够模仿磷酸基团结构,因此可以破坏各种细胞生理过程,包括核酸代谢、脂质代谢和电子传递。低效率电子传递导致ROS大量产生,破坏细胞活动并致畸。此外,砷酸盐可以还原为亚砷酸盐。亚砷酸盐与巯基反应能够破坏细胞周期和细胞骨架[174,175],这可能是其诱导热休克反应的原因[157,176,177]。此外,亚砷酸盐可以通过结合巯基酶活性位点[166]并产生ROS来破坏三羧酸循环和电子传递,最终导致出生缺陷[178,179,180]。事实上,近年来研究表明在胚胎中抑制砷诱导的细胞和组织反应的化学物质也具有抗氧化活性[179,181,182]。

砷的致畸作用在于破坏胚胎发育中不同组织的能量状态,导致与缺氧或高血糖环境中观察到相似的畸形,然而,砷对胚胎还有其他特殊的影响[166]。砷和其他金属化合物是热休克反应非常有效的诱导剂[157,177],通过破坏细胞周期和其他周期、时间依赖形态发生过程诱发出生缺陷[183]。最近,有研究报道了砷对细胞分化[184,185]、细胞存活率[186]和血管形成[187,188]产生影响,从而导致先天性出生缺陷。此外,砷损伤中幸存下来的细胞可能会遗传损伤,从而导致个体发育后期的致癌转化[63,177]。这种多重相互作用机制可能解释了急性砷暴露后观察到的各种畸形,以及在低慢性暴露水平下对其他环境损伤的易感性[189]。

### 乙醇

乙醇作为一种娱乐性药物被广泛使用,长期以来与胎儿酒精综合征(FAS)的致畸作用密切相关。三分之一酗酒母亲的孩子存在 FAS,相当于每年有 40 000 名儿童患有 FAS[32,190]。FAS 表现为生长缺陷、中枢神经系统缺陷、特征性面部特征和器官畸形。在子宫内或体外暴露于乙醇的小鼠、大鼠、小鸡等动物模型中观察到 FAS 的特征[32,151,191-196]。

小鼠模型是特别有效的阐明乙醇诱导出生缺陷病因的模型。乙醇诱导致畸的一种机制是其通过收缩血管损害胎盘,从而诱导胚胎/胎儿缺氧和营养不良[197]。由于乙醇可以迅速穿过胎盘进入胎儿体内,因此,乙醇还直接损害胚胎和胎儿的其他组织。乙醇被证明会增加前神经皱襞和神经嵴细胞等关键细胞群的细胞死亡[28,198,199,200],而它们在面部形态发生中起到关键作用。神经嵴细胞极易受到乙醇的影响,从而导致迁移延迟/改变和细胞死亡[198]。

在乙醇和其他致畸剂的病因学研究中,已发现神经嵴内 ROS 产生增加[201]、线粒体功能障碍和细胞死亡之间存在相关性。在乙醇的致畸机制中,前神经管和颅神经嵴是备受关注的对象,然而,其他组织也会受到乙醇影响,包括眼睛、耳朵、心脏、肾脏系统和中轴骨[74,191,202-206]。关于中轴骨,研究人员观察到暴露于乙醇的胚胎存在错位或体节分节缺陷。尽管与热休克处理的胚胎在形态上有很大差异,但研究人员认为其机制可能与热休克[203]相似,包括 ROS 产生增加诱导应激反应。

### 甲醇

甲醇是另一种工业醇类,将怀孕大鼠吸入甲醇与吸入乙醇[207]进行比较,在吸入最高剂量下,观察到外部、内脏和骨骼畸形增加。骨骼畸形最常见,包括脊椎畸形和颈肋出现增加。另有研究观察到由甲醇引起的其他骨骼异常,包括前脑全裂、面部畸形、颅底畸形、寰椎和枢椎重复、颈椎异常及荐前椎体数量异常[208,209]。在组织特异性细胞死亡水平上,初始细胞反应与乙醇相似[210]。与乙醇相比,许多中轴骨缺陷表明同一节段发生了同源性变化。

## 总结

细胞和分子生物学在正常发育和体细胞发生及畸形发生的发病机制研究方面进展迅速。这使得畸形学专家和发育毒理学家有机会使用新工具审视旧问题。尽管有大量细胞过程可能受到致畸剂的干扰,但细胞和形态学研究结果数量仍有限。这使得研究人员努力在各种模型系统中识别非常明确的关键时期和剂量,以帮助识别致畸因素的初始靶点和实际的、假设单一的靶分子或过程。将基因组学和蛋白质组学技术应用于致畸问题应该揭示受影响的细胞过程的全部面貌,并阐明基因型变异与环境对先天性脊柱侧弯等出生缺陷表型影响之间的联系,这将有助于开发针对各种致畸损伤的新的预防性治疗方法。

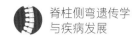

# 参 考 文 献

［1］ Brent RL, Fawcett LB. Developmental toxicology, drugs, and fetal teratogenesis. In: Reece EA, Hobbins JC, editors. Clinical obstetrics: the fetus and mother. 3rd ed. Malden: Blackwell; 2007. p. 217 - 235.

［2］ O'Rahilly RR, Mueller F. Human embryology and teratology. 3rd ed. New York: Wiley-Liss Publishers; 1996.

［3］ Oskouian RJ, Jr. , Sansur CA, Shaffrey CI. Congenital abnormalities of the thoracic and lumbar spine. Neurosurg Clin N Am. 2007; 18(3): 479 - 498.

［4］ Jaskwhich D, Ali RM, Patel TC, Green DW. Congenital scoliosis. Curr Opin Pediatr. 2000; 12(1): 61 - 66.

［5］ Dias MS. Normal and abnormal development of the spine. Neurosurg Clin N Am. 2007; 18(3): 415 - 429.

［6］ MM C. The child with multiple birth defects: New York: Oxford University Press; 1997.

［7］ Erol B, Tracy MR, Dormans JP, Zackai EH, Maisenbacher MK, O'Brien ML, et al. Congenital scoliosis and vertebral malformations: characterization of segmental defects for genetic analysis. Journal of pediatric orthopedics. 2004; 24(6): 674 - 682.

［8］ Eckalbar WL, Fisher RE, Rawls A, Kusumi K. Scoliosis and segmentation defects of the vertebrae. Wiley interdisciplinary reviews Developmental biology. 2012; 1(3): 401 - 423.

［9］ Geneviève D, de Pontual L, Amiel J, Sarnacki S, Lyonnet S. An overview of isolated and syndromic oesophageal atresia. Clinical genetics. 2007; 71(5): 392 - 399.

［10］ Herkowitz HN GS, Balderston RA. Rothman-Simeone: The Spine. 4th ed: Philadelphia, PA: W. B. Saunders Company; 1999.

［11］ Stockdale FE, Nikovits W, Jr. , Christ B. Molecular and cellular biology of avian somite development. Dev Dyn. 2000; 219(3): 304 - 321.

［12］ Senthinathan B, Sousa C, Tannahill D, Keynes R. The generation of vertebral segmental patterning in the chick embryo. J Anat. 2012; 220(6): 591 - 602.

［13］ Gridley T. The long and short of it: somite formation in mice. Dev Dyn. 2006; 235(9): 2330 - 2336.

［14］ Christ B, Huang R, Wilting J. The development of the avian vertebral column. Anat Embryol (Berl). 2000; 202(3): 179 - 194.

［15］ Tam PP, Trainor PA. Specification and segmentation of the paraxial mesoderm. Anat Embryol (Berl). 1994; 189(4): 275 - 305.

［16］ Wallin J, Wilting J, Koseki H, Fritsch R, Christ B, Balling R. The role of Pax-1 in axial skeleton development. Development. 1994; 120(5): 1109 - 1121.

［17］ Barnes GL, Hsu CW, Mariani BD, Tuan RS. Chicken Pax-1 gene: structure and expression during embryonic somite development. Differentiation: research in biological diversity. 1996; 61(1): 13 - 23.

［18］ Healy C, Uwanogho D, Sharpe PT. Regulation and role of Sox9 in cartilage formation. Dev Dyn. 1999; 215(1): 69 - 78.

［19］ Christ B, Huang R, Scaal M. Formation and differentiation of the avian sclerotome. Anat Embryol (Berl). 2004; 208(5): 333 - 350.

［20］ Giampietro PF, Dunwoodie SL, Kusumi K, Pourquié O, Tassy O, Offiah AC, et al. Progress in the understanding of the genetic etiology of vertebral segmentation disorders in humans. Annals of the New York Academy of Sciences. 2009; 1151: 38 - 67.

［21］ Leung MCK, Procter AC, Goldstone JV, Foox J, DeSalle R, Mattingly CJ, et al. Applying evolutionary genetics to developmental toxicology and risk assessment. Reproductive toxicology (Elmsford, NY). 2017; 69: 174 - 186.

［22］ Ujházy E, Mach M, Navarová J, Brucknerová I, Dubovický M. Teratology-past, present and future. Interdisc Toxicol. 2012; 5(4): 163 - 168.

［23］ Sadler TW, Hunter ES 3rd. Principles of abnormal development. In: Kimmel CA, Buelke-Sam J, editors. Developmental toxicology. 2nd ed. New York: Raven Press; 1994. p. 53 - 63.

［24］ RD H. Handbook of developmental toxicology: New York: CRC Press; 1997.

［25］ Wilson JG FC.Handbook of teratology：New York：Plenum Press；1997.

［26］ Nishimura H，Tanimura T，Semba R，Uwabe C.Normal development of early human embryos：observation of 90 specimens at Carnegie stages 7 to 13.Teratology.1974；10(1)：1 - 5.

［27］ Zakeri ZF，Ahuja HS.Cell death/apoptosis：normal，chemically induced，and teratogenic effect.Mutat Res.1997；396 (1 - 2)：149 - 161.

［28］ Sulik KK，Cook CS，Webster WS.Teratogens and craniofacial malformations：relationships to cell death.Development. 1988；103 Suppl：213 - 231.

［29］ Hansen JM，Harris C.Redox control of teratogenesis.Reproductive toxicology (Elmsford，NY).2013；35：165 - 179.

［30］ Kimura M，Ichimura S，Sasaki K，Masuya H，Suzuki T，Wakana S，et al.Endoplasmic reticulum stress-mediated apoptosis contributes to a skeletal dysplasia resembling platyspondylic lethal skeletal dysplasia，Torrance type，in a novel Col2a1 mutant mouse line.Biochem Biophys Res Commun.2015；468(1 - 2)：86 - 91.

［31］ Pennimpede T，Proske J，König A，Vidigal JA，Morkel M，Bramsen JB，et al.In vivo knockdown of Brachyury results in skeletal defects and urorectal malformations resembling caudal regression syndrome.Dev Biol.2012；372(1)：55 - 67.

［32］ Schardein J.Chemically induced birth defects.3rd ed：New York：Marcel Dekker；2000.

［33］ Schwartz ES，Rossi A.Congenital spine anomalies：the closed spinal dysraphisms.Pediatric radiology.2015；45 Suppl 3：S413 - 419.

［34］ Sadler TW，Hunter ES，3rd，Balkan W，Horton WE，Jr.Effects of maternal diabetes on embryogenesis.Am J Perinatol.1988；5(4)：319 - 326.

［35］ Nikolopoulou E，Galea GL，Rolo A，Greene ND，Copp AJ.Neural tube closure：cellular，molecular and biomechanical mechanisms.Development.2017；144(4)：552 - 566.

［36］ Yamaguchi Y，Miyazawa H，Miura M.Neural tube closure and embryonic metabolism.Congenit Anom (Kyoto).2017； 57(5)：134 - 137.

［37］ Fathe K，Palacios A，Finnell RH.Brief report novel mechanism for valproate-induced teratogenicity.Birth Defects Res A Clin Mol Teratol.2014；100(8)：592 - 597.

［38］ Copp AJ，Greene ND.Genetics and development of neural tube defects.J Pathol.2010；220(2)：217 - 230.

［39］ Botto LD，Khoury MJ，Mastroiacovo P，Castilla EE，Moore CA，Skjaerven R，et al. The spectrum of congenital anomalies of the VATER association：an international study.American journal of medical genetics.1997；71(1)：8 - 15.

［40］ Martínez-Frías ML，Frías JL.Primary developmental field.III：Clinical and epidemiological study of blastogenetic anomalies and their relationship to different MCA patterns.American Journal of Medical Genetics.1997；70(1)：11 - 15.

［41］ Pauli RM.Lower mesodermal defects：a common cause of fetal and early neonatal death.American Journal of Medical Genetics.1994；50(2)：154 - 172.

［42］ Martinez-Frías ML，Bermejo E，Rodríguez-Pinilla E，Prieto L，Frías JL.Epidemiological analysis of outcomes of pregnancy in gestational diabetic mothers.Am J Med Genet.1998；78(2)：140 - 145.

［43］ Martínez-Frías ML，Frías JL，Opitz JM.Errors of morphogenesis and developmental field theory.Am J Med Genet. 1998；76(4)：291 - 296.

［44］ Solomon BD，Bear KA，Kimonis V，de Klein A，Scott DA，Shaw-Smith C，et al.Clinical geneticists'views of VACTERL/VATER association.American Journal of Medical Genetics Part A.2012；158a(12)：3087 - 3100.

［45］ Stewart FJ，Nevin NC，Brown S.Axial mesodermal dysplasia spectrum.Am J Med Genet.1993；45(4)：426 - 429.

［46］ Boer LL，Morava E，Klein WM，Schepens-Franke AN，Oostra RJ.Sirenomelia：A multi-systemic polytopic field defect with ongoing controversies.Birth Defects Res.2017；109(10)：791 - 804.

［47］ Opitz JM，Zanni G，Reynolds JF，Jr.，Gilbert-Barness E.Defects of blastogenesis.American Journal of Medical Genetics.2002；115(4)：269 - 286.

［48］ Martínez-Frías ML，Frías JL.VACTERL as primary，polytopic developmental field defects.American Journal of Medical Genetics.1999；83(1)：13 - 16.

［49］ Bohring A，Lewin SO，Reynolds JF，Voigtländer T，Rittinger O，Carey JC，et al.Polytopic anomalies with agenesis of

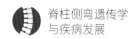
the lower vertebral column. American journal of medical genetics. 1999;87(2):99 - 114.

[50] Gilbert-Barness E, Debich-Spicer D, Cohen MM, Jr., Opitz JM. Evidence for the "midline" hypothesis in associated defects of laterality formation and multiple midline anomalies. American journal of medical genetics. 2001; 101(4): 382 - 387.

[51] Arsic D, Qi BQ, Beasley SW. Hedgehog in the human: a possible explanation for the VATER association. Journal of paediatrics and child health. 2002;38(2):117 - 121.

[52] Alsdorf R, Wyszynski DF. Teratogenicity of sodium valproate. Expert Opin Drug Saf. 2005;4(2):345 - 353.

[53] Lammer EJ, Sever LE, Oakley GP, Jr. Teratogen update: valproic acid. Teratology. 1987;35(3):465 - 473.

[54] Ornoy A. Valproic acid in pregnancy: how much are we endangering the embryo and fetus? Reproductive toxicology (Elmsford, NY). 2009;28(1):1 - 10.

[55] Nau H. Valproic acid-induced neural tube defects. Ciba Found Symp. 1994;181:144 - 152; discussion 52 - 60.

[56] Menegola E, Broccia ML, Nau H, Prati M, Ricolfi R, Giavini E. Teratogenic effects of sodium valproate in mice and rats at midgestation and at term. Teratog Carcinog Mutagen. 1996;16(2):97 - 108.

[57] Ehlers K, Stürje H, Merker HJ, Nau H. Valproic acid-induced spina bifida: a mouse model. Teratology. 1992;45(2): 145 - 154.

[58] Barnes GL, Jr., Mariani BD, Tuan RS. Valproic acid-induced somite teratogenesis in the chick embryo: relationship with Pax-1 gene expression. Teratology. 1996;54(2):93 - 102.

[59] Basu A, Wezeman FH. Developmental toxicity of valproic acid during embryonic chick vertebral chondrogenesis. Spine. 2000;25(17):2158 - 2164.

[60] Hendrickx AG, Nau H, Binkerd P, Rowland JM, Rowland JR, Cukierski MJ, et al. Valproic acid developmental toxicity and pharmacokinetics in the rhesus monkey: an interspecies comparison. Teratology. 1988;38(4):329 - 345.

[61] Vorhees CV. Teratogenicity and developmental toxicity of valproic acid in rats. Teratology. 1987;35(2):195 - 202.

[62] Ozkan H, Cetinkaya M, Köksal N, Yapici S. Severe fetal valproate syndrome: combination of complex cardiac defect, multicystic dysplastic kidney, and trigonocephaly. J Matern Fetal Neonatal Med. 2011;24(3):521 - 524.

[63] Kaushal A, Zhang H, Karmaus WJJ, Everson TM, Marsit CJ, Karagas MR, et al. Genome-wide DNA methylation at birth in relation to in utero arsenic exposure and the associated health in later life. Environ Health. 2017;16(1):50.

[64] Turner S, Sucheston ME, De Philip RM, Paulson RB. Teratogenic effects on the neuroepithelium of the CD-1 mouse embryo exposed in utero to sodium valproate. Teratology. 1990;41(4):421 - 442.

[65] Barnes GL, Alexander PG, Hsu CW, Mariani BD, Tuan RS. Cloning and characterization of chicken Paraxis: a regulator of paraxial mesoderm development and somite formation. Dev Biol. 1997;189(1):95 - 111.

[66] Fantel AG. Reactive oxygen species in developmental toxicity: review and hypothesis. Teratology. 1996;53(3):196 - 217.

[67] Nau H, Hauck RS, Ehlers K. Valproic acid-induced neural tube defects in mouse and human: aspects of chirality, alternative drug development, pharmacokinetics and possible mechanisms. Pharmacol Toxicol. 1991;69(5):310 - 321.

[68] Greene ND, Copp AJ. Mouse models of neural tube defects: investigating preventive mechanisms. American journal of medical genetics Part C, Seminars in medical genetics. 2005;135c(1):31 - 41.

[69] Jentink J, Loane MA, Dolk H, Barisic I, Garne E, Morris JK, et al. Valproic acid monotherapy in pregnancy and major congenital malformations. N Engl J Med. 2010;362(23):2185 - 2193.

[70] Menegola E, Di Renzo F, Broccia ML, Giavini E. Inhibition of histone deacetylase as a new mechanism of teratogenesis. Birth Defects Res C Embryo Today. 2006;78(4):345 - 353.

[71] Ingalls TH, Philbrook FR. Monstrosities induced by hypoxia. The New England journal of medicine. 1958;259(12): 558 - 564.

[72] Grabowski CT, Paar JA. The teratogenic effects of graded doses of hypoxia on the chick embryo. Am J Anat. 1958;103 (3):313 - 347.

[73] Rivard CH. Effects of hypoxia on the embryogenesis of congenital vertebral malformations in the mouse. Clinical orthopaedics and related research. 1986(208):126 - 130.

[74] Webster WS, Abela D. The effect of hypoxia in development. Birth Defects Res C Embryo Today. 2007;81(3):215 -

228.

[75] Grabowski CT.A quantitative study of the lethal and teratogenic effects of hypoxia on the three-day chick embryo. Am J Anat.1961;109;25 - 35.

[76] Danielson MK,Danielsson BR,Marchner H,Lundin M,Rundqvist E,Reiland S.Histopathological and hemodynamic studies supporting hypoxia and vascular disruption as explanation to phenytoin teratogenicity.Teratology.1992;46 (5);485 - 497.

[77] Semenza GL.Perspectives on oxygen sensing.Cell.1999;98(3);281 - 284.

[78] Chen EY,Fujinaga M,Giaccia AJ.Hypoxic microenvironment within an embryo induces apoptosis and is essential for proper morphological development.Teratology.1999;60(4);215 - 225.

[79] Hunter ES,3rd,Sadler TW.Fuel-mediated teratogenesis;biochemical effects of hypoglycemia during neurulation in mouse embryos in vitro.Am J Physiol.1989;257(2 Pt 1);E269 - 276.

[80] Hunter ES,3rd,Tugman JA.Inhibitors of glycolytic metabolism affect neurulation-staged mouse conceptuses in vitro. Teratology.1995;52(6);317 - 323.

[81] Mackler B,Grace R,Tippit DF,Lemire RJ,Shepard TH,Kelley VC.Studies of the development of congenital anomalies in rats.Ⅲ.Effects of inhibition of mitochondrial energy systems on embryonic development.Teratology. 1975;12(3);291 - 296.

[82] Miki A,Fujimoto E,Ohsaki T,Mizoguti H.Effects of oxygen concentration on embryonic development in rats;a light and electron microscopic study using whole-embryo culture techniques.Anat Embryol (Berl).1988;178(4);337 - 343.

[83] Mirkes PE.Molecular/cellular biology of the heat stress response and its role in agent-induced teratogenesis.Mutat Res.1997;396(1 - 2);163 - 173.

[84] Edwards MJ,Walsh DA,Li Z.Hyperthermia,teratogenesis and the heat shock response in mammalian embryos in culture.Int J Dev Biol.1997;41(2);345 - 358.

[85] Forsberg H,Borg LA,Cagliero E,Eriksson UJ.Altered levels of scavenging enzymes in embryos subjected to a diabetic environment.Free Radical Research.1996;24(6);451 - 459.

[86] Wells PG,Winn LM.Biochemical toxicology of chemical teratogenesis.Crit Rev Biochem Mol Biol.1996;31(1);1 - 40.

[87] Yon JM,Baek IJ,Lee SR,Jin Y,Kim MR,Nahm SS,et al.The spatio-temporal expression pattern of cytoplasmic Cu/ Zn superoxide dismutase (SOD1) mRNA during mouse embryogenesis.J Mol Histol.2008;39(1);95 - 103.

[88] Zaken V,Kohen R,Ornoy A.The development of antioxidant defense mechanism in young rat embryos in vivo and in vitro.Early Pregnancy (Cherry Hill).2000;4(2);110 - 123.

[89] Ornoy A.Embryonic oxidative stress as a mechanism of teratogenesis with special emphasis on diabetic embryopathy. Reprod Toxicol.2007;24(1);31 - 41.

[90] Minet E,Michel G,Remacle J,Michiels C.Role of HIF-1 as a transcription factor involved in embryonic development, cancer progression and apoptosis (review).International Journal of Molecular Medicine.2000;5(3);253 - 259.

[91] Maltepe E,Schmidt JV,Baunoch D,Bradfield CA,Simon MC.Abnormal angiogenesis and responses to glucose and oxygen deprivation in mice lacking the protein ARNT.Nature.1997;386(6623);403 - 407.

[92] Iyer NV,Kotch LE,Agani F,Leung SW,Laughner E,Wenger RH,et al.Cellular and developmental control of O2 homeostasis by hypoxia-inducible factor 1 alpha.Genes Dev.1998;12(2);149 - 162.

[93] Jain S,Maltepe E,Lu MM,Simon C,Bradfield CA.Expression of ARNT,ARNT2,HIF1 alpha,HIF2 alpha and Ah receptor mRNAs in the developing mouse.Mech Dev.1998;73(1);117 - 123.

[94] Ornoy A,Zaken V,Kohen R.Role of reactive oxygen species (ROS) in the diabetes-induced anomalies in rat embryos in vitro;reduction in antioxidant enzymes and low-molecular-weight antioxidants (LMWA) may be the causative factor for increased anomalies.Teratology.1999;60(6);376 - 386.

[95] Dumollard R,Duchen M,Carroll J.The role of mitochondrial function in the oocyte and embryo.Curr Top Dev Biol. 2007;77;21 - 49.

[96] Dennery PA.Effects of oxidative stress on embryonic development.Birth Defects Res C Embryo Today.2007;81(3); 155 - 162.

[97] Burton GJ,Hempstock J,Jauniaux E.Oxygen,early embryonic metabolism and free radical-mediated embryopathies.

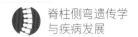

Reprod Biomed Online.2003;6(1):84-96.

[98] Moazzen H,Lu X,Liu M,Feng Q.Pregestational diabetes induces fetal coronary artery malformation via reactive oxygen species signaling.Diabetes.2015;64(4):1431-1443.

[99] Yang P,Reece EA,Wang F,Gabbay-Benziv R.Decoding the oxidative stress hypothesis in diabetic embryopathy through proapoptotic kinase signaling.Am J Obstet Gynecol.2015;212(5):569-579.

[100] Mackler B,Grace R,Duncan HM.Studies of mitochondrial development during embryogenesis in the rat.Arch Biochem Biophys.1971;144(2):603-610.

[101] Miki A,Mizoguchi A,Mizoguti H.Histochemical studies of enzymes of the energy metabolism in postimplantation rat embryos.Histochemistry.1988;88(3-6):489-495.

[102] Raddatz E,Kucera P.Mapping of the oxygen consumption in the gastrulating chick embryo.Respir Physiol.1983;51(2):153-166.

[103] Francesca LC,Claudia R,Molinario C,Annamaria M,Chiara F,Natalia C,et al.Variants in TNIP1,a regulator of the NF-kB pathway,found in two patients with neural tube defects.Child's nervous system:ChNS:official journal of the International Society for Pediatric Neurosurgery.2016;32(6):1061-1067.

[104] Sparrow DB,Chapman G,Smith AJ,Mattar MZ,Major JA,O'Reilly VC,et al.A mechanism for gene-environment interaction in the etiology of congenital scoliosis.Cell.2012;149(2):295-306.

[105] Robkin MA.Carbon monoxide and the embryo.Int J Dev Biol.1997;41(2):283-289.

[106] Longo LD.The biological effects of carbon monoxide on the pregnant woman,fetus,and newborn infant.Am J Obstet Gynecol.1977;129(1):69-103.

[107] Fichtner RR,Sullivan KM,Zyrkowski CL,Trowbridge FL.Racial/ethnic differences in smoking,other risk factors, and low birth weight among low-income pregnant women,1978-1988.MMWR CDC Surveill Summ.1990;39(3): 13-21.

[108] Bnait KS,Seller MJ.Ultrastructural changes in 9-day old mouse embryos following maternal tobacco smoke inhalation.Exp Toxicol Pathol.1995;47(6):453-461.

[109] Baker FD,Tumasonis CF.Carbon monoxide and avian embryogenesis.Arch Environ Health.1972;24(1):53-61.

[110] Murray FJ,Schwetz BA,Crawford AA,Henck JW,Quast JF,Staples RE.Embryotoxicity of inhaled sulfur dioxide and carbon monoxide in mice and rabbits.J Environ Sci Health C.1979;13(3):233-250.

[111] Astrup P,Trolle D,Olsen HM,Kjeldsen K.Moderate hypoxia exposure and fetal development.Arch Environ Health. 1975;30(1):15-16.

[112] Bailey LJ,Johnston MC,Billet J.Effects of carbon monoxide and hypoxia on cleft lip in A/J mice.Cleft Palate Craniofac J.1995;32(1):14-19.

[113] Alexander PG,Tuan RS.Carbon monoxide-induced axial skeletal dysmorphogenesis in the chick embryo.Birth Defects Res A Clin Mol Teratol.2003;67(4):219-230.

[114] Daughtrey WC,Newby-Schmidt MB,Norton S.Forebrain damage in chick embryos exposed to carbon monoxide. Teratology.1983;28(1):83-89.

[115] Farley FA,Hall J,Goldstein SA.Characteristics of congenital scoliosis in a mouse model.Journal of pediatric orthopedics.2006;26(3):341-346.

[116] Loder RT,Hernandez MJ,Lerner AL,Winebrener DJ,Goldstein SA,Hensinger RN,et al.The induction of congenital spinal deformities in mice by maternal carbon monoxide exposure.Journal of pediatric orthopedics.2000; 20(5):662-666.

[117] Singh J.Interaction of maternal protein and carbon monoxide on pup mortality in mice:implications for global infant mortality.Birth Defects Res B Dev Reprod Toxicol.2006;77(3):216-226.

[118] Singh J,Aggison L,Jr.,Moore-Cheatum L.Teratogenicity and developmental toxicity of carbon monoxide in protein-deficient mice.Teratology.1993;48(2):149-159.

[119] Wang L,Pinkerton KE.Air pollutant effects on fetal and early postnatal development.Birth Defects Res C Embryo Today.2007;81(3):144-154.

[120] Ritz B,Wilhelm M.Ambient air pollution and adverse birth outcomes:methodologic issues in an emerging field.Basic

Clin Pharmacol Toxicol.2008;102(2):182 - 190.

[121] Ralston JD,Hampson NB.Incidence of severe unintentional carbon monoxide poisoning differs across racial/ethnic categories.Public Health Rep.2000;115(1):46 - 51.

[122] Maines MD.The heme oxygenase system:a regulator of second messenger gases.Annu Rev Pharmacol Toxicol. 1997;37:517 - 554.

[123] Lee QP,Juchau MR.Dysmorphogenic effects of nitric oxide (NO) and NO-synthase inhibition:studies with intra-amniotic injections of sodium nitroprusside and NG-monomethyl-L-arginine.Teratology.1994;49(6):452 - 464.

[124] Alexander PG,Chau L,Tuan RS.Role of nitric oxide in chick embryonic organogenesis and dysmorphogenesis.Birth Defects Res A Clin Mol Teratol.2007;79(8):581 - 594.

[125] Aberg A,Westbom L,Källén B.Congenital malformations among infants whose mothers had gestational diabetes or preexisting diabetes.Early Hum Dev.2001;61(2):85 - 95.

[126] Dansky LV, Finnell RH. Parental epilepsy, anticonvulsant drugs, and reproductive outcome: epidemiologic and experimental findings spanning three decades;1:animal studies.Reproductive Toxicology (Elmsford,NY).1991;5 (4):281 - 299.

[127] Ornoy A,Reece EA,Pavlinkova G,Kappen C,Miller RK.Effect of maternal diabetes on the embryo,fetus,and children:congenital anomalies,genetic and epigenetic changes and developmental outcomes.Birth Defects Res C Embryo Today.2015;105(1):53 - 72.

[128] Castori M,Silvestri E,Cappellacci S,Binni F,Sforzolini GS,Grammatico P.Sirenomelia and VACTERL association in the offspring of a woman with diabetes.American journal of medical genetics Part A.2010;152a(7):1803 - 1807.

[129] Ferrer-Vaquer A,Hadjantonakis AK.Birth defects associated with perturbations in preimplantation,gastrulation, and axis extension:from conjoined twinning to caudal dysgenesis.Wiley interdisciplinary reviews Developmental biology.2013;2(4):427 - 442.

[130] Versiani BR,Gilbert-Barness E,Giuliani LR,Peres LC,Pina-Neto JM.Caudal dysplasia sequence:severe phenotype presenting in offspring of patients with gestational and pregestational diabetes.Clin Dysmorphol.2004;13(1):1 - 5.

[131] Akazawa S.Diabetic embryopathy:studies using a rat embryo culture system and an animal model.Congenit Anom (Kyoto).2005;45(3):73 - 79.

[132] Ornoy A, Zusman I, Cohen AM, Shafrir E. Effects of sera from Cohen, genetically determined diabetic rats, streptozotocin diabetic rats and sucrose fed rats on in vitro development of early somite rat embryos.Diabetes Res. 1986;3(1):43 - 51.

[133] Sadler TW, Hunter ES, 3rd, Wynn RE, Phillips LS. Evidence for multifactorial origin of diabetes-induced embryopathies.Diabetes.1989;38(1):70 - 74.

[134] Sadler TW,Horton WE,Jr.Effects of maternal diabetes on early embryogenesis.The role of insulin and insulin therapy.Diabetes.1983;32(11):1070 - 1074.

[135] Herion NJ,Salbaum JM,Kappen C.Traffic jam in the primitive streak:the role of defective mesoderm migration in birth defects.Birth Defects Res A Clin Mol Teratol.2014;100(8):608 - 622.

[136] Rashbass P,Wilson V,Rosen B,Beddington RS.Alterations in gene expression during mesoderm formation and axial patterning in Brachyury (T) embryos.Int J Dev Biol.1994;38(1):35 - 44.

[137] Kim PC,Mo R,Hui Cc C.Murine models of VACTERL syndrome:role of sonic hedgehog signaling pathway.Journal of Pediatric Surgery.2001;36(2):381 - 384.

[138] Pavlinkova G,Salbaum JM,Kappen C.Wnt signaling in caudal dysgenesis and diabetic embryopathy.Birth Defects Res A Clin Mol Teratol.2008;82(10):710 - 719.

[139] Galloway CA,Yoon Y.Mitochondrial dynamics in diabetic cardiomyopathy.Antioxid Redox Signal.2015;22(17): 1545 - 1562.

[140] Gudas LJ.Retinoids and vertebrate development.J Biol Chem.1994;269(22):15399 - 15402.

[141] Kawanishi CY,Hartig P,Bobseine KL,Schmid J,Cardon M,Massenburg G,et al.Axial skeletal and Hox expression domain alterations induced by retinoic acid,valproic acid,and bromoxynil during murine development.J Biochem Mol Toxicol.2003;17(6):346 - 356.

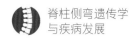
[142] Kessel M, Gruss P. Homeotic transformations of murine vertebrae and concomitant alteration of Hox codes induced by retinoic acid. Cell. 1991;67(1):89 - 104.

[143] Rubin WW, LaMantia AS. Age-dependent retinoic acid regulation of gene expression distinguishes the cervical, thoracic, lumbar, and sacral spinal cord regions during development. Dev Neurosci. 1999;21(2):113 - 125.

[144] Li Z, Shen J, Wu WK, Wang X, Liang J, Qiu G, et al. Vitamin A deficiency induces congenital spinal deformities in rats. PloS one. 2012;7(10):e46565.

[145] Maden M. Distribution of cellular retinoic acid-binding proteins I and II in the chick embryo and their relationship to teratogenesis. Teratology. 1994;50(4):294 - 301.

[146] Iulianella A, Beckett B, Petkovich M, Lohnes D. A molecular basis for retinoic acid-induced axial truncation. Dev Biol. 1999;205(1):33 - 48.

[147] Cui J, Michaille JJ, Jiang W, Zile MH. Retinoid receptors and vitamin A deficiency: differential patterns of transcription during early avian development and the rapid induction of RARs by retinoic acid. Dev Biol. 2003;260 (2):496 - 511.

[148] Cammas L, Romand R, Fraulob V, Mura C, Dollé P. Expression of the murine retinol dehydrogenase 10 (Rdh10) gene correlates with many sites of retinoid signalling during embryogenesis and organ differentiation. Dev Dyn. 2007; 236(10):2899 - 2908.

[149] Niederreither K, Fraulob V, Garnier JM, Chambon P, Dollé P. Differential expression of retinoic acid-synthesizing (RALDH) enzymes during fetal development and organ differentiation in the mouse. Mech Dev. 2002;110(1 - 2): 165 - 171.

[150] Reijntjes S, Gale E, Maden M. Generating gradients of retinoic acid in the chick embryo: Cyp26C1 expression and a comparative analysis of the Cyp26 enzymes. Dev Dyn. 2004;230(3):509 - 517.

[151] Sulik KK, Johnston MC, Webb MA. Fetal alcohol syndrome: embryogenesis in a mouse model. Science (New York, NY). 1981;214(4523):936 - 938.

[152] Sewell W, Kusumi K. Genetic analysis of molecular oscillators in mammalian somitogenesis: clues for studies of human vertebral disorders. Birth Defects Res C Embryo Today. 2007;81(2):111 - 120.

[153] Duester G. Retinoic acid regulation of the somitogenesis clock. Birth Defects Res C Embryo Today. 2007;81(2):84 - 92.

[154] Graham JM, Jr., Edwards MJ, Edwards MJ. Teratogen update: gestational effects of maternal hyperthermia due to febrile illnesses and resultant patterns of defects in humans. Teratology. 1998;58(5):209 - 221.

[155] Harrouk WA, Wheeler KE, Kimmel GL, Hogan KA, Kimmel CA. Effects of hyperthermia and boric acid on skeletal development in rat embryos. Birth Defects Res B Dev Reprod Toxicol. 2005;74(3):268 - 276.

[156] Li ZL, Shiota K. Stage-specific homeotic vertebral transformations in mouse fetuses induced by maternal hyperthermia during somitogenesis. Dev Dyn. 1999;216(4 - 5):336 - 348.

[157] Mirkes PE, Cornel L. A comparison of sodium arsenite-and hyperthermia-induced stress responses and abnormal development in cultured postimplantation rat embryos. Teratology. 1992;46(3):251 - 259.

[158] Primmett DR, Stern CD, Keynes RJ. Heat shock causes repeated segmental anomalies in the chick embryo. Development. 1988;104(2):331 - 339.

[159] Breen JG, Claggett TW, Kimmel GL, Kimmel CA. Heat shock during rat embryo development in vitro results in decreased mitosis and abundant cell death. Reproductive toxicology (Elmsford, NY). 1999;13(1):31 - 39.

[160] Primmett DR, Norris WE, Carlson GJ, Keynes RJ, Stern CD. Periodic segmental anomalies induced by heat shock in the chick embryo are associated with the cell cycle. Development. 1989;105(1):119 - 130.

[161] Child DF, Hudson PR, Hunter-Lavin C, Mukhergee S, China S, Williams CP, et al. Birth defects and anti-heat shock protein 70 antibodies in early pregnancy. Cell Stress Chaperones. 2006;11(1):101 - 105.

[162] Buckiová D, Kubínová L, Soukup A, Jelínek R, Brown NA. Hyperthermia in the chick embryo: HSP and possible mechanisms of developmental defects. Int J Dev Biol. 1998;42(5):737 - 740.

[163] Walsh D, Grantham J, Zhu XO, Wei Lin J, van Oosterum M, Taylor R, et al. The role of heat shock proteins in mammalian differentiation and development. Environ Med. 1999;43(2):79 - 87.

[164] Winterbottom EF,Fei DL,Koestler DC,Giambelli C,Wika E,Capobianco AJ,et al.GLI3 links environmental arsenic exposure and human fetal growth.EBioMedicine.2015;2(6):536 - 543.

[165] Willhite CC,Ferm VH.Prenatal and developmental toxicology of arsenicals.Advances in Experimental Medicine and Biology.1984;177:205 - 228.

[166] DeSesso JM,Jacobson CF,Scialli AR,Farr CH,Holson JF.An assessment of the developmental toxicity of inorganic arsenic.Reprod Toxicol.1998;12(4):385 - 433.

[167] Beaudoin AR.Teratogenicity of sodium arsenate in rats.Teratology.1974;10(2):153 - 157.

[168] Chaineau E,Binet S,Pol D,Chatellier G,Meininger V.Embryotoxic effects of sodium arsenite and sodium arsenate on mouse embryos in culture.Teratology.1990;41(1):105 - 112.

[169] Hood RD,Bishop SL.Teratogenic effects of sodium arsenate in mice.Arch Environ Health.1972;24(1):62 - 65.

[170] Lindgren A,Danielsson BR,Dencker L,Vahter M.Embryotoxicity of arsenite and arsenate:distribution in pregnant mice and monkeys and effects on embryonic cells in vitro.Acta Pharmacol Toxicol (Copenh).1984;54(4):311 - 320.

[171] Peterková R,Puzanová L.Effect of trivalent and pentavalent arsenic on early developmental stages of the chick embryo.Folia Morphol (Praha).1976;24(1):5 - 13.

[172] Takeuchi IK.Embryotoxicity of arsenic acid:light and electron microscopy of its effect on neurulation-stage rat embryo.J Toxicol Sci.1979;4(4):405 - 416.

[173] Shalat SL,Walker DB,Finnell RH.Role of arsenic as a reproductive toxin with particular attention to neural tube defects.J Toxicol Environ Health.1996;48(3):253 - 272.

[174] Levinson W,Oppermann H,Jackson J.Transition series metals and sulfhydryl reagents induce the synthesis of four proteins in eukaryotic cells.Biochimica et biophysica acta.1980;606(1):170 - 180.

[175] Aung KH,Tsukahara S,Maekawa F,Nohara K,Nakamura K,Tanoue A.Role of environmental chemical insult in neuronal cell death and cytoskeleton damage.Biol Pharm Bull.2015;38(8):1109 - 1112.

[176] German J,Louie E,Banerjee D.The heat-shock response in vivo:experimental induction during mammalian organogenesis.Teratog Carcinog Mutagen.1986;6(6):555 - 562.

[177] Bernstam L,Nriagu J.Molecular aspects of arsenic stress.J Toxicol Environ Health B Crit Rev.2000;3(4):293 - 322.

[178] Li X,Ma Y,Li D,Gao X,Li P,Bai N,et al.Arsenic impairs embryo development via down-regulating Dvr1 expression in zebrafish.Toxicol Lett.2012;212(2):161 - 168.

[179] Ma Y,Zhang C,Gao XB,Luo HY,Chen Y,Li HH,et al.Folic acid protects against arsenic-mediated embryo toxicity by up-regulating the expression of Dvr1.Scientific reports.2015;5:16093.

[180] Sannadi S,Kadeyala PK,Gottipolu RR.Reversal effect of monoisoamyl dimercaptosuccinic acid (MiADMSA) for arsenic and lead induced perturbations in apoptosis and antioxidant enzymes in developing rat brain.Int J Dev Neurosci.2013;31(7):586 - 597.

[181] Song G,Cui Y,Han ZJ,Xia HF,Ma X.Effects of choline on sodium arsenite-induced neural tube defects in chick embryos.Food Chem Toxicol.2012;50(12):4364 - 4374.

[182] Ahmad M,Wadaa MA,Farooq M,Daghestani MH,Sami AS.Effectiveness of zinc in modulating perinatal effects of arsenic on the teratological effects in mice offspring.Biol Res.2013;46(2):131 - 138.

[183] Wlodarczyk BJ,Bennett GD,Calvin JA,Finnell RH.Arsenic-induced neural tube defects in mice:alterations in cell cycle gene expression.Reproductive toxicology (Elmsford,NY).1996;10(6):447 - 454.

[184] McCoy CR,Stadelman BS,Brumaghim JL,Liu JT,Bain LJ.Arsenic and its methylated metabolites inhibit the differentiation of neural plate border specifier cells.Chem Res Toxicol.2015;28(7):1409 - 1421.

[185] Lencinas A,Broka DM,Konieczka JH,Klewer SE,Antin PB,Camenisch TD,et al.Arsenic exposure perturbs epithelial-mesenchymal cell transition and gene expression in a collagen gel assay.Toxicological sciences:an official journal of the Society of Toxicology.2010;116(1):273 - 285.

[186] Singh S,Greene RM,Pisano MM.Arsenate-induced apoptosis in murine embryonic maxillary mesenchymal cells via mitochondrial-mediated oxidative injury.Birth Defects Res A Clin Mol Teratol.2010;88(1):25 - 34.

[187] Cui Y,Han Z,Hu Y,Song G,Hao C,Xia H,et al.MicroRNA-181b and microRNA-9 mediate arsenic-induced

angiogenesis via NRP1.Journal of cellular physiology.2012;227(2):772 - 783.

[188] McCollum CW,Hans C,Shah S,Merchant FA,Gustafsson J,Bondesson M.Embryonic exposure to sodium arsenite perturbs vascular development in zebrafish.Aquat Toxicol.2014;152:152 - 163.

[189] Moreira A,Freitas R,Figueira E,Volpi Ghirardini A,Soares A,Radaelli M,et al.Combined effects of arsenic, salinity and temperature on Crassostrea gigas embryotoxicity.Ecotoxicol Environ Saf.2018;147:251 - 259.

[190] Thackray H,Tifft C.Fetal alcohol syndrome.Pediatrics in review.2001;22(2):47 - 55.

[191] Sanders EJ,Cheung E.Ethanol treatment induces a delayed segmentation anomaly in the chick embryo.Teratology. 1990;41(3):289 - 297.

[192] Padmanabhan R,Muawad WM.Exencephaly and axial skeletal dysmorphogenesis induced by acute doses of ethanol in mouse fetuses.Drug Alcohol Depend.1985;16(3):215 - 227.

[193] Fernandez K,Caul WF,Boyd JE,Henderson GI,Michaelis RC.Malformations and growth of rat fetuses exposed to brief periods of alcohol in utero.Teratog Carcinog Mutagen.1983;3(6):457 - 460.

[194] Chaudhuri JD.Alcohol and the developing fetus—a review.Medical science monitor:international medical journal of experimental and clinical research.2000;6(5):1031 - 1041.

[195] Becker HC,Diaz-Granados JL,Randall CL.Teratogenic actions of ethanol in the mouse:a minireview.Pharmacol Biochem Behav.1996;55(4):501 - 513.

[196] Yelin R,Kot H,Yelin D,Fainsod A.Early molecular effects of ethanol during vertebrate embryogenesis. Differentiation.2007;75(5):393 - 403.

[197] Shibley IA,Jr.,McIntyre TA,Pennington SN.Experimental models used to measure direct and indirect ethanol teratogenicity.Alcohol Alcohol.1999;34(2):125 - 140.

[198] Rovasio RA,Battiato NL.Role of early migratory neural crest cells in developmental anomalies induced by ethanol. Int J Dev Biol.1995;39(2):421 - 422.

[199] Dunty WC,Jr.,Chen SY,Zucker RM,Dehart DB,Sulik KK.Selective vulnerability of embryonic cell populations to ethanol-induced apoptosis:implications for alcohol-related birth defects and neurodevelopmental disorder. Alcohol Clin Exp Res.2001;25(10):1523 - 1535.

[200] Coll TA,Tito LP,Sobarzo CM,Cebral E.Embryo developmental disruption during organogenesis produced by CF-1 murine periconceptional alcohol consumption.Birth Defects Res B Dev Reprod Toxicol.2011;92(6):560 - 574.

[201] Kotch LE,Chen SY,Sulik KK.Ethanol-induced teratogenesis:free radical damage as a possible mechanism. Teratology.1995;52(3):128 - 136.

[202] Assadi FK,Zajac CS.Ultrastructural changes in the rat kidney following fetal exposure to ethanol.Alcohol.1992;9 (6):509 - 512.

[203] Carvan MJ,3rd,Loucks E,Weber DN,Williams FE.Ethanol effects on the developing zebrafish:neurobehavior and skeletal morphogenesis.Neurotoxicol Teratol.2004;26(6):757 - 768.

[204] Kennedy LA,Elliott MJ.Ocular changes in the mouse embryo following acute maternal ethanol intoxication.Int J Dev Neurosci.1986;4(4):311 - 317.

[205] Parnell SE,Dehart DB,Wills TA,Chen SY,Hodge CW,Besheer J,et al.Maternal oral intake mouse model for fetal alcohol spectrum disorders:ocular defects as a measure of effect.Alcohol Clin Exp Res.2006;30(10):1791 - 1798.

[206] Sulik KK.Genesis of alcohol-induced craniofacial dysmorphism.Exp Biol Med (Maywood).2005;230(6):366 - 375.

[207] Nelson BK,Brightwell WS,MacKenzie DR,Khan A,Burg JR,Weigel WW,et al.Teratological assessment of methanol and ethanol at high inhalation levels in rats.Fundam Appl Toxicol.1985;5(4):727 - 736.

[208] Connelly LE,Rogers JM.Methanol causes posteriorization of cervical vertebrae in mice.Teratology.1997;55(2): 138 - 144.

[209] Rogers JM,Brannen KC,Barbee BD,Zucker RM,Degitz SJ.Methanol exposure during gastrulation causes holoprosencephaly,facial dysgenesis,and cervical vertebral malformations in C57BL/6J mice.Birth Defects Res B Dev Reprod Toxicol.2004;71(2):80 - 88.

[210] Abbott BD,Ebron-McCoy M,Andrews JE.Cell death in rat and mouse embryos exposed to methanol in whole embryo culture.Toxicology.1995;97(1 - 3):159 - 171.

# 第三章 在遗传诊所中的先天性脊柱侧弯和椎体分节不良

Peter D. Turnpenny

在先天性脊柱畸形这组疾病中,病因和病理生理过程研究最透彻的是脊椎肋骨发育不全(spondylocostal dysostoses,SCD)。SCD 是一组异质性骨骼疾病,其特征是脊柱的各个节段均可出现分节畸形。除此之外,这组疾病还包括椎体分节不良(segmentation defects of the vertebrae,SDV)等大量罕见的综合征。虽然引发 SDV 的病理生理过程还未被研究清楚,但是 SDV 相关的遗传学基础已经被多种遗传学研究策略阐明。

目前,已发现 6 个 Notch 信号通路相关基因与Ⅰ—Ⅵ型常染色体隐性(AR)SCD 相关,1 个与Ⅴ型常染色体显性(AD)SCD 相关。Ⅰ型 SCD 是由染色体 19q13.1 上的 delta-like 3 (*DLL3*)突变引起的;Ⅱ型 SCD 和严重的脊椎胸椎发育不全(spondylothoracic dysostosis,STD)都是由染色体 15q26 上的中胚层后蛋白 2(mesoderm posterior 2,*MESP2*)突变所致;Ⅲ型 SCD 是由染色体 7p22 上的 O-岩藻糖肽 3-β-N-乙酰氨基葡萄糖转移酶(*LFNG*)的突变所致;Ⅳ型 SCD 是由发状分裂相关增强子 7(hairy and enhancer of split 7,*HES7*)突变所致。常染色体显性遗传(AD)的Ⅴ型 SCD 是由于染色体 16p11.2 上的 *TBX6* 突变导致的,但 *TBX6* 的双等位基因突变可以引起先天性脊柱侧弯和 SCD 等多种表型。Ⅵ型 SCD 是由染色体 6q14.2 的转录抑制因子 *RIPPLY2* 突变所致。而与其他分型 SCD 出现 C1—C4 的后层结构分节不良的临床表型不同,Ⅵ型 SCD 的第一个被报道的病例,在 T2—T7 节段出现半椎体和蝴蝶椎。

以颈椎融合为特征的先天性短颈综合征(Klippel-Feil syndrome,KFS)也存在着较多的分型。Ⅰ型 KSF 和Ⅲ型 KSF 是分别由 *GDF6*(8p22.1)和 *GDF3*(12p13.3)突变所导致的常染色体显性遗传病。而Ⅱ型 KSF 是由 *MEOX1*(17q21)突变导致的常染色体隐性遗传病。椎体分节障碍是多种罕见综合征的一个可变特征,但是对于在临床诊疗过程中所遇到的大部分影像学各异的发育畸形表型而言,其致病因素依然是未知的。进一步深入的研究

P. D. Turnpenny (✉)
Clinical Genetics Department,Royal Devon & Exeter NHS Foundation Trust,Exeter,UK

University of Exeter Medical School,Exeter,UK
e-mail: peter.turnpenny@nhs.net

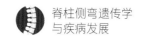
需要结合下一代 DNA 测序技术,在 CS/SDV 家族聚集性病例或具有相似表型的患者中寻找并识别致病基因。下文将介绍 SDV、CS 和 KFS 的几种分型并对其进行详细描述。

## 介绍

在分子遗传学时代到来之前,我们对疾病遗传风险的研究常常依赖于流行病学调查。通过收集到的流行病学资料,我们可以分析出该疾病可能存在的遗传模式和再发风险以进行后续的遗传咨询。Wynne—Davies[1] 在对 134 名患有特发性脊柱侧弯的婴儿及其一级亲属进行调查后发现,大约 3% 的父母和 3% 的兄弟姐妹有相同或相似的畸形。在这些病例中有 2.5% 发生了先天性心脏病(活产婴儿发病率约为 6/1 000)、13% 出现了智力障碍,这强有力地表明了 CS 可能会合并多种其他系统的并发症。1972 年,Vitko 等人[2] 在 85 名 CS 患者中发现有 37 名(44%)合并有泌尿生殖系统的异常。2004 年,Erol 等人[3] 研究了 81 名不同类型的 CS 和 SDV 患者发现:在 39 名前瞻性队列研究受试者中,有 15 名(38%)患者合并多器官综合征,其中有很大一部分患者符合眼-耳-脊椎畸形(或 Goldenhar 畸形)谱。2002 年,Purkiss 等人[4] 研究了 237 例先天性脊柱侧弯患者,发现其中有 49 例存在两个或两个以上家族成员同时患有先天性或特发性脊柱侧弯的情况,再发率达到 20.7%,而在其中有特发性脊柱侧弯病史的家族占到 17.3%。2005 年,Maisenbacher 等人[5] 报道称,有 10% 的先天性脊柱侧弯患者的一级亲属同时患有特发性脊柱侧弯。这些研究中再发风险数据不尽相同,因此需要更多具有更清晰表型分层的研究。

表 3-1 列举了一些包含 CS 和/或 SDV 的罕见综合征及其已阐明的遗传学基础[6,7]。虽然这些包括椎体分节不良的罕见综合征的遗传学基础已被发现,但是导致异常椎体形成的机制还未被阐明。在临床诊疗过程中最常遇到的是眼-耳-脊椎畸形(或 Goldenhar 畸形)谱、VATER 或 VACTERL(脊椎、肛门、心脏、气管-食管、肾脏和四肢)联合征、MURCS(苗勒管发育不全、肾发育不全、颈胸体节发育不良)联合征和妊娠糖尿病综合征,但是对于这些广泛的临床群体的发病机制却知之甚少。由于临床上缺乏统一的诊断标准,对 OAV 谱系疾病的研究引入了全外显子测序技术。在 OAVS 的偶发病例中发现了编码髓鞘转录因子的 MYT1 变异体,其机制可能涉及视黄酸受体 β[8]。最近发表的一篇综述中强调了 OAVS 的临床异质性并整理了将表型与不同的染色体和微阵列比较基因组杂交结果相关联的相关研究,发现三者之间缺乏关联性[9]。同样,一项对 115 名 VATER/VACTERL 受试者的研究中,发现有 20 例在没有明确因果关系的前提下出现了不同程度的拷贝数失衡[10],并且有人推测这组疾病是一种偏侧缺陷[11]。有关 MURCS 的研究取得了显著的进展,将在后文具体描述。下一代测序的引入还可以帮助研究者从大量不同的令人疑惑的表型中鉴定出至少一种新的综合征,比如 Verheij 等人[12] 首次报道的由于 PUF60 突变所导致的新综合征[13],这种综合征中就包括颈椎畸形。

表 3-1　一些包括椎体分节不良的综合征或疾病

| 综合征/疾病 | OMIM | 基因 |
|---|---|---|
| Alagille 综合征 | 118450 | *JAG1*,*NOTCH2* |
| Ⅱ型骨发育不全症 | 256050 | *SLC26A2* |
| Ⅲ型骨发育不全症 | 108721 | *FLNB* |
| 躯干发育异常 | 114290 | *SOX9* |
| Casamassima-Morton-Nance 综合征 | 271520 | — |
| 尾侧退化综合征 | 600145 | *VANGL1* |
| 脑面胸发育异常 | 213980 | *TMCO1* |
| CHARGE 综合征 | 214800 | *CHD7* |
| "染色体异常" | — | — |
| 裂肢心脏畸形综合征 | 215850 | — |
| Currarino 综合征 | 176450 | *MNX1* |
| 染色体 22q11.2 杂合性缺失（DiGeoge 综合征/腭心面综合征） | 188400;192430 | — |
| Rolland-Desbuquois 型肢端发育不良 | 224400 | — |
| Silverman-Handmaker 型肢端发育不良 | 224410 | *HSPG2* |
| 颜面部畸形合并多种畸形 | 227255 | — |
| 股骨发育不全-异常面容综合征 | 134780 | — |
| 进行性肌肉骨化症 | 135100 | *ACVR1* |
| 眼-耳-脊椎畸形谱 | 164210 | *MYT1* |
| 色素失调症 | 308300 | *IKBKG* |
| 歌舞伎脸谱综合征（Kabuki 综合征） | 147920 | *KMT2D*,*KDM6A* |
| McKusick-Kaufman 综合征 | 236700 | *MKKS* |
| KBG 综合征 | 148050 | *ANKRD11* |
| 先天性短颈综合征（Klippel-Feil 综合征） | 118100 | *GDF6*,*GDF3*,*MEOX1* |
| 腭裂-先天性多发性脱位综合征（Larsen 综合征） | 150250 | *FLNB* |
| 中胚层发育不全 | — | — |
| 妊娠糖尿病 | — | — |
| 苗勒管发育不全综合征 | 277000 | *TBX6*,*WNT4*,*WNT9B* |
| MURCS 关联征 | 601076 | *TBX6* |
| Escobar 综合征/多发性翼状胬肉综合征 | 265000 | *CHRNG* |
| OEIS 复杂畸形 | 258040 | — |
| Phaver 综合征 | 261575 | — |

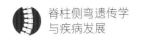
续表

| 综合征/疾病 | OMIM | 基因 |
|---|---|---|
| 米勒综合征 | 263750 | *DHODH* |
| RAPADILINO 综合征（RECQL4 相关疾病） | 266280 | *RECQL4* |
| Robinow 综合征—WNT5A 相关的常染色体显性遗传病 | 180700 | *WNT5A* |
| Robinow 综合征—ROR2 相关的常染色体隐性遗传病 | 268310 | *ROR2* |
| Ⅰ 型辛普森变异综合征 | 312870 | *GPC3,GPC4* |
| 脊柱发育不良 | 601344 | — |
| 脊柱小关节综合征 | 272460 | *FLNB* |
| VATER/VACTERL 综合征 | 192350 | — |
| Verheij 综合征 | 615583 | *PUF60* |
| Wildervanck 综合征 | 314600 | — |

  脊柱外科医生和(或)儿科医生/遗传学家面对的病例都会存在较大的影像学和组织结构异质性,这使得临床上对于综合征的诊断或基因诊断往往是不精确的,而最坏的情况是医生们对于这种情况完全没有头绪。表 3-1 强调了患有 CS/SDV 的年轻患者应该进行彻底的全身检查以便发现可能存在的其他器官组织畸形或是给予某种综合征的诊断。因此,将此类患者转诊给临床遗传学家应该是照顾此类患者的途径之一。在遗传诊所中,将会使用包括微阵列比较基因组杂交等检测手段,并且越来越多的诊所会使用为骨骼系统发育不良、异常分节障碍和(或)相关的畸形/复杂综合征所定制的基因组分析手段。

  尽管 CS 常常合并有 SDV,但是并非总是如此:CS 患者也可以仅存在椎体形成障碍而并无椎体分节障碍。在这种情况下,应该考虑仅给予其中一种骨骼发育不良的诊断,但是精确的影像学诊断需要随着年龄的增长给予后续骨骼系统的检查。从临床遗传学的角度来说,基因检测对于疾病的诊断十分有用,例如,先天性挛缩性蛛网膜炎(Beals 综合征)是由 *FBN2* 突变所导致的常染色体显性遗传病;骨骺点状软骨发育不良(Happle 综合征)是由 *EBP* 基因突变导致的 X 连锁遗传病;骨畸形发育不良是由硫酸盐转运蛋白基因 *SLC26A2* (*DTDST*)的突变导致的常染色体隐性遗传病;Kozlowski 型脊椎干骺端发育不良是由 *TRPV4* 突变导致的常染色体显性遗传病。

## 脊椎肋骨发育不良、体节发生及 Notch 信号通路

  对于 SDV 遗传学基础的认识主要源于对小鼠或鸡动物模型中体节发生过程的研究。通过培养出特定基因敲除的动物模型,并对其进行多基因表达谱分析,有助于阐明机体的发育过程。体节发生是一个连续的过程,发生在人类胚胎发育的第 20 天到第 32 天,其中成对的轴旁中胚层分布在前体节中胚层(PSM)中线的两端沿着首-尾轴方向以形成体节。小鼠每 1～3 小时形成 1 对体节,而根据细胞培养模型和阶段解剖样本的分析,人类 1 对体节形

成的时间需要 6～12 小时[14,15]。体节最终形成 3 个亚结构:生成中轴骨和肋骨的生骨节;形
成真皮的生皮节;生成肌肉组织的生肌节[16,17]。体节发生在原肠胚形成后不久,一直持续到
形成预规定好的体节数量。人类最终形成 31 块成对的组织,但体节数量是具有物种特异性
的。体节边界是在 Notch、Wnt 和 FGF 信号通路相关分子之间互相激活和负反馈调节的精
细调控下形成的[18,19](图 3 - 1)。在 PSM 头侧 1/3 处,体节的边界取决于形态发生素 8
(FGF8)的表达水平,FGF8 在胚胎的尾部区域合成[20]并且一直将细胞维持在未成熟状态,
直到其表达水平低于阈值,从而促使边界的形成。体节已经包含了将要形成的椎体的特征,
这是 Hox 转录因子家族参与调控的过程[21],而在小鼠体节发生的过程中其表达呈振荡变
化[22]。

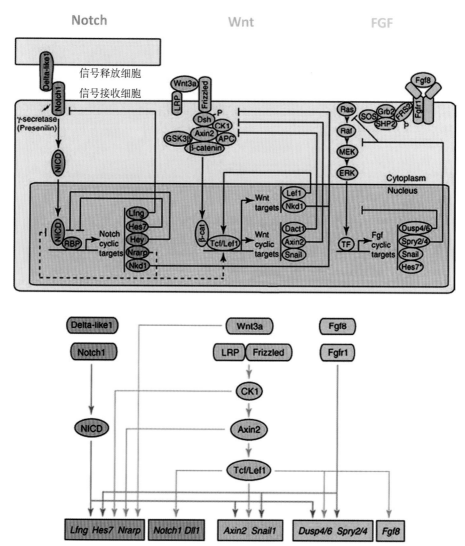

**图 3 - 1** 公认的体节形成过程中 Notch、Wnt 和 FGF 信号通路之间的关系(征得 Elsevier 许可翻印,
Gibb 等绘制)

Wnt 信号通路与 Notch 信号通路相关基因在不同的时间阶段也呈现振荡表达,并在分节时钟中发挥关键的作用[23-25]。在形成体节边界和确定头尾体节发生方向所需的分子中,*Mesp2* 是非常关键的[26]。*Mesp2* 主要在体节尾部表达,其结构域主要设置在 Notch 信号活跃而 FGF 信号不存在的地方,转录因子 *Tbx6* 也参与此表达。建立分节时钟的精确周期性是由几个所谓的"循环"或"振荡"基因所介导的,其中 *LFNG* 和 *HES7* 这两个基因与人 SCD 的发病息息相关。

已经形成的体节随后被划分成尾部和头部两个部分,椎骨是由此体节的尾部和下一个相邻体节的头部相互融合形成的,这种现象称为"再分节"[27-30]。通过将动物模型中体节发生的分子生物学的研究与有着特定椎体分节不良表型的患者或家族相结合,可以有助于了解导致罕见 SDV 的孟德尔遗传病因。

## 多种临床术语的使用

### 脊椎肋骨发育不全

在临床上,关于椎体分节异常术语的使用一直缺乏一致性。"脊椎肋骨发育不全(SCD)"一直被用来描述影像学上看到的椎体分节异常合并肋骨发育不全的表型。在此综述中,我们会使用表 3 - 2 中的定义。这将"椎体分节异常"的术语限定在广义的 SDV 范围内,其定义了迄今为止所发现的所有符合孟德尔遗传形式的 SCD(表 3 - 3)。此类患者通常呈现出躯干短小、身材矮小等情况,并伴有多发性/全身性椎体分节障碍及肋骨的融合和(或)排列错乱。轻微、非进展性的脊柱侧弯通常是不会伴有其他器官异常的。6 个 Notch 信号通路相关基因均与该组疾病中呈常染色体隐性遗传的分型相关,而 TBX6 与常染色体显性遗传的分型也存在关联,具体描述如下。

已经有许多学者尝试对 SDV 进行了分类。Mortier 等人[31]提出的分类方法中结合了 SDV 的表型和遗传模式(表 3 - 4)。Takikawa 等人[32]提出的分类方法允许对 SCD 进行更广泛的定义(表 3 - 5),并且在这两种分类方式中都认为 Jarcho-Levin 综合征中有"螃蟹状"胸廓的表型。McMaster 和 Singh 的外科分类方法[33]区分了椎体形成障碍和椎体分节不良(表 3 - 6)。与 McMaster 的方案一样,Aburakawa 等人[34]提出的分类方案中包含了椎体的形态学特征,并没有使用对脊柱的整体形态评估来定义畸形的表型(表 3 - 7)。在这些分类表中有限专业术语的使用既不能反映出在临床上出现的多种多样的 SDV 影像学表型,也不能将表型与分子遗传学联系起来。此外,多种多样的 SDV 表型并未完全纳入骨软骨发育不良的分类当中[35,36]。国际脊柱畸形和侧弯协会(ICVAS)的分类方法将在后面进行阐述。

表 3-2 SCD 和 STD 的定义(ICVAS)

| 特征 | 脊椎肋骨发育不全(SCD) | 脊椎胸骨发育不全(STD) |
|---|---|---|
| 一般特征 | 胸廓没有明显的不对称;<br>轻度、非进展性脊柱侧弯;<br>多发性 SDV(M-SDV)≥10 个相邻体节;<br>缺少 bar;<br>肋骨排列错乱并伴有肋骨融合 | 胸廓对称,肋骨呈"螃蟹"样扇形展开;<br>轻度、非进展性脊柱侧弯或无脊柱侧弯;<br>全身性 SDV(G-SDV);<br>肋骨排列正常,双侧肋骨在肋椎附近对称性融合而非在肋骨之间 |
| 具体的、描述性特征 | 儿童期椎体影像学上为"卵石滩"样(如图 3-3) | 儿童期椎弓根在影像学上呈"电车轨"样,并未在 SCD 中观察到此现象(图 3-6);<br>椎体在横断面呈"镰状细胞"样 |

表 3-3 导致广义 SDV(表 3-2 中所定义的"SCD"的致病基因)

| SCD | 基因 | 染色体定位 | 蛋白名称 |
|---|---|---|---|
| Ⅰ 型 SCD | DLL3 | 19q13 | Delta 样蛋白 3 |
| Ⅱ 型 SCD 和 STD | MESP2 | 15q26.1 | 中胚层后蛋白 2 |
| Ⅲ 型 SCD | LFNG | 7p22 | O-岩藻糖肽 3-β-N-乙酰氨基葡萄糖转移酶 |
| Ⅳ 型 SCD | HES7 | 17p13.2 | 转录因子 HES-7 |
| Ⅴ 型 SCD | TBX6 | 16p11.2 | T-box6 蛋白 |
| Ⅵ 型 SCD | RIPPLY2 | 6q14.2 | Ripply 转录抑制因子 2 |

表 3-4 根据 Mortier 等人对 SDV 的分类(1996)[25]

| 命名 | 定义 |
|---|---|
| Jarcho-Levin 综合征 | 常染色体隐性遗传;<br>对称的"螃蟹"样扇形胸廓,致命 |
| 脊椎胸廓发育不良(STD) | 常染色体隐性遗传;<br>家族内变异,严重/致命;<br>不常合并其他畸形 |
| 脊椎肋骨发育不良(SCD) | 常染色体显性遗传;<br>良性 |
| 其他 | 散发的;<br>常合并其他畸形 |

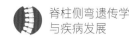

表 3-5　根据 Takikawa 等人对 SDV 的分类及定义(2006)[26]

| 命名 | 定义 |
|---|---|
| Jarcho-Levin 综合征 | 对称的"螃蟹"样扇形胸廓 |
| 脊椎肋骨发育不良(SCD) | ≥2 个椎体畸形合并肋骨畸形(融合或缺如) |

表 3-6　根据 McMaster 和 Singh(1999)对导致先天性脊柱后凸/脊柱侧后凸的
椎体分节不良进行分类(手术/解剖学)[33]

| 分型 | 解剖学畸形 | 畸形 |
|---|---|---|
| Ⅰ | 椎体前方形成障碍 | 后外侧 1/4 椎体<br>　单椎体<br>　　两个相邻椎体<br>后侧半椎体<br>　单椎体<br>　　两个相邻椎体<br>蝴蝶椎(矢状位)裂开<br>前侧或前外侧楔形椎骨<br>　单椎体<br>　　两个相邻椎体 |
| Ⅱ | 椎体前方分节不良 | 前侧单侧骨桥形成<br>前外侧单侧骨桥形成 |
| Ⅲ | 混合型 | 前外侧单侧骨桥合并对侧 1/4 椎体 |
| Ⅳ | 未分类 | |

表 3-7　Aburakawa 对椎体分节异常的分类方式(Aburakawa 等人[28]，Takikawa 等人[26]；
修改后的北美分类方法)。请注意，半椎体见于 B 至 F 型和 L 型

**形成障碍**

Ⅰ型

　A.双侧椎弓根

　B.半椎体

　C.椎体嵌顿

Ⅱ型

　D.没有椎体嵌顿，没有横向移位

　E.没有椎体嵌顿，有横向移位

Ⅲ型

　F.多发性

Ⅳ型

　G.楔形椎骨

　H.蝴蝶椎

**分节不良**

I.单侧骨桥

J.阻滞椎

K.楔形椎(合并椎间盘狭窄)

**混合型**

L.单侧骨桥合并半椎体

M.未分类

## Klippel-Feil 综合征

尽管总体来说在 Klippel-Feil 综合征中表型是多种多样的,但是"Klippel-Feil 畸形"或"Klippel-Feil 综合征(KFS)"是有更具体且明确的指向的。KFS 是指涉及颈椎区域的椎体融合或分节不良,并已有几个分类方法(表 3-8)[37,38]。Clarke 等人结合遗传模式提出了更进一步且详细的分类方式(表 3-9)[39]。现在,这些临床分类中还必须添加将罕见 KFS 类型与最新发现的对应致病基因联系起来的分类方式(表 3-10)[40-43]。$Pax1$ 基因已被证实在生骨节形成和分化的过程中是被激活的,并且在波形(undulated)小鼠中发现了该基因的突变,这表明生骨节凝聚是一个 $Pax1$ 依赖性的过程[44]。随后开展的两项针对 KFS 患者的研究[6,45]发现,尽管在少数患者身上发现了一些基因突变位点,但是相同的基因突变要么在无症状的父母中被检测到,要么未出现在基因的保守区域。总体而言,$Pax1$ 基因在 KFS 中的作用仍有待阐明。

表 3-8　根据 Feil[31] 和 Thomsen 等人[32]对于 KFS 的分类方法,主要涉及颈椎的分节障碍和融合

| 类型 | 畸形位置 | 畸形 |
|---|---|---|
| Ⅰ | 颈椎和上胸椎 | 大量骨性融合 |
| Ⅱ | 颈椎 | 只累及一个或两个椎间隙,半椎体,寰枕融合 |
| Ⅲ | 颈椎、下胸椎或腰椎 | 融合 |

表 3-9　根据 Clarke 等人的 KFS 分类[33]

| 分类 | 椎体融合 | 遗传形式 | 可能存在的畸形 |
|---|---|---|---|
| KF1 | 唯一具有 C1 融合的类别;<br>C1 融合并不多见;<br>其他各种形态的融合 | 隐性 | 颈部短小,心脏,泌尿生殖系统,颜面部,听觉,四肢,手指,眼部缺陷;<br>形态多变 |
| KF2 | 主要是 C2-C3 融合;<br>C2-C3 最头端融合;<br>在一个家族中可见颈椎、胸椎和腰椎的多种多样的融合形式 | 显性 | 颜面、听觉、耳鼻喉、骨骼和肢体缺陷;<br>形态多变 |

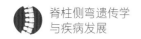
续表

| 分类 | 椎体融合 | 遗传形式 | 可能存在的畸形 |
|---|---|---|---|
| KF3 | 孤立的颈椎融合；可变位点；除了 C1 以外的颈椎均可融合 | 隐性或外显不全 | 颅面；脸部畸形；形态多变 |
| KF4 | 颈椎融合 | 可能 X 染色体连锁；主要是女性 | 听觉和眼部畸形；外展神经麻痹伴眼球回缩（Wildercanck 综合征） |

表 3-10　与 KFS 相关的基因[35,36]

| KFS | 基因 | 染色体定位 | 编码产物 | 遗传形式 |
|---|---|---|---|---|
| KFS1 | GDF6［又名软骨衍生形态发生蛋白 2（CDMP2）］ | 8q22.1 | 骨形态发生蛋白家族成员 | 常染色体显性遗传(AD) |
| KFS2 | MEOX1 | 17q21.31 | 含有同源结构域的蛋白质 | 常染色体隐性遗传(AR) |
| KFS3 | GDF3 | 12p13.1 | 骨形态发生蛋白家族成员 | 常染色体显性遗传(AD) |
| KFS4 | MYO18B | 22q12.1 | 参与肌肉发育的蛋白质 | 常染色体隐性遗传(AR) |

## SCD 亚型的遗传学和临床描述

### Ⅰ型 SCD

　　1991 年 Turnpenny PD 等人首次报道了使用同接合性染色体图谱法在一个阿拉伯－以色列大家族中识别出常染色体隐性遗传 SCD（SRSCD）位于染色体 19q13.1 的遗传位点[46,47]。该位点与携带 DLL3 基因的小鼠 7 号染色体具有共线性，该基因在矮胖小鼠中为截断基因[48]。DLL3 基因缺失的小鼠前体节中胚层（PSM）内体节时钟的周期性出现破坏[49]。因此，人类 DLL3 基因是导致三个不同家族中出现Ⅰ型 SCD 的因素，并且其中Ⅰ型 SCD 的患者均为 DLL3 基因的纯和突变体[50]。人体 DLL3 基因与小鼠 DLL3 基因序列除了末端外显子基本相同，人类 DLL3 基因的外显子相当于小鼠 DLL3 基因外显子 9 和 10 的融合，并可编码有 32 个额外氨基酸的人类组织蛋白。人类和小鼠 DLL3 基因内含子均具有可变性。该基因是按照信号序列（SS）、delta-serrate-lag（DSL）结构域、6 个高度保守表皮生长因子（EGF）的重复序列和一个跨膜（TM）区域的顺序排列（图 3-2）。现在已经确定了 30 多个 DLL3 突变，其中大部分均已发表[51,52]。大约有 75% 的突变病例具有无义突变的蛋白质截断（其余均为错义突变），并且在大致相同比例中其双亲均有近亲血缘关系。

　　从颈椎到腰椎，不同区域椎体的异常形态和形状普遍具有一致性。在儿童时期，患者椎体在 A-P 位的影像学上呈圆形或卵圆形且轮廓光滑。影像学上称这种畸形为"卵石滩

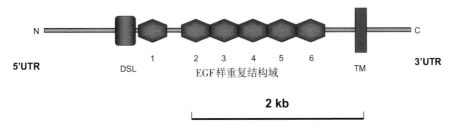

**图 3 - 2** *DLL3* 基因结构

DSL:delta-serrate-lag 结构域;EGF:表皮生长因子结构域;TM:跨膜结构域

样"[52](图 3 - 3)。同时患者的身高也会受到不同程度的影响,一些患者成年后的最终身高比基于臂展而预测的身高短了约 15 cm(假设臂长不受影响)。在某些情况下,患者最终成年身高会受到更严重的影响,而在 Turnpenny 等人报道的大家族中这种影响的严重程度是显而易见的[46]。我们知道有两名患者由于 C309R 和 G404C 的错义突变出现较为轻微的脊柱畸形表型,虽然其椎体分节不良涉及整个脊柱,但是椎体畸形并不明显(未发表的数据)。这轻度的表型很可能是因为在 EGF 结构域内的残基的位置导致的,说明了一些错义突变是可以导致轻度表型的。现在还没有明确、一致的证据表明 I 型 SCD 患者会出现其他器官的畸

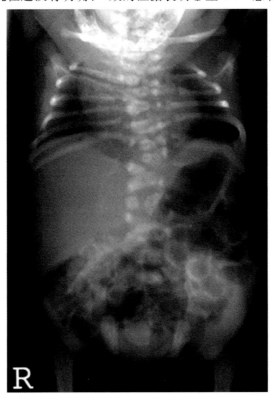

**图 3 - 3** *DLL3* 突变导致的 SCD1 影像学表型

图示脊椎多个节段的分节异常,多个椎体呈卵圆形,即"卵石征"。肋骨由于在长轴上融合而排列不齐(征得许可后翻印自 GeneReviews)

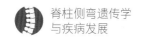

形。学习困难和智力障碍并不是该种分类的一种特征。尽管受影响的患者从儿时就有轻度的脊柱侧弯，但是在大多数情况下，脊柱侧弯的程度并不会有很大的进展，因此，这类患者通常不需要进行脊柱纠正手术。

### Ⅱ型 SCD

在一个近亲结婚的家族中发现有两名既没有 DLL3 基因的突变也与染色体 19q13.1 无关联的 SCD 儿童，通过使用全基因组扫描法确定了这两名儿童的 SCD 与染色体 15q21.3 - 15q26.1 存在关联。该区域包含了体节形成基因 MESP2，通过测序确定了一个 4bp（AGGC）重复的移码突变，受影响的患者是纯合子突变，而其父母是杂合子突变[53]。这种移码突变在 68 条相同种族匹配的对照染色体中并未发现。MESP2 编码一种由 397 个氨基酸组成的蛋白质——一个由基本的螺旋-环-螺旋（bHLH）结构组成的转录因子。人类 MESP2 蛋白与小鼠 MESP2 蛋白具有 58.1% 的同源性。人类 MESP2 氨基末端包含一个由 51 个氨基酸组成的 bHLH 区域，被分成一个由 11 个残基组成的基本结构域、一个由 13 个残基组成的螺旋 I 结构域、一个由 11 个残基组成的环形结构域和一个由 16 个残基组成的螺旋 II 结构域。其中，环形结构域在小鼠和人类 Mesp1 与 Mesp2 之间是保守的。此外，Mesp1 和 Mesp2 都包含一个独特的 CPXCP 模体，该模体直接位于 bHLH 结构域的羧基端。人类 MESP2 的氨基端和羧基端结构域被一个 GQ 重复序列区域分隔开来，该重复序列区域也存在于人类 MESP1（2repeats）中，而在人类 MESP2 中该区域较长（13repeats）。小鼠 Mesp1 和 Mesp2 并没有 GQ 重复序列区域，但是在相同位点包含几个 QX 重复序列（图 3-4）。在被诊断为 Ⅱ 型 SCD 的患者中，所鉴定出的突变体似乎不会引起相关衍生蛋白的无义介导衰变，因此，MESP2 突变相较于 STD 中的突变（见下文）会导致更严重的表型。

在 2004 年首次报道了一个由于 MESP2 突变导致 SCD 的家族，并研究证明其是常染色体隐性遗传（AR）的遗传方式，但是研究仅限于一个家族，对于表型的研究数据较少[53]。然而，在 2005 年的一次国际会议上，Bonafé 等人找到了具有相同突变和非常相似影像学表型的第二个 SCD 家族。随后对于这两个家族的单体型分析并未发现二者有共同祖先（此数据未发表），因此，特定的 4bp 重复序列突变是频发的。另一个病例是 MESP2 的杂合突变导致的（图 3-5），其影像学表现与 Ⅰ 型 SCD 相似但有区别，并且相较而言肋骨的排列更正常。与相对畸形较少的腰椎相比，胸椎发生的椎体分节不良更为严重。此型患者的身高只受到非常轻微的影响，其他器官并未出现异常。

### STD：脊柱胸骨发育不良

MESP2 的突变也是导致 STD 的一大病因[54]，这是一种较为严重的 SDV 类型，其特征是脊柱明显缩短、胸腔容积减小，某些情况下会出现危及生命的呼吸功能不全。这种突变会导致无义介导的衰变（该数据未发表）。

有两个非常有用的影像学特征可以用来区分 Ⅰ 型 SCD 与 STD（在某种程度上也能与 Ⅱ 型 SCD 区分）。首先，SCD 患者中沿着肋体出现融合通常很常见，而在 STD 患者中，往往在

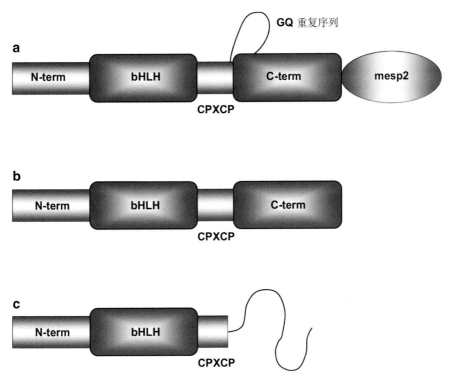

图3-4 中胚层后方同源物（a）MESP2和（b）MESP1（位于人染色体15q26临近MESP2）对比图
两个序列都包含一个基本的螺旋-环-螺旋（bHLH）结构域。环的长度在MESP1和MESP2之间是
保守的。此外，MESP1和MESP2含有一个独特的直接位于bHLH结构域的C末端的CPXCP模
体。MESP1和MESP2也共享一个采用类似折叠的C末端区域。MESP2序列在C末端包含一个
独特的区域。在人类MESP1中发现GQ重复序列（只有两个重复序列），位于CPXCP模体和共享
的C末端结构域之间，但在人类MESP2中重复数增加（13个重复）。小鼠基因序列缺少GQ重复
序列，但在同一区域具有两个QX重复序列：小鼠Mesp1 QSQS和小鼠Mesp2 QAQM。
（c）人MESP2移码突变

肋骨的后方也就是肋椎关节处出现融合并横向呈扇形展开（"螃蟹"样外观），并不出现沿着
肋体的融合点。其次，在胎儿期和儿童早期，多发性圆形半椎体是Ⅰ型SCD（DLL3基因）的
特征——"卵石滩"样[52]，而椎弓根由于尚未骨化很难被观察到。相比之下，胎儿和儿童早
期的椎弓根在MESP2突变相关的SCD与STD的影像学表现中是可见的。事实上，椎弓根
通常排列整齐并对齐，并与多个半椎体相邻（图3-6），在影像学上有时被称为"电车轨"样。
Cornier等人对STD进行了较好的描述与解释[55]。尽管STD是个罕见病，而且大多数报告
的病例是波多黎各人，但全球范围内也已经能看到散发的病例。

## Ⅲ型SCD

通过使用候选基因策略，将LFNG鉴定为没有DLL3或MESP2突变的SCD个体的
遗传因素[56]（图3-7）。LFNG（Lunatic fringe）编码一种糖基转移酶（岩藻糖特异性β-1，

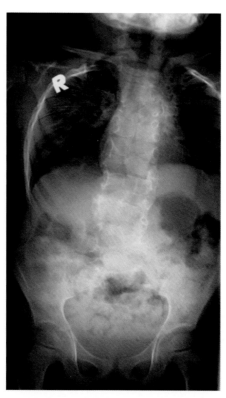

**图3-5** *MESP2* 基因突变导致的 SCD2 影像学表现

图示脊椎尤其是胸椎,多个椎体分节不全(翻印自 GeneReviews)

3-N-乙酰氨基葡萄糖),其可以对 Notch 家族细胞表面受体进行翻译后修饰,是调节该信号通路的关键步骤[57]。并且 *LFNG* 作为"循环基因"之一,其在 PSM 中沿着头-尾轴方向的波动表达对于下一个体节边界的形成十分关键。对 *LFNG* 基因进行测序是因为其表达在 *DLL3* 缺乏的小鼠胚胎中严重失调[58,59](*DLL3* 和 *Lfng* 无义突变小鼠的表型非常相似),并且与 Notch 信号通路相关(如 *DLL3* 和 *MESP2*)。在受 *Lfng* 无义突变影响的病例中,错义突变(c.564C→A)导致苯丙氨酸(F188L)被亮氨酸所取代。先证者的近亲结婚父母,是黎巴嫩阿拉伯血统,他们的突变等位基因是杂合体,而他们的身体结构是正常的。功能测定表明,F188L 没有与野生型 LFNG 蛋白一样定位于高尔基体,并且表明 F188L 缺乏转移酶活性。

Ⅲ型 SCD 的椎体分节障碍比Ⅰ型和Ⅱ型都要严重,其患者四肢长度正常但身长明显短缩——臂展为 186.5 cm,成年后身高为 155 cm,下半身长 92.5 cm。胸椎多处出现棱角分明的椎体骨化。有些病例还表现出上肢远端关节弯曲的轻度表型,目前尚不清楚这属于疾病的一部分还是继发于周围神经卡压。

## Ⅳ型 SCD

人类中首次被鉴定为由 *HES7* 突变导致的 SCD 病例中,外显子 2(exon2)中发生了纯

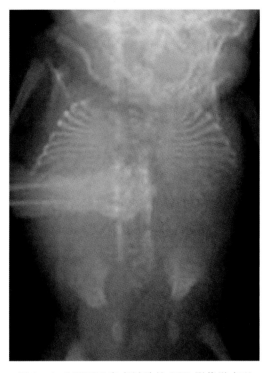

**图 3-6** *MESP2* 突变导致的 STD 影像学表现

图示脊柱短小，广泛地分节障碍，肋骨从肋椎关节后部呈扇形展开，肋骨排列整齐。椎弓根在早期阶段
已经发生骨化（与 SCD1 相反），有时被称为"轨道"征（翻印自 Wiley）

和 C＞T 的核苷酸转变，导致了精氨酸被色氨酸所取代[60]。随后，发现并证实了一个含有
*HES7* 复合杂合突变体的家族[61]。*HES7* 编码一种 bHLH-Orange 结构域转录抑制蛋白，
它既是 Notch 信号通路的直接靶点，也是减弱 Notch 信号通路所需的负反馈机制的一部
分[62]。和 *LFNG* 一样，*HES7* 也是一个循环基因；它在 PSM 中呈振荡表达[63]，这种表达方
式是通过自动调节回路实现的。一旦开始翻译，HES 蛋白会作用于其自身的启动子以抑制
转录，并且由于 HES 蛋白的半衰期较短，其自身抑制作用也会因此减弱，这使得小鼠每 90～
120 分钟就会出现新的转录和翻译波峰。*Hes7* 无义突变的小鼠会表现出多种严重的 SCD
表型[64]。

迄今为止，Ⅳ型 SCD 中的 SDV 表型介于Ⅰ型 SCD 和轻度 STD 之间，其肋骨可能在肋
椎关节处发生融合并以"螃蟹"样方式呈扇形展开（图 3-8）。第一例报道患者是 *HES7* 突
变的纯合子合并有腰椎部位脊髓脊膜膨出的神经管畸形[60]，而在第二例报道的患者家族中
并没有与第一例相似的神经管畸形[61]，其中 SCD 仅发生在 *HES7* 复合杂合突变的患者身
上。在一项对于一个大家族的调查中发现，家族中一些 SCD 患者除了存在广义上的 SDV
外还有脊柱中线发育不良，提示 *HES7* 可能会导致身体的偏斜及神经管闭合[65]。

### Ⅴ型 SCD

时至今日，仅发现了一个常染色体显性遗传 SCD 的遗传基因，即突变的 *TBX6*[66]，其是

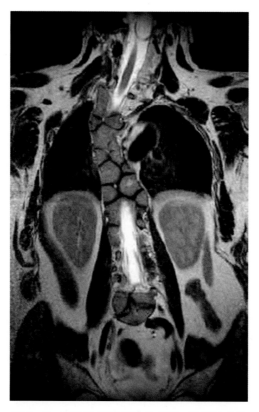

**图 3-7** *LFNG* 突变导致的 SCD3 影像学表现

图示为严重的胸椎短缩（翻印自 Elsevier）

在一个有着三代人的马其顿家族中发现的，这个家族里的人并没有发生 *DLL3*、*MESP2*、*LFNG* 和 *HES7* 的突变[67]。外显子捕获技术和下一代测序被用于鉴定 *TBX6* 上的终止密码子突变，在两代人中该突变与其表型是分离的。该家族仅表现出了广义上的 SDV，并没有合并其他系统的畸形（图 3-9）。

*TBX6* 或 *T-box6* 基因参与编码一个公认的在体节前体细胞中表达的 DNA 结合蛋白，表明其与近轴中胚层（PSM）的形成有关。对于小鼠的研究表明，TBX6 蛋白直接与 *Mesp2* 基因结合，介导 Notch 信号传导及随后在 PSM 中的 *Mesp2* 转录过程[68]。在对这个报道的家族进行功能研究证实了 TBX6 蛋白对于转录激活活性的有害影响可能是继发于单倍剂量不足性[66]。

### Ⅵ型 SCD

Ⅵ型 SCD 是由染色体 6q14.2 处的转录抑制因子 *RIPPLY2* 突变所致[69]。这是另一种罕见的情况，迄今为止也只有一个家族病例的报道。非近亲父母所生的两个兄弟患有 SDV，累及 C1—C4 的后侧结构，并合并有 T2-T7 的半椎体和蝴蝶椎。脊髓压迫似乎是 C2—C3 脊柱后凸导致的结果，并且患者还合并有轻度的胸椎侧弯[69]。这个类型的 SCD 影像学表现与其他 SCD 不一样，可以说这种类型的 SCD 最容易区分，特别是考虑到与 KFS 同时发生的

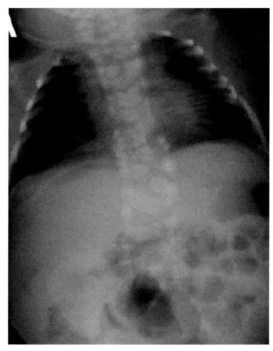

**图 3 - 8** *HES7* 突变导致的 SCD4 影像学表现

图示为脊柱分节障碍，表型与 SCD2/STD 相似（征得牛津大学出版社同意后翻印）

时候。

## TBX6、先天性脊柱侧弯和 MURCS

该领域的最新且最重要的进展是阐明了包括 *TBX6* 在内的各种分子及其在染色体 16p11.2 的位点在 CS 和 SCD 发展中的作用。Wu 等人[70]在对一群患有散发性 CS 的汉族受试者中发现有 11% 的患者存在 *TBX6* 的杂合无义突变体。在这组患者中，约有 75% 的患者在染色体 16p11.2 处有轻缺失，而其余的则出现了无义或移码突变。16p11.2 的缺失是一种公认的基因组失衡，它会导致神经发育问题、头部尺寸增大和轻度肥胖，但并非所有人都会有 CS。Wu 等人[70]因此研究了其他 *TBX6* 的等位基因，并在所有病例中确定了一个共同的单倍型。单倍体是一系列单核苷酸的突变体，其中 rs3809624 和 rs3809627 位于 5′ 非编码区，rs2289292 是最后一个外显子的同义突变。从 3′ 端读取的 C>T、T>C 和 C>A 的核苷酸转变被称为 TCA 单倍型。最常见的影像学表现是存在数量有限的半椎体，最常见于上腰椎或下腰椎区域，从而导致不同程度的脊柱侧弯。这些发现也已在其他研究中得到证实，并且现在可以明确的是，这些有关 *TBX6* 的变化可以导致 CS、SCD 等多种中轴骨异常表型[71]。从我们还未发表的研究中可以发现 *TBX6* 的异常等位基因还可以导致 MURCS 综合征中的一种类型，有时也会伴随严重的中轴骨畸形[72]。有关分子机制与表型的研究发现总结在图 3 - 10 中。

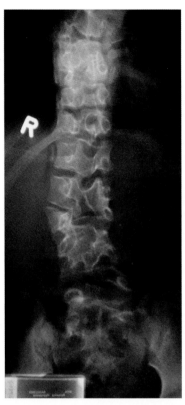

**图 3 - 9** *TBX6* 突变导致的 SCD5 影像学表现

图示为一例成人脊柱的椎体分节异常。表型与 SCD1 成人表型类似（翻印自 Wiley）

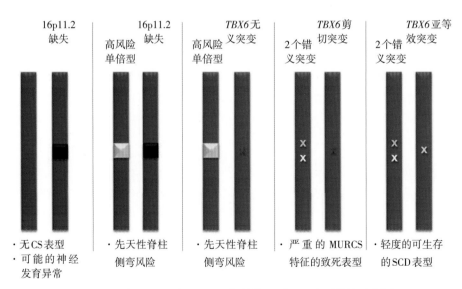

| 16p11.2<br>缺失 | 16p11.2<br>高风险<br>单倍型 | 16p11.2<br>缺失<br>高风险<br>单倍型 | *TBX6* 无<br>义突变 | *TBX6* 剪<br>切突变<br>2个错<br>义突变 | *TBX6* 亚等<br>效突变<br>2个错<br>义突变 |
|---|---|---|---|---|---|

· 无 CS 表型
· 可能的神经
　发育异常

· 先天性脊柱
　侧弯风险

· 先天性脊柱
　侧弯风险

· 严重的 MURCS
　特征的致死表型

· 轻度的可生存
　的 SCD 表型

**图 3 - 10** 与 *TBX6* 和 16p11.2 相关的 CS/SCD 表型总结示意图

## 对于 SDV 的新的分类方式及影像学报告系统

尽管一些作者已经意识到在一些术语中存在不同的疾病,并在使用时进行了合理的区分,但是目前,用来描述 CS/SDV 的命名方式仍缺乏一致性并让人产生困惑[73,74]。这个问题就出现在 Jarcho-Levin 综合征(JLS)上,这个综合征的使用太过于广泛以至于其已经失去了特异性,因此,现在并不提倡使用这个术语。*Klippel-Feil* 异常或综合征也由来已久,因为有更具体明确的指向,因此还具有一些可用性。SCD 和 STD 两个术语建议保留,并建议用于指代特定的表型(如表 3 – 2、表 3 – 3)。严格来说,这些属于骨发育不全,并不属于骨发育不良,因为它们是由于形态发生早期分节或形成障碍,而不是在出生前或出生后发生的软骨-骨组织的进行性异常。

这些广泛使用的术语:Jarcho-Levin 综合征 (JLS)[75-80]、肋椎综合征[81-83]、脊椎肋骨发育不全(SCD,或根据 OMIM 命名法命名的 SCDO)[84,85]和脊椎胸椎发育不良(STD)[86-88]被互换使用且不加区别地使用[32,89,90]。1938 年 Jarcho 和 Levin 报道了两个兄弟,他们躯干较短,有多发性的 SDV(M—SDV),并且肋骨排列异常,有融合点。近年来,许多作者将 JLS 等同于脊柱严重缩短和肋骨"螃蟹"样外观的表型,对于这种表型现在的首选术语是STD[54,55],这个术语是由 Moseley 和 Bonforte 在 1969 年首次提出的。Berdon 等人澄清了历史记录[91]。由于 *MESP* 2 突变体的奠基者效应,波多黎各人的 STD 发病率明显高于其他地方[55]。Jarcho 和 Levin 报道的[92]SCD 患者的种族是"有色的",他们并没有表现出独特的"螃蟹"样外观,他们的表型更接近于Ⅱ型 SCD 或Ⅳ型 SCD。另一个缺乏特异性的同名词是Casamassima-Morton-Nance(CMN)综合征[93]。这个综合征将 SDV 与泌尿生殖系统异常相结合并遵循常染色体隐性遗传。然而,随后的报道[94,95]显示了有与 Casamassima 等人报道的病例不同的 SDV 表型。这 3 份报道中 SDV 表型的一致性很差。

SDV 的分类及报告系统由 ICVAS 开发,如图 3 – 11 所示。它提供了简单、统一的命名法,可以应用于人和动物模型。该系统考虑了综合征和非综合征的情况(见表 3 – 1)。非综合征疾病包括大多数孟德尔式的 SCD 和 STD 病例(如本文定义),其中畸形通常仅限于脊柱。SDV 可能是单发的或多发的,可能出现多区域受累的情况,可能与脊柱侧弯有关,也可能与 KFS 有关。这些病症主要是有缺陷的体节发生过程和/或正常体节和/或椎体形成的非自身破坏所导致的。在提出的报告系统中(图 3 – 11),病症基本上属于下面 7 个类别之一。这种简化方法能够在诊断者之间形成一致性。在任何特别的病例中,归类于以下 7 个类别之中后,可以增添对于分节障碍发生的位置和影响的进一步详细描述。因此,在适当的情况下,ICVAS 方案也包括现有的术语。这大大减少了因滥用 JLS 或 SCD 这种术语而可能造成的混淆。如果病变累及至少 10 个椎体节段且不连续,我们建议将"多发性"M – SDV更改为"多区域",而非"广泛性"的。这组疾病的表型多种多样,只有我们不断更新对致病因素及因果关系的了解才能进行更加细致的描述。

将详细的临床检查与影像学检查结果相互关联的实用性在之前进行了很好的描述[3]。该系统与不加区分地使用少量术语不同,它考虑到对影像学表型的更精确描述并已经进行

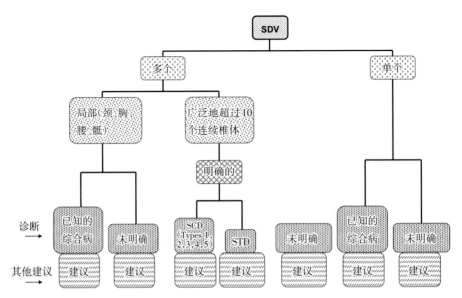

**图 3 - 11** ICVAS(国际脊椎异常和脊柱侧弯联合会)提出的 SDV 分型

根据该分型,所有患者都可以被归入七个基本类别之一,并对任何个体的特异性发现进行进一步描述(ICVAS 临床分型。SDV:椎体分节异常,M:多个,S:单个,R:局部,G:广泛,U:未明确)

了试点[96]。此外,除了评估单个椎体的畸形外,该系统还合并了对整个脊柱的影像学评估模式。随着新基因的鉴定,人们对导致 CS 和 SDV 不同分型、不同亚型的病因认识更加清晰,该系统也将随之发展。

# 参 考 文 献

［1］ Wynne-Davies R.Infantile idiopathic scoliosis.Causative factors,particularly in the first six months of life.J Bone Joint Surg Br.1975;57(2):138 - 141.

［2］ Vitko RJ,Cass AS,Winter RB.Anomalies of the genitourinary tract associated with congenital scoliosis and congenital kyphosis.J Urol.1972;108(4):655 - 659.

［3］ Erol B,Tracy MR,Dormans JP,Zackai EH,Maisenbacher MK,O'Brien ML,et al.Congenital scoliosis and vertebral malformations:characterization of segmental defects for genetic analysis.J Pediatr Orthop.2004;24(6):674 - 682.

［4］ Purkiss SB,Driscoll B,Cole WG,Alman B.Idiopathic scoliosis in families of children with congenital scoliosis.Clin Orthop Relat Res.2002(401):27 - 31.

［5］ Maisenbacher MK,Han JS,O'Brien M L,Tracy MR,Erol B,Schaffer AA,et al.Molecular analysis of congenital scoliosis:a candidate gene approach.Hum Genet.2005;116(5):416 - 419.

［6］ McGaughran JM,Oates A,Donnai D,Read AP,Tassabehji M.Mutations in PAX1 may be associated with Klippel-Feil syndrome.Eur J Hum Genet.2003;11(6):468 - 474.

［7］ Philibert P,Biason-Lauber A,Rouzier R,Pienkowski C,Paris F,Konrad D,et al.Identification and functional analysis of a new WNT4 gene mutation among 28 adolescent girls with primary amenorrhea and mullerian duct abnormalities: a French collaborative study.J Clin Endocrinol Metab.2008;93(3):895 - 900.

［8］ Lopez E,Berenguer M,Tingaud-Sequeira A,Marlin S,Toutain A,Denoyelle F,et al.Mutations in MYT1,encoding the myelin transcription factor 1,are a rare cause of OAVS.J Med Genet.2016;53(11):752 - 760.

［9］ Beleza-Meireles A,Clayton-Smith J,Saraiva JM,Tassabehji M. Oculo-auriculo-vertebral spectrum:a review of the literature and genetic update.J Med Genet.2014;51(10):635 - 645.

［10］ Zhang R,Marsch F,Kause F,Degenhardt F,Schmiedeke E,Marzheuser S,et al.Array-based molecular karyotyping in 115 VATER/VACTERL and VATER/VACTERL-like patients identifies disease-causing copy number variations. Birth Defects Res.2017;109(13):1063 - 1069.

［11］ Sadler TW.Is VACTERL a laterality defect? Am J Med Genet A.2015;167A(11):2563 - 2565.

［12］ Verheij JB,de Munnik SA,Dijkhuizen T,de Leeuw N,Olde Weghuis D,van den Hoek GJ,et al.An 8.35 Mb overlapping interstitial deletion of 8q24 in two patients with coloboma,congenital heart defect,limb abnormalities, psychomotor retardation and convulsions.Eur J Med Genet.2009;52(5):353 - 357.

［13］ Low KJ,Ansari M,Abou Jamra R,Clarke A,El Chehadeh S,FitzPatrick DR,et al.PUF60 variants cause a syndrome of ID,short stature,microcephaly,coloboma,craniofacial,cardiac,renal and spinal features.Eur J Hum Genet.2017; 25(5):552 - 559.

［14］ William DA,Saitta B,Gibson JD,Traas J,Markov V,Gonzalez DM,et al.Identification of oscillatory genes in somitogenesis from functional genomic analysis of a human mesenchymal stem cell model.Dev Biol.2007;305(1): 172 - 186.

［15］ Eckalbar WL,Fisher RE,Rawls A,Kusumi K.Scoliosis and segmentation defects of the vertebrae.Wiley Interdiscip Rev Dev Biol.2012;1(3):401 - 423.

［16］ Keynes RJ,Stern CD.Mechanisms of vertebrate segmentation.Development.1988;103(3):413 - 429.

［17］ Brent AE,Schweitzer R,Tabin CJ.A somitic compartment of tendon progenitors.Cell.2003;113(2):235 - 248.

［18］ Dequeant ML,Pourquie O.Segmental patterning of the vertebrate embryonic axis.Nat Rev Genet.2008;9(5):370 - 382.

［19］ Gibb S,Maroto M,Dale JK.The segmentation clock mechanism moves up a notch.Trends Cell Biol.2010;20(10): 593 - 600.

［20］ Dubrulle J,McGrew MJ,Pourquie O.FGF signaling controls somite boundary position and regulates segmentation clock control of spatiotemporal Hox gene activation.Cell.2001;106(2):219 - 232.

［21］ Krumlauf R.Hox genes in vertebrate development.Cell.1994;78(2):191 - 201.

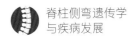
［22］ Zakany J，Kmita M，Alarcon P，de la Pompa JL，Duboule D. Localized and transient transcription of Hox genes suggests a link between patterning and the segmentation clock.Cell.2001;106(2):207－217.

［23］ Aulehla A，Wehrle C，Brand-Saberi B，Kemler R，Gossler A，Kanzler B，et al. Wnt3a plays a major role in the segmentation clock controlling somitogenesis.Dev Cell.2003;4(3):395－406.

［24］ Aulehla A，Herrmann BG.Segmentation in vertebrates:clock and gradient finally joined.Genes Dev.2004;18(17): 2060－2067.

［25］ Hofmann M，Schuster-Gossler K，Watabe-Rudolph M，Aulehla A，Herrmann BG，Gossler A.WNT signaling,in synergy with T/TBX6,controls Notch signaling by regulating Dll1 expression in the presomitic mesoderm of mouse embryos.Genes Dev.2004;18(22):2712－2717.

［26］ Saga Y.The mechanism of somite formation in mice.Curr Opin Genet Dev.2012;22(4):331－338.

［27］ R R.Untersuchungen über die entwicklung der Wirbeltiere.Berlin:Reimer.1850.

［28］ Bagnall KM，Higgins SJ，Sanders EJ.The contribution made by cells from a single somite to tissues within a body segment and assessment of their integration with similar cells from adjacent segments.Development.1989;107(4): 931－943.

［29］ Ewan KB，Everett AW.Evidence for resegmentation in the formation of the vertebral column using the novel approach of retroviral-mediated gene transfer.Exp Cell Res.1992;198(2):315－320.

［30］ Goldstein RS，Kalcheim C.Determination of epithelial half-somites in skeletal morphogenesis.Development.1992;116 (2):441－445.

［31］ Mortier GR，Lachman RS，Bocian M，Rimoin DL.Multiple vertebral segmentation defects:analysis of 26 new patients and review of the literature.Am J Med Genet.1996;61(4):310－319.

［32］ Takikawa K，Haga N，Maruyama T，Nakatomi A，Kondoh T，Makita Y，et al.Spine and rib abnormalities and stature in spondylocostal dysostosis.Spine (Phila Pa 1976).2006;31(7):E192－197.

［33］ McMaster MJ，Singh H.Natural history of congenital kyphosis and kyphoscoliosis.A study of one hundred and twelve patients.J Bone Joint Surg Am.1999;81(10):1367－1383.

［34］ Aburakawa K HM，Otake S.Clinical evaluations of the treatment of congenital scoliosis.Orthop Surg Trauma.1996; 39:55－62.

［35］ Offiah AC，Hall CM.Radiological diagnosis of the constitutional disorders of bone.As easy as A,B,C? Pediatr Radiol. 2003;33(3):153－161.

［36］ Bonafe L，Cormier-Daire V，Hall C，Lachman R，Mortier G，Mundlos S，et al.Nosology and classification of genetic skeletal disorders:2015 revision.Am J Med Genet A.2015;167A(12):2869－2892.

［37］ Thomsen MN，Schneider U，Weber M，Johannisson R，Niethard FU.Scoliosis and congenital anomalies associated with Klippel-Feil syndrome types Ⅰ-Ⅲ.Spine (Phila Pa 1976).1997;22(4):396－401.

［38］ A.F.L'absence et la diminution des vertebres cervicales.Paris:Thesis,Libraire Litteraire et Medicale.1919.

［39］ Clarke RA，Catalan G，Diwan AD，Kearsley JH.Heterogeneity in Klippel-Feil syndrome:a new classification.Pediatr Radiol.1998;28(12):967－974.

［40］ Tassabehji M，Fang ZM，Hilton EN，McGaughran J，Zhao Z，de Bock CE，et al.Mutations in GDF6 are associated with vertebral segmentation defects in Klippel-Feil syndrome.Hum Mutat.2008;29(8):1017－1027.

［41］ Mohamed JY，Faqeih E，Alsiddiky A，Alshammari MJ，Ibrahim NA，Alkuraya FS.Mutations in MEOX1,encoding mesenchyme homeobox 1,cause Klippel-Feil anomaly.Am J Hum Genet.2013;92(1):157－161.

［42］ Ye M，Berry-Wynne KM，Asai-Coakwell M，Sundaresan P，Footz T，French CR，et al.Mutation of the bone morphogenetic protein GDF3 causes ocular and skeletal anomalies.Hum Mol Genet.2010;19(2):287－298.

［43］ Alazami AM，Kentab AY，Faqeih E，Mohamed JY，Alkhalidi H，Hijazi H，et al.A novel syndrome of Klippel-Feil anomaly,myopathy,and characteristic facies is linked to a null mutation in MYO18B.J Med Genet.2015;52(6):400－ 404.

［44］ Balling R，Deutsch U，Gruss P.undulated,a mutation affecting the development of the mouse skeleton,has a point mutation in the paired box of Pax 1.Cell.1988;55(3):531－535.

［45］ Giampietro PF，Raggio CL，Reynolds CE，Shukla SK，McPherson E，Ghebranious N，et al.An analysis of PAX1 in the development of vertebral malformations.Clin Genet.2005;68(5):448 – 453.

[46] Turnpenny PD,Thwaites RJ,Boulos FN. Evidence for variable gene expression in a large inbred kindred with autosomal recessive spondylocostal dysostosis.J Med Genet.1991;28(1):27 – 33.

[47] Turnpenny PD,Bulman MP,Frayling TM,Abu-Nasra TK,Garrett C,Hattersley AT,et al. A gene for autosomal recessive spondylocostal dysostosis maps to 19q13.1-q13.3.Am J Hum Genet.1999;65(1):175 – 182.

[48] Kusumi K,Sun ES,Kerrebrock AW,Bronson RT,Chi DC,Bulotsky MS,et al.The mouse pudgy mutation disrupts Delta homologue Dll3 and initiation of early somite boundaries.Nat Genet.1998;19(3):274 – 278.

[49] Dunwoodie SL,Clements M,Sparrow DB,Sa X,Conlon RA,Beddington RS.Axial skeletal defects caused by mutation in the spondylocostal dysplasia/pudgy gene Dll3 are associated with disruption of the segmentation clock within the presomitic mesoderm.Development.2002;129(7):1795 – 1806.

[50] Bulman MP,Kusumi K,Frayling TM,McKeown C,Garrett C,Lander ES,et al. Mutations in the human delta homologue,DLL3,cause axial skeletal defects in spondylocostal dysostosis.Nat Genet.2000;24(4):438 – 441.

[51] Bonafe L,Giunta C,Gassner M,Steinmann B,Superti-Furga A.A cluster of autosomal recessive spondylocostal dysostosis caused by three newly identified DLL3 mutations segregating in a small village.Clin Genet.2003;64(1): 28 – 35.

[52] Turnpenny PD,Whittock N,Duncan J,Dunwoodie S,Kusumi K,Ellard S.Novel mutations in DLL3,a somitogenesis gene encoding a ligand for the Notch signalling pathway,cause a consistent pattern of abnormal vertebral segmentation in spondylocostal dysostosis.J Med Genet.2003;40(5):333 – 339.

[53] Whittock NV,Sparrow DB,Wouters MA,Sillence D,Ellard S,Dunwoodie SL,et al. Mutated MESP2 causes spondylocostal dysostosis in humans.Am J Hum Genet.2004;74(6):1249 – 1254.

[54] Cornier AS,Staehling-Hampton K,Delventhal KM,Saga Y,Caubet JF,Sasaki N,et al.Mutations in the MESP2 gene cause spondylothoracic dysostosis/Jarcho-Levin syndrome.Am J Hum Genet.2008;82(6):1334 – 1341.

[55] Cornier AS,Ramirez N,Arroyo S,Acevedo J,Garcia L,Carlo S,et al.Phenotype characterization and natural history of spondylothoracic dysplasia syndrome:a series of 27 new cases.Am J Med Genet A.2004;128A(2):120 – 126.

[56] Sparrow DB,Chapman G,Wouters MA,Whittock NV,Ellard S,Fatkin D,et al.Mutation of the LUNATIC FRINGE gene in humans causes spondylocostal dysostosis with a severe vertebral phenotype.Am J Hum Genet.2006;78(1): 28 – 37.

[57] Pandey A,Harvey BM,Lopez MF,Ito A,Haltiwanger RS,Jafar-Nejad H. Glycosylation of Specific Notch EGF Repeats by O-Fut1 and Fringe Regulates Notch Signaling in Drosophila.Cell Rep.2019;29(7):2054 – 2066 e6.

[58] Evrard YA,Lun Y,Aulehla A,Gan L,Johnson RL.lunatic fringe is an essential mediator of somite segmentation and patterning.Nature.1998;394(6691):377 – 381.

[59] Zhang N,Gridley T.Defects in somite formation in lunatic fringe-deficient mice.Nature.1998;394(6691):374 – 377.

[60] Sparrow DB,Guillen-Navarro E,Fatkin D,Dunwoodie SL.Mutation of Hairy-and-Enhancer-of-Split-7 in humans causes spondylocostal dysostosis.Hum Mol Genet.2008;17(23):3761 – 3766.

[61] Sparrow DB,Sillence D,Wouters MA,Turnpenny PD,Dunwoodie SL.Two novel missense mutations in HAIRY-AND-ENHANCER-OF-SPLIT-7 in a family with spondylocostal dysostosis.Eur J Hum Genet.2010;18(6):674 – 679.

[62] Kageyama R,Niwa Y,Isomura A,Gonzalez A,Harima Y.Oscillatory gene expression and somitogenesis.Wiley Interdiscip Rev Dev Biol.2012;1(5):629 – 641.

[63] Bessho Y,Miyoshi G,Sakata R,Kageyama R.Hes7:a bHLH-type repressor gene regulated by Notch and expressed in the presomitic mesoderm.Genes Cells.2001;6(2):175 – 185.

[64] Bessho Y,Sakata R,Komatsu S,Shiota K,Yamada S,Kageyama R.Dynamic expression and essential functions of Hes7 in somite segmentation.Genes Dev.2001;15(20):2642 – 2647.

[65] Sparrow DB,Faqeih EA,Sallout B,Alswaid A,Ababneh F,Al-Sayed M,et al.Mutation of HES7 in a large extended family with spondylocostal dysostosis and dextrocardia with situs inversus. Am J Med Genet. 2013;161A(9): 2244 – 2249.

[66] Sparrow DB,McInerney-Leo A,Gucev ZS,Gardiner B,Marshall M,Leo PJ,et al.Autosomal dominant spondylocostal

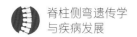

dysostosis is caused by mutation in TBX6.Hum Mol Genet.2013;22(8):1625 – 1631.

[67] Gucev ZS,Tasic V,Pop-Jordanova N,Sparrow DB,Dunwoodie SL,Ellard S,et al.Autosomal dominant spondylocostal dysostosis in three generations of a Macedonian family:negative mutation analysis of DLL3,MESP2,HES7,and LFNG.Am J Med Genet.2010;152A(6):1378 – 1382.

[68] Yasuhiko Y,Haraguchi S,Kitajima S,Takahashi Y,Kanno J,Saga Y.Tbx6-mediated Notch signaling controls somite-specific Mesp2 expression.Proc Natl Acad Sci USA.2006;103(10):3651 – 3656.

[69] McInerney-Leo AM,Sparrow DB,Harris JE,Gardiner BB,Marshall MS,O'Reilly VC,et al.Compound heterozygous mutations in RIPPLY2 associated with vertebral segmentation defects.Hum Mol Genet.2015;24(5):1234 – 1242.

[70] Wu N,Ming X,Xiao J,Wu Z,Chen X,Shinawi M,et al.TBX6 null variants and a common hypomorphic allele in congenital scoliosis.N Engl J Med.2015;372(4):341 – 350.

[71] Lefebvre M,Duffourd Y,Jouan T,Poe C,Jean-Marcais N,Verloes A,et al.Autosomal recessive variations of TBX6, from congenital scoliosis to spondylocostal dysostosis.Clin Genet.2017;91(6):908 – 912.

[72] Sandbacka M,Laivuori H,Freitas E,Halttunen M,Jokimaa V,Morin-Papunen L,et al.TBX6,LHX1 and copy number variations in the complex genetics of Mullerian aplasia.Orphanet J Rare Dis.2013;8:125.

[73] Ayme S,Preus M.Spondylocostal/spondylothoracic dysostosis:the clinical basis for prognosticating and genetic counseling.Am J Med Genet.1986;24(4):599 – 606.

[74] Roberts AP,Conner AN,Tolmie JL,Connor JM.Spondylothoracic and spondylocostal dysostosis.Hereditary forms of spinal deformity.J Bone Joint Surg Br.1988;70(1):123 – 126.

[75] Perez-Comas A,Garcia-Castro JM.Occipito-facial-cervico-thoracic-abdomino-digital dysplasia;Jarcho-Levin syndrome of vertebral anomalies.Report of six cases and review of the literature.J Pediatr.1974;85(3):388 – 391.

[76] Karnes PS,Day D,Berry SA,Pierpont ME.Jarcho-Levin syndrome:four new cases and classification of subtypes.Am J Med Genet.1991;40(3):264 – 270.

[77] Martinez-Frias ML,Urioste M.Segmentation anomalies of the vertebras and ribs:a developmental field defect: epidemiologic evidence.Am J Med Genet.1994;49(1):36 – 44.

[78] Rastogi D,Rosenzweig EB,Koumbourlis A.Pulmonary hypertension in Jarcho-Levin syndrome.Am J Med Genet. 2002;107(3):250 – 252.

[79] Bannykh SI,Emery SC,Gerber JK,Jones KL,Benirschke K,Masliah E.Aberrant Pax1 and Pax9 expression in Jarcho-Levin syndrome:report of two Caucasian siblings and literature review.Am J Med Genet.2003;120A(2):241 – 246.

[80] Cornier AS,Ramirez N,Carlo S,Reiss A.Controversies surrounding Jarcho-Levin syndrome.Curr Opin Pediatr.2003; 15(6):614 – 620.

[81] Cantu JM,Urrusti J,Rosales G,Rojas A.Evidence for autosomal recessive inheritance of costovertebral dysplasia.Clin Genet.1971;2(3):149 – 154.

[82] Bartsocas CS, Kiossoglou KA, Papas CV, Xanthou-Tsingoglou M, Anagnostakis DE, Daskalopoulou HD. Costovertebral dysplasia.Birth Defects Orig Artic Ser.1974;10(9):221 – 226.

[83] David TJ,Glass A.Hereditary costovertebral dysplasia with malignant cerebral tumour.J Med Genet.1983;20(6): 441 – 444.

[84] Rimoin DL,Fletcher BD,McKusick VA.Spondylocostal dysplasia.A dominantly inherited form of short-trunked dwarfism.Am J Med.1968;45(6):948 – 953.

[85] Silengo MC,Cavallaro S,Franceschini P.Recessive spondylocostal dysostosis:two new cases.Clin Genet.1978;13(3): 289 – 294.

[86] Moseley JE BR.Spondylothoracic dysplasia – a syndrome of congenital anomalies.Am J Roentgenol.1969;106:166 – 169.

[87] Pochaczevsky R,Ratner H,Perles D,Kassner G,Naysan P.Spondylothoracic dysplasia.Radiology.1971;98(1):53 – 58.

[88] Solomon L,Jimenez RB,Reiner L.Spondylothoracic dysostosis:report of two cases and review of the literature.Arch Pathol Lab Med.1978;102(4):201 – 205.

[89] Kozlowski K.Spondylo-costal dysplasia.A further report--review of 14 cases.Rofo.1984;140(2):204 – 209.

［90］Ohashi H,Sugio Y,Kajii T.Spondylocostal dysostosis:report of three patients.Jinrui Idengaku Zasshi.1987;32(4):
299 - 303.

［91］Berdon WE,Lampl BS,Cornier AS,Ramirez N,Turnpenny PD,Vitale MG,et al.Clinical and radiological distinction
between spondylothoracic dysostosis ( Lavy-Moseley syndrome ) and spondylocostal dysostosis ( Jarcho-Levin
syndrome).Pediatr Radiol.2011;41(3):384 - 388.

［92］Jarcho S LP.Hereditary malformation of the vertebral bodies.Bull Johns Hopkins Hosp.1938;62:216 - 226.

［93］Casamassima AC,Morton CC,Nance WE,Kodroff M,Caldwell R,Kelly T,et al.Spondylocostal dysostosis associated
with anal and urogenital anomalies in a Mennonite sibship.Am J Med Genet.1981;8(1):117 - 127.

［94］Daikha-Dahmane F,Huten Y,Morvan J,Szpiro-Tapia S,Nessmann C,Eydoux P.Fetus with Casamassima-Morton-
Nance syndrome and an inherited(6;9) balanced translocation.Am J Med Genet.1998;80(5):514 - 517.

［95］Poor MA,Alberti O,Jr.,Griscom NT,Driscoll SG,Holmes LB.Nonskeletal malformations in one of three siblings
with Jarcho-Levin syndrome of vertebral anomalies.J Pediatr.1983;103(2):270 - 272.

［96］Offiah A,Alman B,Cornier AS,Giampietro PF,Tassy O,Wade A,et al.Pilot assessment of a radiologic classification
system for segmentation defects of the vertebrae.Am J Med Genet.2010;152A(6):1357 - 1371.

# 第四章　导致先天性脊柱侧弯等疾病的遗传学因素

Nan Wu，Philip Giampietro，and Kazuki Takeda

## 介绍

先天性脊柱侧弯(CS)是一种先天性脊柱畸形。脊柱是通过"体节发生"的过程从体节发育而来的，这个过程依赖于基因、信号通路及相应效应器之间复杂的相互作用。CS 可以是单独存在的，也可以合并肾脏、心脏、胃肠道或四肢畸形，成为具有其他临床表现的综合征的一部分。基因参与了 CS 的发生过程，尤其是 FGF、WNT、Notch 和 TGFβ 信号通路相关基因的紊乱。对这些疾病和相关基因机制认识将促进对于 CS 遗传易感性的研究。我们还将讨论用于研究 CS 病因的基因功能研究手段。

## 背景

CS 是一种先天性脊柱畸形，在一般人群中的患病率为 $0.5\% \sim 1\%$[1,2]。CS 的特点是存在脊柱畸形(VMs)，导致脊柱弯曲和多种并发症的快速进展。例如，肺功能经常受到损伤，在某些情况下还可能会出现瘫痪。脊柱畸形也可能会影响患者的身心健康。大约 50% 的 CS 患者合并有其他系统器官的畸形[3-5]，包括肾脏、心脏和椎管内畸形[6]，或者是潜在遗传

N. Wu (✉)

Department of Orthopedic Surgery，Peking Union Medical College Hospital，Peking Union Medical College and Chinese Academy of Medical Sciences，Beijing，China

Beijing Key Laboratory for Genetic Research of Skeletal Deformity，Beijing，China

Medical Research Center of Orthopedics，Chinese Academy of Medical Sciences，Beijing，China
e-mail：dr.wunan@pumch.cn

P. Giampietro
Department of Pediatrics，Drexel University College of Medicine，Philadelphia，PA，USA

K. Takeda
Laboratory of Bone and Joint Diseases，Center for Integrative Medical Sciences，RIKEN，Tokyo，Japan

Department of Orthopedic Surgery，Keio University School of Medicine，Tokyo，Japan

© Springer International Publishing AG，part of Springer Nature 2018 K. Kusumi，S. L. Dunwoodie（eds.），*The Genetics and Development of Scoliosis*，https://doi.org/10.1007/978-3-319-90149-7_4

性综合征的一部分。在缺乏有效治疗的情况下,患者会随着脊柱畸形的进展而越来越痛苦[7],同时患者的死亡率也随之显著增加[8]。一台 CS 纠正手术的费用约为150 000美元,并且还需要频繁的后续检查或手术,这都增加了家庭和社会的经济负担[9]。先前已有研究表明,遗传和环境因素都参与了 CS 的发生进程[10,11]。

## CS 的胚胎学基础

在过去的几十年间,对脊柱发育的研究已经揭示了 CS 的可能病因。有越来越多的证据证明有胚胎学基础的 CS 患者的基因型和表型之间存在着关联。在人类和其他哺乳动物中,椎体是通过体节发生的过程从体节发育而来的,该过程是多种信号通路、相关基因和相应效应器发挥和谐的相互作用的结果。体节发生相关基因的突变或对称基因修饰的失衡都最终会导致 CS 的发生。

在脊椎动物胚胎发育的过程中,轴旁中胚层最早起源于胚胎表层(外胚层)的祖细胞,它们在原肠形成后期形成前体节中胚层(PSM)。随后,轴旁中胚层对称排列在神经管外侧开始分节过程。原条分化成一群被称为尾芽的细胞。尾芽位于胚胎尾部尖端,其中包括随后参与组织形成的 PSM 祖细胞。在这个过程中,体节的结构是以一种同步的、有节律性的方式逐步形成的。体节最终产生脊柱的椎体、肌肉、肌腱和韧带。

从前体节中胚层最终体节的胚胎学发育过程是受到多种因素调控的。这些因素间网状相互作用背后的具体机制已经通过多个模型被证实,其中被广泛接受的是时钟-波峰模型[12]。在时钟-波峰模型中,PSM 在 Notch、WNT 和 FGF 信号通路周期性的激活驱动下被逐步分割成大小相同的重复片段[13]。体节分割的时钟-波峰模型是由各种信号通路有顺序的相互作用组成的。分节时钟是由 *HAIRY*1 基因及各种被称为"振荡器"的其他基因的振荡表达所启动的,其中这些基因的周期性表达代表模型的"时钟"部分[14,15]。模型的波峰部分对应 FGF 和 WNT 信号通路的分布梯度[16]。在轴旁中胚层中,分节时钟的形成既取决于相关基因的周期性表达,也取决于负反馈机制对其的抑制作用[17]。时钟和波峰的周期性信号使 PSM 能够在一个周期中形成单独一个体节。

在体节发生过程中,分节过程发生在体节形成之后,当形成的体节接收到时钟的信号后便开始分节。例如 *MESP*2 被 NICD(Notch 信号通路)和 *TBX*6 激活。*MESP*2 最初是在一个限制区域(一个片段宽度)中表达,随后,*RIPPLY*1/2 在后半区域中表达,从而根据信号通路所在的区域最终确定即将形成的体节边界[18]。下游靶基因 *RIPPLY*2 的激活被认为是 *MESP*2 和 *TBX*6 的负反馈抑制剂。该过程有助于规定新形成体节的前边界[19]。*MESP*1 和 *MESP*2 的失活导致轴旁中胚层形成失败,从而证明了它们在体节发生过程中的重要作用[20,21]。

体节发生最显著的特征之一就是双侧对称。分节时钟在两侧是同步的,从而确保两侧的 PSM 可以对称性地形成体节。维 A 酸(RA)是维生素 A 的衍生物,被认为是体节发生中调节对称性的关键因子[22-24]。体节发生的过程取决于时钟和波峰及对神经发育至关重要的

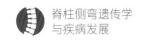

基因之间的相互作用,以形成包括体节和神经管在内的正常体轴结构。

总而言之,体节发生的过程是由 Notch、WNT 和 FGF 信号通路相关基因控制的。它们协调着体节发生过程中的关键步骤,包括分节、两侧对称及椎体形成。在这些过程中信号通路的破坏和调节器的功能障碍在 CS 的发病机制中具有重要意义。与体节发生和椎体发育相关的基因总结见表 4-1。

表 4-1 与体节发生和椎体发育相关的基因总结

| 分类 | 基因名称 |
| --- | --- |
| NOTCH<br>相关[15,25] | *HEY2*,*PSEN1*,*HES1*,*DLL1*,**JAG1**,**LFNG**,**DLL3**,**MESP1**,**MESP2**,*NKD1*,<br>*RTF*,**RIPPLY** |
| FGF 相关[15] | *DUSP6*,*FRS2*,*GRB2*,*SOS1*,*FGF8*,*BCL2L11*,*EFNA1*,*EPHB2*,*HSPG2*,*SHH*,<br>*PTPN11*,*GAB1* |
| WNT 相关[15] | **WNT3A**,*FZD7*,*FZD5*,*CDC73*,*PHLDA1*,*DVL2*,*HDAC9*,*DACT1*,<br>*TNFRSF1*,*FZD3*,*SPRY2*,*FZD6*,*HAS2*,*MYC*,*APC*,*SMAD4*,*LRP5*,*DKK1*,<br>*FRZB*,*TCF15*,*FZD1*,*CTBP1*,*FZD9*,*SMARCA5*,*CER1* |
| HOX 相关[26] | *HOXC8*,*HOXC4*,*HOXD11*,*HOXD10*,*HOXD3*,*HOXA7*,*HOXB7*,*PAF1* |
| PAX[27] | *PAX9*,*PAX1*,*PAX7* |
| 其他[28-32] | *RAB23*,*IHH*,*PLXDC1*,*TWIST1*,*GLI3*,*FLNB*,*SLC35A3*,*MXD4*,*PDFGFRA*,<br>**TBX6**,*ACD*,*MID1*,**GDF3**,**GDF6**,**POLR1D**,*COL8A1*,**T(brachyury)**,**MEOX1** |

注:粗体表示与 VM 相关的突变基因;在"其他"类别中,已知的导致体节发育异常但是不在体节形成相关通路中的基因突变被列入"其他基因"。在其他物种中,未发现大多数与体节形成相关的基因存在突变

## 了解 CS 遗传病因的方法

脊椎发育是在多种信号通路和几十个基因的同步协调下完成的。如前所述,FGF、WNT 和 Notch 信号通路中的基因容易在 CS 患者中发生突变。先前已有研究者通过多种手段发现了多个候选基因位点。

细胞遗传学分析发现那些存在颈部短缩、后发际线低、颈椎融合、颈部活动受限等表型被定义为 Klippel-Feil 综合征(KFS)的患者[28]中存在一个染色体的臂内倒位 inv.(q22.2q23.3)[8]。此发现随后被用于鉴定散发性和家族性 KFS 病例中存在的 *GDF6* 的突变。对导致 CS 发展的基因位点的其他细胞遗传学分析发现存在染色体重排包括从头平衡的相互易位-t(5;17)(q11.2;q23)[33],从头臂间倒位 inv.[2](p12q34)[34]和易位-t(5;8)(q35.1;p21.1)[35]。当缺少细胞遗传学病因时,利用单核苷酸多态性(SNP)或短串联重复序列(STR)多态性的传统连锁方法学可应用于患有 CS 的大家族分析。

然而,传统的基因连锁分析在识别致病基因方面有很大的局限性,因为孤立的 CS 通常是散发病例。候选基因分析为研究提供了一个可行的替代方法。利用小鼠-人类同线性分

析已经确定有 27 个符合条件的基因位点,其中 21 个可以导致小鼠 VMs[36,37]。在一个表型明确的 CS 患者队列中,选择了从小鼠模型中外推的 5 个候选基因进行分析[27,38-41]。在这个队列中的 VMs 患者扫描了脊柱全长并且在之前的交流中有更详细的描述[27]。在 VMs 的患者中已经鉴定出 PAX1、DLL3、WNT3A 和 T(Brachyury)中的序列突变与疾病外显率的降低有关,而在正常对照人群中这些突变序列的频率很低或不会被检测到[38]。在一个有 79 名 CS 病例的队列中,对 DLL3、MESP2 和 HES7(与导致严重 VM 如脊柱肋骨发育不全相关的基因;见下文)中的突变进行了筛选。在两个家族中,一个家族携带 MESP2 的突变体,另一个携带 HES7 突变体,突变的疾病外显率和突变体的表现度是可变的;重要的是,这些突变体被证实会损害其正常基因编码的转录因子的体外功能[11]。在另一个包含 154 名 CS 患者的队列中,发现 LMX1A 的基因多态性与中国汉族人群对 CS 的易感性相关[42]。

CDK10(细胞周期蛋白依赖性激酶 10)的双等位基因突变已经在 5 个近亲结婚的沙特阿拉伯家族中被发现,这些家族的成员患有生长迟缓、椎体融合或半椎体及发育延缓。CDK10 是一种蛋白激酶,在转录和纤毛生长中具有调节作用[43]。Cdk10 基因敲除小鼠表现出一些影响中轴骨和长纤毛的骨骼系统疾病,这表明纤毛病变可能会导致 CDK10 突变个体的表型[43]。

在 SLC35A3 中发现了一种新的错义突变,这是一种与复杂脊柱畸形相关的基因[44,45]。患者的特征包括分布在整个脊柱的蝴蝶椎和半椎体、腭裂、卵圆孔未闭、动脉导管未闭、后胚胎环、四肢缩短和面部畸形[46]。

染色体微阵列(之前被称为 CGH 阵列)是一种用于检测全基因组中小 DNA 片段分布变化的技术。染色体微阵列的一个优点是能够在整个基因组中识别与 VMs 相关的潜在微非整倍体区域,而不是仅对一个集中区域进行有限的检测。由于导致 CS 的病因是多种多样的,并且可能涉及多个有待研究确定的基因的遗传缺陷,这种方法作为一种非常有效的基因筛选工具,可以有助于鉴定这些疾病病因背后隐藏的基因缺陷的基因位点,尽管这种方法可能缺乏识别单个候选基因的能力。染色体微阵列已成功识别出一些与 CS 相关的潜在基因区域,比如有关的共同缺失的研究使我们在理解 CS 的病因方面取得了重大进展[29]。

## 造成 CS 的 TBX6 基因突变体

在临床上,一部分 CS 患者没有表现出明显的其他器官组织畸形。这些病例是基因组研究的热点,因为在研究 VMs 的发病机制的过程中它们可以代表一个表型不同的组别。

体节发生过程中这些基因的突变在十几年前就已有研究。Ghebranious 等人[38]在一组具有不同表型的 CS 患者中对一组与体节发生相关的信号通路基因[包括 PAX1、DLL3、SLC35A3、WNT3A、TBX6 和 T(Brachyury)]进行了测序。他们对 T(Brachyury)进行了全长测序,对 TBX6 的编码区、剪接点和 500bp 启动子区域进行了测序。3 名无关联的患者在基因 T 的外显子 8(exon8)有相同的 c.1013C>T 的基因转变,同时未发现有 TBX6 序列变异。Fei 等人[47]在 254 名中国汉族受试者(127 名 CS 患者和 127 名对照者)中对 TBX6 中的两个已知 SNP 进行基因分型。对于单个 SNP 的分析,rs2289292(SNP1,chr16:

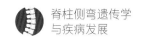
30005131,G/A,外显子 8)和 rs3809624(SNP2,chr16:30010303,A/G,5′-非翻译区)的等位
基因频率在病例组和对照组中有显著的不同($P$ 分别为 0.017 和 0.033)。单倍体分析显示
SNP1/SNP2 和 CS 病例之间存在显著关联($P=0.017$),在对照组中更频繁地观察到 G - A
单倍型(优势比为 0.71;95% 置信区间为 0.51～0.99)。

TBX6 基因被称为 T - box 6,是 T - box 家族的成员,编码一种在调控发育过程中起到
重要作用的转录因子[48]。根据最新的研究结果,TBX6 定位于染色体 16p11.2,长度为
6 091 bp,包含 9 个外显子。有研究发现,TBX6 与参与时钟-波峰模型相关基因之间有相互
关系或 TBX6 基因本身会导致体节的异常形成,最终导致 CS[17,49-52]。

一些报告显示,染色体 16p11.2 区域的拷贝数变异(CNV)可能与 CS 表型有关。
Shimojima 等人[53]报告了一名患有发育迟缓,腹股沟疝,T10、T12 和 L3 半椎体,右侧第 12
根肋骨缺失及左侧第 12 肋骨发育不全的 3 岁男孩。这名患者在染色体 16p11.2 区域存在一
个 593 kb 的中间缺失,通过染色体微阵列鉴定发现其母亲在同样位置也有相同的缺失。Al-
Kateb 等人[54]分析了 10 名染色体 16p11.2 区域存在拷贝数变异(CNV)患者(9 名缺失和 1
名重排)的影像学资料。其中有 8 人患有 CS,其他 2 人患有特发性脊柱侧弯(IS)。他们还回
顾了之前被报道存在染色体 16p11.2 区域重排和存在类似骨骼畸形的 5 名患者,发现其中 2
人患有 CS,而其余 3 人患有 IS。尽管之前很多研究报道了染色体 16p11.2 区域的拷贝数变
异(CNV)和 CS 之间存在关联,但是这之间的具体机制尚不明确。随后,Wu 等人[29]发现在
一个 CS 的复杂遗传模型中,TBX6 无效突变体和 TBX6 常见的亚效等位基因共同导致 CS
的发生。在一项对有 161 名患散发性无关联 CS 的中国汉族患者的 CNV 分析中发现,这些
患者中有 17 个杂合 TBX6 无效突变体。其中包括了 12 个屡发的染色体 16p11.2 区域的缺
失和 5 个单核苷酸突变(1 个无义突变和 4 个移码突变)。在对照组中并未发现有 TBX6 的
突变。通过对具有染色体 16p11.2 区域微缺失的正常个体和有染色体 16p11.2 区域微缺失
的家族内不同表型患者进行分析鉴定后发现,杂合的 TBX6 无效突变不足以引起 CS。值得
注意的是,他们继续鉴定出另一种常见(大约 44% 的亚洲血统和 33% 的欧洲血统)的单倍
体,其表现为 TBX6 无效突变的反亚效等位基因。这种罕见和常见的符合遗传模型(CIRC)
占散发性 CS 病例的 11%。这些发现在另一个患者队列和全球多中心病例系统中的染色体
16p11.2 区域微缺失中得到了验证,并在日本 CS 队列[55]和法国 SDV 队列[56]中被重复发现。

## 与 VM 相关的综合征和疾病

根据国际脊柱畸形和脊柱侧弯协会(ICVAS)的分类方案,有几种类型的 CS 可以归类
为综合征[57]。那些共同患有 VM 的综合征患者在相关的全身表型上各有不同。与上述研
究的病例不同,参与这些综合征病理过程的基因和信号通路是不同的。这些机制应该会更
广泛地参与患者多器官和多系统的发育。

### 脊柱肋骨发育不全

脊柱肋骨发育不全(SCD)是一组异质性的脊柱疾病,其特征是多个椎体的分节障碍,肋

骨的排列错乱,并且通常合并有肋骨的数量减少。对具有独特遗传缺陷的不同表型的分型见表 4-2。受限于当时的基因技术,之前的研究仅集中于几个候选基因上。由于这些限制,鉴定 SCD 相关候选基因的过程是非常漫长的。随着下一代测序(NGS)的发展和测序成本的降低,在单独一次测序中就可以获取更多的信息并且找到所有与椎体发育相关基因的突变。

迄今为止,已经有六个基因被证实与 SCD 的发病机制有关(表 4-2)[80]。SCD 已在第三章详细讨论,但是这里有必要对 *RIPPLY2* 的突变进行一些讨论。McInerney-Leo 等人[25]在一个家族中发现两名 VM 患者,他们从这两名患者中鉴定出了 *RIPPLY2* 基因的复合杂合突变(一种新型截短变体 c.A238T:p.Arg80* 和一个频率较低的 c.240-4 T>G),从整个外显子序列的角度将这两个表型分开。*RIPPLY2* 基因在 OMIM(在线人类孟德尔遗传)中被归类为导致Ⅵ型 SCD 的原因。然而,他们报告的患者表型是半椎体,这似乎不是 SCD 的典型表现。这些现象表明 *RIPPLY2* 可能在遗传病因学上与如 *TBX6* 等脊柱畸形相关的其他基因有一些重叠。

## Klippel-Feil 综合征

KFS 也称 Klippel-Feil 畸形,在公元 500 年前的埃及木乃伊中也发现了这种畸形,其最初是源自 Klippel 和 Feil 对一个患有多颈椎融合的法国裁缝的症状表述[81]。KFS 的标志是存在颈椎的异常融合。在不到 50% 的患者中可观察到颈部短缩、后发际线低和颈部活动受限等相关表征。其他合并的多系统畸形,包括神经管缺陷,耳鼻喉缺陷(ENT),胸廓异常,肺、心血管和其他骨骼畸形,泌尿生殖系统异常,肌病,神经病和认知障碍都可能是 KFS 的关联征[82,83]。虽然大多数病例显示是在特定家族中的散发病例,但是已经有报道常染色体显性和常染色体隐性遗传模式的 KFS。迄今为止,已鉴定出 4 个致病候选基因和两个疾病相关基因(表 4-2)。据报道,*GDF6* 和 *GDF3* 基因是导致常染色体显性遗传的 KFS。臂间倒位 inv.(q22.2q22.3)[8]在四代人都患有 KFS 的一个家族中被发现[63],这使得 BMP 家族成员之一的 *GDF6* 的突变在家族性和散发性 KFS 病例中被鉴定了出来。错义突变 c.746C>A(p.A249E)在三代具有常染色体显性遗传的 KFS 家族中被鉴定了出来。此外,在 121 例散发性 KFS 的病例中,有 2 例出现了 *GDF6* 的高度保守残基 c.866 T>C(p.L289P)的频发突变[28]。Ye 等人[30]描述了一个有眼部和骨骼表型临床疾病谱的北美家族。两名患者在 C5—C6 和 C3—C4 出现了颈椎融合。*GDF3* 中的杂合突变 p.R266C 从 4 名家族成员的骨骼表型中鉴定出来。利用 Morpholino knockdown 技术在斑马鱼中敲除 *dvr*1——*GDF*3/*GDF*1 的斑马鱼同源物,重现了在人类身上观察到的眼部和骨骼表型。

在同胞和近亲结婚的家庭中,KFS 的发病表明该疾病是常染色体隐性遗传的。在不同近亲结婚的家族中也发现了纯合的 *MEOX*1[31,64]和 *MYO18B*[84]的截断突变。在土耳其血缘的近亲结婚家庭中,患有 KFS 的家族成员中发现了 *MEOX*1 基因中的 c.670G>A(p. Q84*)突变。*MEOX*1 的突变也出现在另外两个近亲结婚的家族 KFS 患者中。MEOX1 在维持生骨节方向和颅颈关节的形成中起着重要的、非冗余的作用,并且 *Meox*1 无义突变会导致小鼠的中轴骨异常[85]。*Meox*1 维持下游基因(如 *Bapx*1、*Tbx*18 和 *Uncx*)的适当表达,这些基因调节体节的发育[85,86]。*MYO18B* 是另一个导致 KFS 发生的基因位点。从两名来自不同家庭但有着相似表型的 KFS 和肌病的患者身上发现,复合表型与 *MYO18B* 中的无义突变(c.6905C>A,p.S2302*)相关。MYO18B 作为肌球蛋白 2 的辅助蛋白发挥作用,并在小鼠体节和横纹肌中高度表达[87]。

**表 4 - 2 综合征型 CS 相关基因**

| 疾病名称 | MIM# | 表型 | 基因 | 参考文献 |
|---|---|---|---|---|
| 脊柱肋骨发育不全 | 277300 | 多发胸椎发育不全伴多根肋骨排列异常 | *DLL3* | [58] |
| | 605195 | 多发胸椎半椎体,腰椎不规则、成角畸形 | *MESP2* | [59] |
| | 609813 | 颈椎、胸椎和腰椎多发椎体畸形 | *LFNG* | [60] |
| | 613686 | 涉及所有脊柱区域的多个连续椎体分节障碍,但主要累及胸椎区域 | *HES7* | [61] |
| | 122600 | 半椎体和阻滞椎。肋骨基本不受影响 | *TBX6* | [62] |
| | 616566 | 颈椎后方结构缺陷,颈椎、胸椎畸形 | *RIPPLY2* | [25] |
| Klippel-Feil 综合征 | 118100 | 颈椎形成或分节障碍,表现为椎体融合。临床三联征:短颈,发际线低、颈部活动受限 | *GDF6* | [63] |
| | 613702 | | *GDF3* | [30] |
| | 214300 | | *MEOX1* | [31,64] |
| | 616549 | | *MYO18B* | [65] |
| | — | | *PAX1* | [66] |
| | — | | *RIPPLY2* | [67] |
| | — | | *POLRID* | [32] |
| Alagille 综合征 | 118450 | 异常椎体(蝴蝶椎)和腰椎椎弓根间距减小;新生儿黄疸;后胚胎环和视网膜色素改变;肺动脉瓣狭窄及外周动脉狭窄;腱反射缺失和学习能力差;前额宽、下颌尖;球状鼻尖和手指不同程度的短缩 | *JAG1* *NOTCH2* | [68,69] |
| VACTERL | 314390 | 脊柱畸形、肛门闭锁、心脏畸形、气管食管瘘、肾脏畸形、四肢畸形 | *ZIC3* | [70 - 72] |
| | | | *TRAP1* | [73] |
| | | | *PCSK5* | [74] |
| | | | *FOXF1* | [75] |
| Ⅰ型先天性 NAD 缺乏症 | 617660 | 椎体分节障碍,先天性心脏缺陷、肾脏缺陷、轻度远端肢体缺陷。其他表现多变 | *HAAO* | [76] |
| Ⅱ型先天性 NAD 缺乏症 | 617661 | 椎体分节障碍,先天性心脏缺陷、肾脏缺陷、轻度远端肢体缺陷。其他表现多变 | *KYNU* | [76] |
| 面-耳-脊椎畸形谱 | 164210 | 单侧外耳畸形和同侧面部眼球上皮囊瘤、脊柱畸形 | *SALL1* | [77] |
| | | | *BAPX1* | [78] |
| | | | *MYT1* | [79] |

有证据表明 *PAX1* 基因的突变也促使 KFS 的发生[66]。*Pax1* 在最终形成肋骨和椎体的生骨节中表达[88,89]。波形(undulated)小鼠的腰骶部水平不会发生内侧生骨节的浓聚,从而阻碍椎间盘和椎体的形成[90]。在被诊断为 KFS 的 63 名患者中,有 3 名发现存在 *PAX1* 的突变。其中一名患者和患者的无症状母亲在配对盒区域上游 38 bp 处携带(c.224C>G,p. P61A)错义突变,这与 PAX1 蛋白的 DNA 结合有关。假设这个病例的遗传模式为常染色体显性遗传,如果这个突变能够促进疾病发生,那么疾病的外显率会降低(表 4 - 2)。

Karaca 等人[67] 在不同血统的 KFS 患者中发现了纯合 *RIPPLY2* 的移码突变(c. 299delT, p. L100fs)。由于 *Ripply2* 是 *Tbx6* 和 *Mesp2* 的直接转录靶点,他们提出 *RIPPLY2* 是常染色体隐性遗传 KFS 的新发现的基因(表 4 - 2)。

有研究者对一位父亲及其女儿进行了全外显子组序列分析发现了 *POLR1D* 突变(c. T332C, p. L111P)[32],他们同时患有包括颈椎分节障碍、腭裂、先天性翼状肩胛畸形(Sprengel 畸形)和感觉神经性听力丧失(提示为 Treacher Collins 综合征)的 KFS 表型特征。在先前已有研究报道中,*POLR1D* 的单倍体不足与促进神经嵴来源的颅面部结构发育相关的核糖体水平变化有关。这一发现将 VMs 的基因型谱扩展至 FGF、Notch 和 WNT 信号通路之外的基因突变(表 4 - 2)。

## 包含 CS 表型的综合征

### Alagille 综合征

Alagille 综合征(ALGS)是一种复杂的多系统疾病,临床表现符合 7 个主要临床标准:肝活检发现胆汁淤积伴胆管缺乏、先天性心脏缺陷(特别是肺动脉受累)、角膜后胚胎环、特征性面部表现(前额宽、眼球凹陷、下巴尖)、脊柱畸形、肾脏异常和脉管系统的异常(通常位于头部和颈部)中的 3 个即可确诊[91]。33%~93% 的患者会出现最常见的影像学表现——胸椎蝴蝶椎,其继发于椎体裂隙异常。

ALGS 以常染色体显性遗传方式遗传,有 50%~70% 的患者是家族中首发病例。种系嵌合率也相对较高(约为 8%)[92,93]。目前,两个基因与 ALGS 相关:位于染色体 20p12.2 的 *JAG1* 和位于染色体 1p12 的 *NOTCH2*[68]。大多数病例(约有 95%)是由 *JAG1* 基因(编码 Jagged-1)的单倍体不足引起的,或者是由错义突变(大多数)或基因缺失导致的。至今已在 ALGS 患者中鉴定出超过 400 个不同的 *JAG1* 基因突变(点突变、微缺失和插入),表明其存在多样性突变及缺少频发突变[94]。有小部分(<5%)的 ALGS 是由 *NOTCH2* 的突变引起的[69,91],这更常见于伴有肾病的不完全外显的 ALGS[95]。

*JAG1* 是一种细胞表面蛋白,可作为 4 种 Notch 跨膜受体之一的配体,这些受体是 Notch 信号通路中的关键信号分子,Notch 信号通路是一种在发育中至关重要的进化保守通路。*NOTCH2* 编码一种 Notch 家族成员跨膜受体。Notch 受体(人类中的 *NOTCH1*、*NOTCH2*、*NOTCH3* 和 *NOTCH4*)具有共同的结构特征,包括由多个表皮生长因子样重复

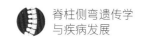
序列组成的细胞外结构域和由多种不同结构域类型组成的细胞内结构域。Notch 家族成员通过控制细胞命运在各种发育过程中发挥作用。

ALGS 的临床表现与特定的 *JAG1* 和 *NOTCH2* 致病突变类型或基因突变位点之间不存在基因型-表型相关性。最近一项使用全基因组关联分析(GWAS)的研究确定了 ALGS 的一个基因位点(rs7382539),该基因位点在血小板反应蛋白 2(*THBS2*)基因上游表明了其基因组水平的意义[96]。*THBS2* 编码一种黏附性糖蛋白,它介导与细胞增殖、凋亡和血管生成相关的细胞-细胞和细胞-基质的相互作用,并影响 Notch 信号通路。*THBS2* 的表达可能进一步扰乱携带 *JAG1* 突变的患者体内的 *JAG1-NOTCH2* 信号通路并导致更严重的肝脏畸形表型,因此 *THBS2* 被认为可能是 ALGS 中代表肝病严重程度的候选遗传修饰物(表4-2)。

### VACTERL 联合征

VACTERL 联合征是一个涉及多系统先天性畸形的疾病,其诊断通常需要同时满足以下临床特征中的至少 3 个:椎体缺陷(V)、肛门闭锁(A)、心脏畸形(C)、气管食管瘘(TE)、肾发育不良(R)和肢体异常(L)。VACTERL/VATER 关联征的患病率介于 1/7 000 和 1/40 000 之间[97]。尽管 6 种临床特征的发生频率各不相同,但是脊柱畸形是 VACTERL 关联征患者中最常见的临床特征。据报道,60%~95% 的 VACTERL 关联征患者会出现脊柱畸形[98]。

VACTERL 关联征是一种罕见且复杂的疾病,其病因和临床表现具有高度的异质性。尽管诊断 VACTERL 关联征的临床标准似乎很简单,但遗传学发现与临床表现之间的关联对临床医生和遗传学家来说是一个挑战。有证据表明导致 VACTERL 联合征的遗传因素包括单基因突变、CNVs、结构突变和线粒体功能障碍[99]。据报道,在这些遗传因素中,几个候选基因突变和 CNV 与不同的椎体表型有关。例如,有研究发现,包括点突变、缺失和聚丙氨酸扩增在内的不同 *ZIC3* 突变会造成 VACTERL 和 VACTERL 样联合征[70,71]。在存在半椎体或蝴蝶椎畸形的 VACTERL 关联征患者中发现 *TRAP1*[73]、*PCSK5*[74] 和 *FOXF1*[75] 的突变,而在存在阻滞椎畸形的患者中发现了 *DLL3* 突变[40]。在 VACTERL 患者中也发现了染色体 13q 缺失[100] 和 19p13.3 微缺失[101],但并非所有患者都发生 VMs。这就意味着其他修饰因素可能参与 VACTERL 关联征患者发生 VMs 的过程,具体需要进一步研究阐明。有关 VACTER 关联征患者出现 VMs 的详细描述可以在 Chen 等人[99] 的系统性的综述中找到。

### 先天性 NAD 缺乏症

最近有研究报道称,在一组有与 VACTERL 类似的先天性多系统畸形患者体内发现,烟酰胺腺嘌呤二核苷酸(NAD)的含量缺乏。在此之前,已有研究找到了造成如心脏缺陷和脊柱畸形等孤立器官缺陷的原因。但是,当这些缺陷同时发生时,孤立的心脏或脊柱缺陷的遗传学病因似乎几乎不存在关联性。在一项研究中,Shi 等人[76] 招募了来自四个家庭的先天性脊柱和心脏畸形患者。通过外显子组/基因组测序,在这些患者中发现了双等位基因致病性 HAAO 和 KYNU 突变。体外试验证明 HAAO 或 KYNU 的活性丧失会导致血浆中这些酶上游代谢物增加和包括 NAD 在内的下游代谢物减少。所有纯合无义突变小鼠——$Haao^{[-/-]}$ 和 $Kynu^{[-/-]}$ 小鼠胚胎中均存在包括椎体分节障碍、心脏缺陷、小肾、腭裂、足趾、并指和尾部发育不全的多系统畸形,再现了人类的该疾病表型。重要的是,这些缺陷小鼠可以通过补充烟酸(维生素 $B_3$)来挽救,这表明胚胎中 NAD 的缺失会导致胚胎缺陷和死亡。救援实验还表明,补充维生素 $B_3$ 可能可以预防人类流产和胚胎畸形。

### 面-耳-脊椎畸形谱

面-耳-脊椎畸形谱(FAVS),也称为 Goldenhar 综合征和半面短小综合征,是与第一鳃弓和第二鳃弓发育异常相关的罕见先天性缺陷。典型症状通常出现在患侧,主要包括外耳、中耳、鼻子、下颌骨、咀嚼肌、面部肌肉和其他面部组织的不完全发育[102]。其他临床特征也包括严重的脊柱侧弯、颈椎融合和多发性腰椎的隐匿性脊柱裂等脊柱畸形(VMs)[103]。一些病例还表现出一些非典型表现,包括肛门闭锁和肋骨融合[104]。

虽然可能存在导致某些家庭遗传模式的遗传学因素,但 FAVS 被认为具有多因素致病性,而这在很大程度上仍是未知的。在 FAVS 患者中发现存在 SALL1 基因突变(c.826C>T,p.R276*)[77],并且已在两个临床上与该疾病表现不同的姐妹中发现了 c.1256 T>A(p.L419*)突变[105]。在患者中发现到的 BAPX1 等位基因表达失衡,同时表观遗传失调可能导致 FAVS[78]。在女性病例中通过全外显子组测序发现 MYT1 的新发的无义突变(c.25C>T,p.9>*),因此,MYT1 被假设为 FAVS 的候选基因[79](见表 4-2)。

在一个常染色体显性多代谱系中,有 5 个患者患有 FAVS,在这 5 个患者中都发现了 1.3Mb 的染色体 14q22.3 重复。利用人类颅面疾病特征、小鼠基因表达数据和剂量敏感性预测表明 OTX2 是一个潜在的致病基因[106]。这个家族的先证者患有髓母细胞瘤,这与先前"OTX2 过表达与髓母细胞瘤发生相关"的研究结论一致。在 51 名具有 FAVS 临床特征的患者中,有 10 名患者被发现患有涉及染色体 22q11.21 基因组区域的 CNV[107]。所有这 10 名患者均存在该区域的微重复,其中 4 名患者的染色体 22q11.21 基因组区域有两个或更多不重叠的微重复。尽管在没有临床表现的个体中也发生了染色体 22q11.21 基因组区域的微重复,但染色体 22q11.21 基因组区域可能有助于调节鳃弓衍生结构。

### 展望

目前,CS 的分类主要基于其临床表现。关键信号通路中的基因突变可导致具有相似表型的不同 CS 综合征,而同一综合征可根据基因型分为多个亚型,从而为表型和遗传异质性提供证据。Panel/target 测序、全外显子组测序(WES)和全基因组测序(WGS)现已应用于分子诊断[108,109]。预计这些方法将越来越多地应用于 CS 患者的基因诊断和分子分类,为新基因的发现和临床实践开辟新时代。由于基因组突变在不同种族中具有特征性,因此,非常

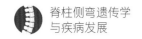

需要具有多种族研究的更大规模的多中心队列研究来确定不同种族群体中 CS 相关基因的普遍或可能表达差异。GWAS 与 NGS 的结合使用[110]可能可以有助于定位其他候选基因位点。由于导致 CS 和 VM 的病因是多种多样的,因此,需要同时使用不同的研究策略来确定遗传学病因。功能研究和动物模型对于确定已鉴定突变的致病性是必要的。

# 参 考 文 献

[1] Wynne-Davies R.Congenital vertebral anomalies:aetiology and relationship to spina bifida cystica.J Med Genet.1975; 12(3):280 - 288.

[2] Brand MC.Examination of the newborn with congenital scoliosis:focus on the physical.Adv Neonatal Care.2008;8(5): 265 - 73;quiz 74 - 75.

[3] Beals RK,Robbins JR,Rolfe B.Anomalies associated with vertebral malformations.Spine (Phila Pa 1976).1993;18 (10):1329 - 1332.

[4] Basu PS,Elsebaie H,Noordeen MH.Congenital spinal deformity:a comprehensive assessment at presentation.Spine (Phila Pa 1976).2002;27(20):2255 - 2259.

[5] Shen J,Wang Z,Liu J,Xue X,Qiu G.Abnormalities associated with congenital scoliosis:a retrospective study of 226 Chinese surgical cases.Spine (Phila Pa 1976).2013;38(10):814 - 818.

[6] Hensinger RN.Congenital scoliosis:etiology and associations.Spine (Phila Pa 1976).2009;34(17):1745 - 1750.

[7] Marks DS,Qaimkhani SA.The natural history of congenital scoliosis and kyphosis.Spine (Phila Pa 1976).2009;34 (17):1751 - 1755.

[8] Cahill PJ,Samdani AF.Early-onset scoliosis.Orthopedics.2012;35(12):1001 - 1003.

[9] Kamerlink JR,Quirno M,Auerbach JD,Milby AH,Windsor L,Dean L,et al.Hospital cost analysis of adolescent idiopathic scoliosis correction surgery in 125 consecutive cases.J Bone Joint Surg Am.2010;92(5):1097 - 1104.

[10] Giampietro PF,Raggio CL,Blank RD,McCarty C,Broeckel U,Pickart MA.Clinical,genetic and environmental factors associated with congenital vertebral malformations.Mol Syndromol.2013;4(1 - 2):94 - 105.

[11] Sparrow DB,Chapman G,Smith AJ,Mattar MZ,Major JA,O'Reilly VC,et al.A mechanism for gene-environment interaction in the etiology of congenital scoliosis.Cell.2012;149(2):295 - 306.

[12] Baker RE,Schnell S,Maini PK.A clock and wavefront mechanism for somite formation.Dev Biol.2006;293(1):116 - 126.

[13] Dequeant ML,Pourquie O.Segmental patterning of the vertebrate embryonic axis.Nat Rev Genet.2008;9(5):370 - 382.

[14] Palmeirim I,Henrique D,Ish-Horowicz D,Pourquie O.Avian hairy gene expression identifies a molecular clock linked to vertebrate segmentation and somitogenesis.Cell.1997;91(5):639 - 648.

[15] Dequeant ML,Glynn E,Gaudenz K,Wahl M,Chen J,Mushegian A,et al.A complex oscillating network of signaling genes underlies the mouse segmentation clock.Science.2006;314(5805):1595 - 1598.

[16] Dubrulle J,McGrew MJ,Pourquie O.FGF signaling controls somite boundary position and regulates segmentation clock control of spatiotemporal Hox gene activation.Cell.2001;106(2):219 - 232.

[17] Hubaud A,Pourquie O.Signalling dynamics in vertebrate segmentation.Nat Rev Mol Cell Biol.2014;15(11):709 - 721.

[18] Takahashi Y,Koizumi K,Takagi A,Kitajima S,Inoue T,Koseki H,et al.Mesp2 initiates somite segmentation through the Notch signalling pathway.Nat Genet.2000;25(4):390 - 396.

[19] Zhao W,Ajima R,Ninomiya Y,Saga Y.Segmental border is defined by Ripply2-mediated Tbx6 repression independent of Mesp2.Dev Biol.2015;400(1):105 - 117.

[20] Kitajima S,Takagi A,Inoue T,Saga Y.MesP1 and MesP2 are essential for the development of cardiac mesoderm. Development.2000;127(15):3215 - 3226.

[21] Chen W,Liu J,Yuan D,Zuo Y,Liu Z,Liu S,et al.Progress and perspective of TBX6 gene in congenital vertebral malformations.Oncotarget.2016;7(35):57430 - 57441.

[22] Vermot J,Gallego Llamas J,Fraulob V,Niederreither K,Chambon P,Dolle P.Retinoic acid controls the bilateral symmetry of somite formation in the mouse embryo.Science.2005;308(5721):563 - 566.

[23] Vermot J,Pourquie O.Retinoic acid coordinates somitogenesis and left-right patterning in vertebrate embryos.Nature.

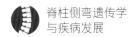
2005;435(7039):215 - 220.

[24] Kawakami Y,Raya A,Raya RM,Rodriguez-Esteban C,Izpisua Belmonte JC.Retinoic acid signalling links left-right asymmetric patterning and bilaterally symmetric somitogenesis in the zebrafish embryo.Nature.2005;435(7039): 165 - 171.

[25] McInerney-Leo AM,Sparrow DB,Harris JE,Gardiner BB,Marshall MS,O'Reilly VC,et al.Compound heterozygous mutations in RIPPLY2 associated with vertebral segmentation defects.Hum Mol Genet.2015;24(5):1234 - 1242.

[26] Dias AS,de Almeida I,Belmonte JM,Glazier JA,Stern CD.Somites without a clock.Science.2014;343(6172):791 - 795.

[27] Giampietro PF,Raggio CL,Reynolds CE,Shukla SK,McPherson E,Ghebranious N,et al.An analysis of PAX1 in the development of vertebral malformations.Clin Genet.2005;68(5):448 - 453.

[28] Tassabehji M,Fang ZM,Hilton EN,McGaughran J,Zhao Z,de Bock CE,et al.Mutations in GDF6 are associated with vertebral segmentation defects in Klippel-Feil syndrome.Hum Mutat.2008;29(8):1017 - 1027.

[29] Wu N,Ming X,Xiao J,Wu Z,Chen X,Shinawi M,et al.TBX6 null variants and a common hypomorphic allele in congenital scoliosis.N Engl J Med.2015;372(4):341 - 350.

[30] Ye M,Berry-Wynne KM,Asai-Coakwell M,Sundaresan P,Footz T,French CR,et al.Mutation of the bone morphogenetic protein GDF3 causes ocular and skeletal anomalies.Hum Mol Genet.2010;19(2):287 - 298.

[31] Bayrakli F,Guclu B,Yakicier C,Balaban H,Kartal U,Erguner B,et al.Mutation in MEOX1 gene causes a recessive Klippel-Feil syndrome subtype.BMC Genet.2013;14:95.

[32] Giampietro PF,Armstrong L,Stoddard A,Blank RD,Livingston J,Raggio CL,et al.Whole exome sequencing identifies a POLR1D mutation segregating in a father and two daughters with findings of Klippel-Feil and Treacher Collins syndromes.Am J Med Genet A.2015;167A(1):95 - 102.

[33] Fukushima Y,Ohashi H,Wakui K,Nishimoto H,Sato M,Aihara T.De novo apparently balanced reciprocal translocation between 5q11.2 and 17q23 associated with Klippel-Feil anomaly and type A1 brachydactyly.Am J Med Genet.1995;57(3):447 - 449.

[34] Papagrigorakis MJ,Synodinos PN,Daliouris CP,Metaxotou C.De novo inv(2)(p12q34) associated with Klippel-Feil anomaly and hypodontia.Eur J Pediatr.2003;162(9):594 - 597.

[35] Goto M,Nishimura G,Nagai T,Yamazawa K,Ogata T.Familial Klippel-Feil anomaly and t(5;8)(q35.1;p21.1) translocation.Am J Med Genet A.2006;140(9):1013 - 1015.

[36] Giampietro PF,Blank RD,Raggio CL,Merchant S,Jacobsen FS,Faciszewski T,et al.Congenital and idiopathic scoliosis:clinical and genetic aspects.Clin Med Res.2003;1(2):125 - 136.

[37] Giampietro PF,Raggio CL,Blank RD.Synteny-defined candidate genes for congenital and idiopathic scoliosis.Am J Med Genet.1999;83(3):164 - 177.

[38] Ghebranious N,Blank RD,Raggio CL,Staubli J,McPherson E,Ivacic L,et al.A missense T(Brachyury) mutation contributes to vertebral malformations.J Bone Miner Res.2008;23(10):1576 - 1583.

[39] Ghebranious N,Raggio CL,Blank RD,McPherson E,Burmester JK,Ivacic L,et al.Lack of evidence of WNT3A as a candidate gene for congenital vertebral malformations.Scoliosis.2007;2:13.

[40] Giampietro PF,Raggio CL,Reynolds C,Ghebranious N,Burmester JK,Glurich I,et al.DLL3 as a candidate gene for vertebral malformations.Am J Med Genet A.2006;140(22):2447 - 2453.

[41] Ghebranious N,Burmester JK,Glurich I,McPherson E,Ivacic L,Kislow J,et al.Evaluation of SLC35A3 as a candidate gene for human vertebral malformations.Am J Med Genet A.2006;140(12):1346 - 1348.

[42] Wu N,Yuan S,Liu J,Chen J,Fei Q,Liu S,et al.Association of LMX1A genetic polymorphisms with susceptibility to congenital scoliosis in Chinese Han population.Spine (Phila Pa 1976).2014;39(21):1785 - 1791.

[43] Windpassinger C,Piard J,Bonnard C,Alfadhel M,Lim S,Bisteau X,et al.CDK10 Mutations in Humans and Mice Cause Severe Growth Retardation,Spine Malformations,and Developmental Delays.Am J Hum Genet.2017;101(3): 391 - 403.

[44] Thomsen B,Horn P,Panitz F,Bendixen E,Petersen AH,Holm LE,et al.A missense mutation in the bovine SLC35A3 gene,encoding a UDP-N-acetylglucosamine transporter,causes complex vertebral malformation.Genome

Res.2006;16(1);97 - 105.

［45］ Duncan RB,Jr.,Carrig CB,Agerholm JS,Bendixen C.Complex vertebral malformation in a holstein calf;report of a case in the USA.J Vet Diagn Invest.2001;13(4);333 - 336.

［46］ Edmondson AC,Bedoukian EC,Deardorff MA,McDonald-McGinn DM,Li X,He M,et al.A human case of SLC35A3-related skeletal dysplasia.Am J Med Genet A.2017;173(10);2758 - 2762.

［47］ Fei Q,Wu Z,Wang H,Zhou X,Wang N,Ding Y,et al.The association analysis of TBX6 polymorphism with susceptibility to congenital scoliosis in a Chinese Han population.Spine (Phila Pa 1976).2010;35(9);983 - 988.

［48］ Papapetrou C,Putt W,Fox M,Edwards YH.The human TBX6 gene;cloning and assignment to chromosome 16p11. 2.Genomics.1999;55(2);238 - 241.

［49］ Aulehla A,Wehrle C,Brand-Saberi B,Kemler R,Gossler A,Kanzler B,et al.Wnt3a plays a major role in the segmentation clock controlling somitogenesis.Dev Cell.2003;4(3);395 - 406.

［50］ White PH,Chapman DL.Dll1 is a downstream target of Tbx6 in the paraxial mesoderm.Genesis.2005;42(3);193 - 202.

［51］ Chapman DL,Papaioannou VE.Three neural tubes in mouse embryos with mutations in the T-box gene Tbx6. Nature.1998;391(6668);695 - 697.

［52］ Hirata H,Bessho Y,Kokubu H,Masamizu Y,Yamada S,Lewis J,et al.Instability of Hes7 protein is crucial for the somite segmentation clock.Nat Genet.2004;36(7);750 - 754.

［53］ Shimojima K,Inoue T,Fujii Y,Ohno K,Yamamoto T.A familial 593-kb microdeletion of 16p11.2 associated with mental retardation and hemivertebrae.Eur J Med Genet.2009;52(6);433 - 435.

［54］ Al-Kateb H,Khanna G,Filges I,Hauser N,Grange DK,Shen J,et al.Scoliosis and vertebral anomalies;additional abnormal phenotypes associated with chromosome 16p11.2 rearrangement.Am J Med Genet A.2014;164A(5);1118 - 1126.

［55］ Takeda K,Kou I,Kawakami N,Iida A,Nakajima M,Ogura Y,et al.Compound Heterozygosity for Null Mutations and a Common Hypomorphic Risk Haplotype in TBX6 Causes Congenital Scoliosis.Hum Mutat.2017;38(3);317 - 323.

［56］ Lefebvre M,Duffourd Y,Jouan T,Poe C,Jean-Marcais N,Verloes A,et al.Autosomal recessive variations of TBX6, from congenital scoliosis to spondylocostal dysostosis.Clin Genet.2017;91(6);908 - 912.

［57］ Offiah A,Alman B,Cornier AS,Giampietro PF,Tassy O,Wade A,et al.Pilot assessment of a radiologic classification system for segmentation defects of the vertebrae.Am J Med Genet A.2010;152A(6);1357 - 1371.

［58］ Bulman MP,Kusumi K,Frayling TM,McKeown C,Garrett C,Lander ES,et al.Mutations in the human delta homologue,DLL3,cause axial skeletal defects in spondylocostal dysostosis.Nat Genet.2000;24(4);438 - 441.

［59］ Whittock NV,Sparrow DB,Wouters MA,Sillence D,Ellard S,Dunwoodie SL,et al.Mutated MESP2 causes spondylocostal dysostosis in humans.Am J Hum Genet.2004;74(6);1249 - 1254.

［60］ Sparrow DB,Chapman G,Wouters MA,Whittock NV,Ellard S,Fatkin D,et al.Mutation of the LUNATIC FRINGE gene in humans causes spondylocostal dysostosis with a severe vertebral phenotype.Am J Hum Genet.2006;78(1); 28 - 37.

［61］ Sparrow DB,Guillen-Navarro E,Fatkin D,Dunwoodie SL.Mutation of Hairy-and-Enhancer-of-Split-7 in humans causes spondylocostal dysostosis.Hum Mol Genet.2008;17(23);3761 - 3766.

［62］ Sparrow DB,McInerney-Leo A,Gucev ZS,Gardiner B,Marshall M,Leo PJ,et al.Autosomal dominant spondylocostal dysostosis is caused by mutation in TBX6.Hum Mol Genet.2013;22(8);1625 - 1631.

［63］ Clarke RA,Singh S,McKenzie H,Kearsley JH,Yip MY.Familial Klippel-Feil syndrome and paracentric inversion inv (8)(q22.2q23.3).Am J Hum Genet.1995;57(6);1364 - 1370.

［64］ Mohamed JY,Faqeih E,Alsiddiky A,Alshammari MJ,Ibrahim NA,Alkuraya FS.Mutations in MEOX1,encoding mesenchyme homeobox 1,cause Klippel-Feil anomaly.Am J Hum Genet.2013;92(1);157 - 161.

［65］ Malfatti E,Bohm J,Lacene E,Beuvin M,Romero NB,Laporte J.A Premature Stop Codon in MYO18B is Associated with Severe Nemaline Myopathy with Cardiomyopathy.J Neuromuscul Dis.2015;2(3);219 - 227.

［66］ McGaughran JM,Oates A,Donnai D,Read AP,Tassabehji M.Mutations in PAX1 may be associated with Klippel-Feil

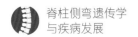
syndrome.Eur J Hum Genet.2003;11(6):468 – 474.

[67] Karaca E,Yuregir OO,Bozdogan ST,Aslan H,Pehlivan D,Jhangiani SN,et al.Rare variants in the notch signaling pathway describe a novel type of autosomal recessive Klippel-Feil syndrome.Am J Med Genet A.2015;167A(11): 2795 – 2799.

[68] Vozzi D,Licastro D,Martelossi S,Athanasakis E,Gasparini P,Fabretto A.Alagille syndrome:a new missense mutation detected by whole-exome sequencing in a case previously found to be negative by DHPLC and MLPA.Mol Syndromol.2013;4(4):207 – 210.

[69] McDaniell R,Warthen DM,Sanchez-Lara PA,Pai A,Krantz ID,Piccoli DA,et al.NOTCH2 mutations cause Alagille syndrome,a heterogeneous disorder of the notch signaling pathway.Am J Hum Genet.2006;79(1):169 – 173.

[70] Wessels MW,Kuchinka B,Heydanus R,Smit BJ,Dooijes D,de Krijger RR,et al.Polyalanine expansion in the ZIC3 gene leading to X-linked heterotaxy with VACTERL association:a new polyalanine disorder? J Med Genet.2010;47 (5):351 – 355.

[71] Hilger AC,Halbritter J,Pennimpede T,van der Ven A,Sarma G,Braun DA,et al.Targeted resequencing of 29 candidate genes and mouse expression studies implicate ZIC3 and FOXF1 in human VATER/VACTERL Association.Hum Mutat.2015;36(12):1150 – 1154.

[72] Chung B,Shaffer LG,Keating S,Johnson J,Casey B,Chitayat D.From VACTERL-H to heterotaxy:variable expressivity of ZIC3-related disorders.Am J Med Genet A.2011;155A(5):1123 – 1128.

[73] Saisawat P,Kohl S,Hilger AC,Hwang DY,Yung Gee H,Dworschak GC,et al.Whole-exome resequencing reveals recessive mutations in TRAP1 in individuals with CAKUT and VACTERL association.Kidney Int.2014;85(6): 1310 – 1317.

[74] Nakamura Y,Kikugawa S,Seki S,Takahata M,Iwasaki N,Terai H,et al.PCSK5 mutation in a patient with the VACTERL association.BMC Res Notes.2015;8:228.

[75] Stankiewicz P,Sen P,Bhatt SS,Storer M,Xia Z,Bejjani BA,et al.Genomic and genic deletions of the FOX gene cluster on 16q24.1 and inactivating mutations of FOXF1 cause alveolar capillary dysplasia and other malformations. Am J Hum Genet.2009;84(6):780 – 791.

[76] Shi H,Enriquez A,Rapadas M,Martin E,Wang R,Moreau J,et al.NAD deficiency,congenital malformations,and niacin supplementation.N Engl J Med.2017;377(6):544 – 552.

[77] Keegan CE,Mulliken JB,Wu BL,Korf BR.Townes-Brocks syndrome versus expanded spectrum hemifacial microsomia:review of eight patients and further evidence of a "hot spot" for mutation in the SALL1 gene.Genet Med. 2001;3(4):310 – 313.

[78] Fischer S,Ludecke HJ,Wieczorek D,Bohringer S,Gillessen-Kaesbach G,Horsthemke B.Histone acetylation dependent allelic expression imbalance of BAPX1 in patients with the oculo-auriculo-vertebral spectrum.Hum Mol Genet.2006;15(4):581 – 587.

[79] Lopez E,Berenguer M,Tingaud-Sequeira A,Marlin S,Toutain A,Denoyelle F,et al.Mutations in MYT1,encoding the myelin transcription factor 1,are a rare cause of OAVS.J Med Genet.2016;53(11):752 – 760.

[80] Gucev ZS,Tasic V,Pop-Jordanova N,Sparrow DB,Dunwoodie SL,Ellard S,et al.Autosomal dominant spondylocostal dysostosis in three generations of a Macedonian family:Negative mutation analysis of DLL3,MESP2,HES7,and LFNG.Am J Med Genet A.2010;152A(6):1378 – 1382.

[81] Saker E,Loukas M,Oskouian RJ,Tubbs RS.The intriguing history of vertebral fusion anomalies:the Klippel-Feil syndrome.Childs Nerv Syst.2016;32(9):1599 – 1602.

[82] Tracy MR,Dormans JP,Kusumi K.Klippel-Feil syndrome:clinical features and current understanding of etiology.Clin Orthop Relat Res.2004(424):183 – 190.

[83] Samartzis DD,Herman J,Lubicky JP,Shen FH.Classification of congenitally fused cervical patterns in Klippel-Feil patients:epidemiology and role in the development of cervical spine-related symptoms.Spine (Phila Pa 1976).2006;31 (21):E798 – 804.

[84] Alazami AM,Kentab AY,Faqeih E,Mohamed JY,Alkhalidi H,Hijazi H,et al.A novel syndrome of Klippel-Feil anomaly,myopathy,and characteristic facies is linked to a null mutation in MYO18B.J Med Genet.2015;52(6):400 –

404.

［85］ Skuntz S, Mankoo B, Nguyen MT, Hustert E, Nakayama A, Tournier-Lasserve E, et al. Lack of the mesodermal homeodomain protein MEOX1 disrupts sclerotome polarity and leads to a remodeling of the cranio-cervical joints of the axial skeleton. Dev Biol. 2009;332(2):383 - 395.

［86］ Rodrigo I, Bovolenta P, Mankoo BS, Imai K. Meox homeodomain proteins are required for Bapx1 expression in the sclerotome and activate its transcription by direct binding to its promoter. Mol Cell Biol. 2004;24(7):2757 - 2766.

［87］ Ajima R, Akazawa H, Kodama M, Takeshita F, Otsuka A, Kohno T, et al. Deficiency of Myo18B in mice results in embryonic lethality with cardiac myofibrillar aberrations. Genes Cells. 2008;13(10):987 - 999.

［88］ Dietrich S, Schubert FR, Gruss P. Altered Pax gene expression in murine notochord mutants: the notochord is required to initiate and maintain ventral identity in the somite. Mech Dev. 1993;44(2 - 3):189 - 207.

［89］ Dietrich S, Schubert FR, Lumsden A. Control of dorsoventral pattern in the chick paraxial mesoderm. Development. 1997;124(19):3895 - 3908.

［90］ Dietrich S, Gruss P. undulated phenotypes suggest a role of Pax-1 for the development of vertebral and extravertebral structures. Dev Biol. 1995;167(2):529 - 548.

［91］ Turnpenny PD, Ellard S. Alagille syndrome: pathogenesis, diagnosis and management. Eur J Hum Genet. 2012;20(3): 251 - 257.

［92］ Laufer-Cahana A, Krantz ID, Bason LD, Lu FM, Piccoli DA, Spinner NB. Alagille syndrome inherited from a phenotypically normal mother with a mosaic 20p microdeletion. Am J Med Genet. 2002;112(2):190 - 193.

［93］ Giannakudis J, Ropke A, Kujat A, Krajewska-Walasek M, Hughes H, Fryns JP, et al. Parental mosaicism of JAG1 mutations in families with Alagille syndrome. Eur J Hum Genet. 2001;9(3):209 - 216.

［94］ Munoz-Aguilar G, Domingo-Triado I, Maravall-Llagaria M, Alcon-Saez JJ, Rodriguez-Lopez R. Previously undescribed family mutation in the JAG1 gene as a cause for Alagille syndrome. J Pediatr Gastroenterol Nutr. 2017;64(5):e135 - e136.

［95］ Saleh M, Kamath BM, Chitayat D. Alagille syndrome: clinical perspectives. Appl Clin Genet. 2016;9:75 - 82.

［96］ Tsai EA, Gilbert MA, Grochowski CM, Underkoffler LA, Meng H, Zhang X, et al. THBS2 is a candidate modifier of liver disease severity in Alagille syndrome. Cell Mol Gastroenterol Hepatol. 2016;2(5):663 - 675 e2.

［97］ Khoury MJ, Cordero JF, Greenberg F, James LM, Erickson JD. A population study of the VACTERL association: evidence for its etiologic heterogeneity. Pediatrics. 1983;71(5):815 - 820.

［98］ Solomon BD, Pineda-Alvarez DE, Raam MS, Bous SM, Keaton AA, Velez JI, et al. Analysis of component findings in 79 patients diagnosed with VACTERL association. Am J Med Genet A. 2010;152A(9):2236 - 2244.

［99］ Chen Y, Liu Z, Chen J, Zuo Y, Liu S, Chen W, et al. The genetic landscape and clinical implications of vertebral anomalies in VACTERL association. J Med Genet. 2016;53(7):431 - 437.

［100］ Dworschak GC, Draaken M, Marcelis C, de Blaauw I, Pfundt R, van Rooij IA, et al. De novo 13q deletions in two patients with mild anorectal malformations as part of VATER/VACTERL and VATER/VACTERL-like association and analysis of EFNB2 in patients with anorectal malformations. Am J Med Genet A. 2013;161A(12):3035 - 3041.

［101］ Peddibhotla S, Khalifa M, Probst FJ, Stein J, Harris LL, Kearney DL, et al. Expanding the genotype-phenotype correlation in subtelomeric 19p13.3 microdeletions using high resolution clinical chromosomal microarray analysis. Am J Med Genet A. 2013;161A(12):2953 - 2963.

［102］ Touliatou V, Fryssira H, Mavrou A, Kanavakis E, Kitsiou-Tzeli S. Clinical manifestations in 17 Greek patients with Goldenhar syndrome. Genet Couns. 2006;17(3):359 - 370.

［103］ Amalnath SD, Subrahmanyam DK, Dutta TK, Shenoy P. Familial oculoauriculovertebral sequence with lymphoma in one sibling. Am J Med Genet A. 2008;146A(23):3082 - 3085.

［104］ Slavotinek AM, Vargervik K. Expanded spectrum of oculo-auriculo-vertebral spectrum with imperforate anus in a male patient who is negative for SALL1 mutations. Clin Dysmorphol. 2011;20(1):11 - 14.

［105］ Kosaki R, Fujimaru R, Samejima H, Yamada H, Izumi K, Iijima K, et al. Wide phenotypic variations within a family with SALL1 mutations: Isolated external ear abnormalities to Goldenhar syndrome. Am J Med Genet A. 2007;143A (10):1087 - 1090.

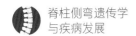
［106］ Zielinski D，Markus B，Sheikh M，Gymrek M，Chu C，Zaks M，et al．OTX2 duplication is implicated in hemifacial microsomia．PLoS One．2014；9(5)；e96788．

［107］ Beleza-Meireles A，Hart R，Clayton-Smith J，Oliveira R，Reis CF，Venancio M，et al．Oculo-auriculo-vertebral spectrum；clinical and molecular analysis of 51 patients．Eur J Med Genet．2015；58(9)；455－465．

［108］ Stray-Pedersen A，Sorte HS，Samarakoon P，Gambin T，Chinn IK，Coban Akdemir ZH，et al．Primary immunodeficiency diseases；Genomic approaches delineate heterogeneous Mendelian disorders．J Allergy Clin Immunol．2017；139(1)；232－245．

［109］ Posey JE，Harel T，Liu P，Rosenfeld JA，James RA，Coban Akdemir ZH，et al．Resolution of disease phenotypes resulting from multilocus genomic variation．N Engl J Med．2017；376(1)；21－31．

［110］ Zheng HF，Forgetta V，Hsu YH，Estrada K，Rosello-Diez A，Leo PJ，et al．Whole-genome sequencing identifies EN1 as a determinant of bone density and fracture．Nature．2015；526(7571)；112－117．

# 第五章 特发性脊柱侧弯的动物模型

Zhaoyang Liu and Ryan Scott Gray

## 引言

脊柱侧弯一词源于希腊语 skolios(σκολιός)，意为弯曲或扭曲；人的脊柱侧弯是指脊柱的侧方弯曲超过 10°，同时伴有一个或多个椎体的旋转。在大多数情况下，"脊柱侧弯"这个术语通常指的是(青少年)特发性脊柱侧弯(idiopathic scoliosis，IS)；然而，脊柱曲度异常是许多人类疾病的共同特征；截至 2017 年 6 月，在线人类孟德尔遗传数据库(online mendelian inheritancein man，OMIM)中有 774 个独立的条目都涉及脊柱侧弯。鉴于脊柱侧弯在人类疾病中的高发病率，许多类型的脊柱侧弯(如先天性脊柱侧弯、脊柱后侧凸和特发性脊柱侧弯)能够在其他脊椎动物中被模拟也就不足为奇了。本章重点回顾和总结目前的脊柱侧弯动物模型，以阐释正常脊柱发育、稳态维持和疾病的发病机制，尤其关注出生后才出现脊柱侧弯表型而没有椎体发育不良的模型。由于有观点认为该疾病是一种严格的"两足动物"或"人类"疾病，利用动物模型来研究 IS 的有效性仍受质疑。尽管存在这些争议，我们在本章强调的是动物模型如何引导我们对 IS 潜在病因进行深入探究。不管这些模型与人类 IS 的最终临床相关性如何，我们认为，利用动物模型对脊柱发育、稳态维持和疾病进行更深入的机制探讨将拓宽我们对脊柱发育和相关疾病的分子遗传学的理解。

### 正常的脊柱功能维持需要肌肉骨骼系统多种组织参与

脊柱的结构单位——椎体和椎间盘，是由起源于脊索两侧的胚胎体节的软骨原基节段性聚集而成，并最终在中线融合[1,2]。脊索来源于原肠胚形成时的脊索胚层细胞，在骨骼形成之前，它可以作为自由游动的水生幼体(如斑马鱼和蛙)的原始脊椎[3-5]。除了发挥支撑作用，脊索产生的信号对脊柱节段的形成[6]和髓核的直接形成[7]是必不可少的。

一个健康、有功能的脊柱的成熟和内稳态平衡需要肌肉骨骼系统多种组织的整合，包括骨、软骨、结缔组织、肌肉和周围神经系统。脊柱的一个或多个肌肉骨骼组件的明显缺陷可

Z. Liu · R. S. Gray (✉)

Department of Pediatrics，The University of Texas at Austin Dell Medical School，Austin，TX，USA

e-mail：ryan.gray@austin.utexas.edu

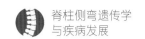

能会导致脊柱侧弯,如严重的脊柱发育不良通常与脊柱弯曲有关。然而,几乎没有迹象表明潜在的结构缺陷可以解释 IS 的发病机制。因此,有理由推测脊柱的一个或多个肌肉骨骼成分的更多细微的亚临床缺陷可能与 IS 的发病有关。事实上,磁共振成像研究表明侧凸曲度顶点的信号强度存在差异,尸检分析表明,在 IS 患者的椎间盘(intervertebral disc, IVD)中发现了合成代谢标志物和已知的椎间盘退变标志物的典型表达的变化[8]。最后,关于脊柱及其附属结构如何在青春期发育并在成年期维持的生物学问题,人们仍然知之甚少。例如,IVD 的纤维环和髓核成分是如何维持的,以及这些组织中的微小缺陷如何导致 IS 患者的脊柱不稳定。此外,已有学者观察到 IVD 的外纤维环在人类[9]和大鼠[10]中受到神经支配,但这些神经支配对正常脊柱生理的重要性及其病理过程可能导致疾病的作用机制仍有待确定。

在人类和动物模型中,外源性神经内分泌因子,如褪黑素[11]或代谢激素(如胰岛素[12,13])的功能障碍已被报道与 IS 有关。虽然在体内对这些关联的机制了解有限,但很可能这些或其他系统的脊柱外部和内部肌肉骨骼成分的相互作用对脊柱的发育和内稳态很重要。由于这些原因,更明智的做法是考虑 IS 的更多样化的、潜在的协同致病机制。例如,近期的一项小鼠模型研究发现,脊柱旁肌肉和椎间盘的轻微神经缺陷可能足以在快速生长期间造成脊柱不稳定,导致脊柱侧弯[14]。另外,一个关键的神经内分泌信号通路的缺陷可能导致骨密度降低/骨量减少,这可能造成椎体终板力学强度差导致脊柱不稳定。未来对 IS 发病机制的研究应该着眼于通过动物模型的实证检验来解决这些假说。针对这些模型的研究将使这些结论与人类已知的 IS 表型相一致,并最终在珍贵的人类组织样本中得到证实。

## 功能障碍后的脊柱形态

脊柱的发育始于子宫,但在人类青春期经历了显著的成长和成熟。脊椎发育、出生后细化和中轴骨成熟的过程在包括小鼠和斑马鱼在内的其他脊椎动物物种中得到了再现,人类脊柱侧弯有三大类,包括先天性、神经肌肉型/综合征型和特发性。先天性脊柱侧弯(CS)是一种发育障碍,其特征是一个或多个脊柱单位明显的结构畸形/发育不良,可导致婴儿出生时出现局部脊柱弯曲[15]。在动物模型中,体节或脊索发育缺陷被证明是脊椎畸形和 CS 的主要原因。例如,大多数与人类 CS 相关的突变破坏了 Notch 信号通路的组分,其中许多已经在小鼠上很好地模拟[16,17]。然而,在斑马鱼模型中,通过化学抑制赖氨酸氧化酶[18]、破坏脊索鞘细胞外基质成分的遗传[19-21]或通过破坏最内部脊索细胞的溶酶体依赖的空泡化[22],可导致脊椎畸形和脊柱侧弯。在小鼠中,CS 也可以通过基因-环境交互作用来模拟,如在子宫内,已知的 Notch 信号成分的单倍剂量不足与环境应激源(缺氧)的交互作用[23]。值得关注的是,几项观察性研究发现 CS 患者家庭中 IS 发病率增加[24]。最近对斑马鱼的研究表明,CS 和 IS 可能有共同的遗传基础[25,26],其中病理改变是通过蛋白酪氨酸激酶 7(*ptk7*)[26]或瓢虫同源结构域 1b(*lbx1b*)[25]在胚胎发育过程中的基因剂量的变化而改变的。在未来的研究中,确定胚胎发育期间体节分节的更多细微缺陷或脊索发育中断是否会导致人类 IS 的发病将是很重要的。

神经肌肉型/综合征型脊柱侧弯,包括脊柱缺陷,被认为是由中轴肌或其神经的先天缺

续表

| 模型描述 | 基因型 | 基因型诱导和特异性 | 相关表型 | 可以遗传的IS模型 | 模型的有效性 | 模型与人IS遗传研究的相关性 | 细胞/组织缺陷 | 参考文献 |
|---|---|---|---|---|---|---|---|---|
| 斑马鱼-过表达/敲减 | poc5 | 注射吗啉代后，人源野生型和POC5突变体表达 | 人源POC5表达不能挽救注射吗啉代后产生的表型 | 否 | 结构效度 | 是 | 未检出 | J Clin Invest.2015 Mar2；125（3）：1124 – 1128. |
| 斑马鱼-过表达 | lbx1b | lbx基因过表达。从lbx1b启动子转基因过表达lbx1b | 过表达使成体致死。大多数Tg（GATA2-1b：lbx1b）F0代鱼呈现先天性脊柱侧弯表现，部分呈现特发性脊柱侧弯改变 | 否 | 表面效度 | 是 | 未检出 | PLOS Genetics January 28,2016. |
| 斑马鱼-嵌合突变，F0代基因编辑 | mapk7 | F0代鱼，基因编辑嵌合突变 | 脊柱侧弯 | 未报道 | 结构效度 | 是 | 未检出 | Human Mutation. 2017；1 – 11. |

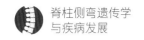
出生后脊柱的成熟是通过几根软骨联合的生长和骨化来进行的,包括肋椎关节——一个个单独的椎骨单位连接每根肋骨,以及椎体椎弓关节——椎弓连接椎体。此外,来自脊索两侧软骨原基的脊椎单位,本身就是软骨联合,且通常在人类出生前融合。这些中轴中线软骨联合的成熟和闭合缺陷可能是 IS 的发病原因。如上所述,减小及消除肋椎关节的正常力学性能可以在兔和小鼠中产生明显的 IS 样脊柱侧弯。在生长的猪模型中,通过电凝对椎体椎弓关节进行半周切除可导致轻度脊柱侧弯[51]。综上所述,这些中轴软骨联合的异常发育和成熟可能是机械不对称的一个来源,在某些情况下促进 IS 的发病。

除了脊柱的内在缺陷,脊柱的外在因素(如感觉运动控制功能障碍、半规管不对称和前庭缺陷)也被认为与 IS 的发病有关[52-56]。对非洲爪蛙的研究表明,单侧切除内耳/前庭结构会导致进行性脊柱侧弯,且不伴有脊柱发育不良[57]。此模型中的脊柱弯曲被假设是由于在骨化之前的不对称肌肉张力和脊柱软骨结构组分的渐进性变形[58]。根据这些发现建立的模型表明,前庭功能的丧失可能促进脊髓运动神经元下行通路的普遍紧张性失衡,这将导致脊柱上的不对称扭转;特别是在子宫内发育期间,支撑重量的肢体本体感觉信号减弱,未成熟的骨骼由较少骨化的结构组分、结缔组织和联合软骨组成。在这种情况下,即使脊椎组分生物力学特性的细微缺陷也可能是青春期快速生长期间开始出现脊柱侧弯的主要原因。另一方面,在胚胎和出生后的发育过程中,任何外周或中枢的下行神经通路的不平衡都可能通过不对称的肌张力引发脊柱软组织的变形。许多影响人类中枢神经系统的疾病也表现为脊柱侧弯;然而,一些周围神经系统有缺陷的小鼠模型并没有表现出脊柱侧弯[59-62]。但是,最近有研究表明,特异性的敲除外周神经元组织 *Runx3*(Wnt-1Cre),去除小鼠本体感觉,同时产生了具有全身性共济失调的 IS 特征[14]。总之,这些脊柱侧弯的机械性动物模型很好地证实了脊柱发育期间的结构和神经肌肉不对称都会导致脊柱侧弯,且这些模型具有很好的表面效度。

## IS 的环境模型

据报道,北卡罗来纳州贝鲁斯湖的一群野生鱼类患有脊柱侧弯。这些鱼表现为沿背腹和内侧轴的曲线,在表型上类似于其他斑马鱼突变体中报道的晚发性脊柱侧弯[63,64]。这些鱼的脊柱侧弯可能是由于一家燃煤发电厂排放的废水而使湖水受到污染,在水中发现了高浓度的硒。有趣的是,降低硒水平后,鱼群脊柱畸形的发生率也同时降低[65]。这一报道说明高硒对正常脊椎发育有致畸作用。这种效应的机制尚未在其他已建立的实验动物模型中被确定。

## IS 的遗传模型

在野外有许多水生动物和陆地动物表现出类似 IS 的脊柱侧弯,包括倭黑猩猩[66]、猩猩[67]、海豚[68,69]、灰鲸[70]和海獭[71],但是尚不清楚这些弯曲的发病机制是环境因素还是遗传因素。无论如何,在孔雀鱼、鹌鹑、鸡和兔子中有一些可遗传模型表现出 IS 的特征。不幸的是,这些动物模型中的大多数已不再适用于现代遗传学研究[72-74]。最近,通过使用基因定义的实验室动物模型,研究人员已经开始构建可遗传的 IS 模型[26,62,63,75]。在这些基因定义的可遗传动物模型中继续进行机制研究将有助于更深入地了解正常脊柱发育的遗传学,并将有助于我们理解人类脊柱侧弯的发病机制。

### IS 的水生动物模型

自发弯曲突变孔雀鱼的模型,表现出幼体起病的背腹侧窦弯曲的脊柱侧弯,伴有内侧凸和旋转,且不存在任何潜在的脊椎畸形,因此,有良好的表面效度[76]。这个突变表型被定位在孔雀鱼连锁群 14 上的一个质量性状基因座上,据估计,这一基因座解释了超过 80% 的遗传变异[77]。弯曲突变体中导致脊柱不稳定的遗传病变的确切特征尚未报道。

据报道,斑马鱼中还有其他几个 IS 模型。斑马鱼模型系统是利用现代基因编辑技术对相关表型进行非特异的前向遗传筛选,并应用人类疾病遗传关联的功能验证的主要模式生物之一。在利用斑马鱼模型研究发育和人类疾病方面,目前已经成功地开展了稳定的技术,包括注射合成 RNA 结构、化学遗传筛选、现代转基因方法,以及使用反义吗啉寡核苷酸来减少或敲除基因表达或基因产物的翻译[78]。随着现代逆向遗传学方法的出现,如 TALENs 或 CRISPR - Cas9[79,80],将野生型(WT)等位基因替换为人类遗传研究中发现的变异"人源化"等位基因是可行的,这使得该方法成为开发具有结构效度的 IS 动物模型的一种性价比高的选择。此外,斑马鱼经历了外部发育,且在骨骼发育过程中身体大多是透明的,这使得它们在研究胚胎后骨骼发育和疾病方面越来越有价值[21,64,81-86]。

由于这些原因,最近对人类 IS 队列的全基因组关联分析(GWAS)利用了斑马鱼模型来验证这些风险基因座的功能。例如,人类变异体 rs6570507 位于 G 蛋白偶联受体 126(GPR126)基因座的一个内含子内,与人类 IS 相关[87]。为了验证斑马鱼中 gpr126 功能丧失的模型,使用吗啉敲除斑马鱼胚胎中的 GPR126。这导致了早期幼体中轴骨骼骨化的轻微缺陷[87];然而,在这种鱼的成体矿化后的脊椎中没有观察到脊柱侧弯。这个基于 GPR126 的模型似乎在脊柱中具有一定的机械有效性;然而重要的是,在斑马鱼中 GPR126 的几个错义和无义突变导致了施万细胞生物学缺陷[88]和内耳软骨半规管发育不良[89]而引起的髓鞘缺陷;相反,这些 GPR126 突变体都没有被报道导致成骨矿化异常或脊柱侧弯。也许最简单的解释是,GPR126 基因敲除试剂对中轴骨的矿化表现出非特异性的影响,与 gpr126 在斑马鱼发育中的真正功能几乎没有关系。

人类变异体 rs11190870 是在多种族背景下患 IS 风险最强的信号之一[90-93]。这一单核苷酸多态性位于瓢虫同源域 1(LBX1)基因下游几千个碱基。LBX 蛋白是同源结构域 DNA 结合的核蛋白,在转录调控和细胞谱系确定中具有明确的作用,包括肌肉谱系的迁移[94]以及脑和脊髓中神经元亚型的确定[95-97]。Guo 等人[25]研究发现,与具有"非风险"C - 等位基因的 DNA 区域相比,含有"风险"的 rs11190870 T - 等位基因的 DNA 区域核蛋白的结合增强,转录活性也增强。综上所述,这些发现提出了 T - 等位基因的功能获得模式,可能导致 LBX1 基因的增加或异位表达。然而,应该指出的是,T - 等位基因和 C - 等位基因在不同的种族背景中都很常见。此外,T/T 和 T/C 单倍型在所有被测试的种族背景中最常见,这意

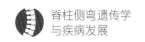

味着 T-等位基因可能是祖先等位基因。我们只在小鼠和斑马鱼模型中观察到 T-等位基因，且已经进行了分析（未发表的数据）。

斑马鱼被用作检验 *LBX1* 功能获得在 IS 发病机制中的模型。斑马鱼有三个 *LBX1* 类似物：*lbx1a*、*lbx1b* 和 *lbx2*，以及一个与 *Lbx1a* 基因座紧密连锁的 *LBX1* 反义 *RNA1*（*LBX1-AS1*；*FLJ41350*）基因。$Lbx1b^{[-/-]}$ 和 $Lbx2^{[-/-]}$ 突变体均未发现脊柱侧弯或中轴骨缺陷；然而，*Lbx1a* 突变体和复合突变体均未能构建。为了测试这些基因的功能获得，作者在鱼卵中注射了三种斑马鱼 *lbx1* 相关基因、人 *LBX1* 或 *LBX1-AS1* *RNA* 中各自的合成 RNA，发现所有斑马鱼和人类同源类似物的过度表达都会导致胚胎缺陷，包括脊索弯曲和轴向中胚层的会聚和延伸缺陷。Lbx RNAs 的过度表达导致 *wnt5b* 在卵裂前中胚层的表达减少，这是斑马鱼原肠形成过程中收缩和伸展所必需的[98]；然而，实验没有产生可用于分析脊椎的成体鱼。

有趣的是，在部分 *Lbx1b* 调节区（Tg［lbx1b：lbx1b］）的控制下，在瞬时转基因斑马鱼表达 Lbx1b 后，观察到脊索的 CS 样缺陷、扭曲和弯曲以及矿化的成年脊椎畸形和脊柱侧弯，该调节区真实地概括了 *Lbx1b* 的内源性胚胎表达模式。如前所述，脊索的结构缺陷是导致斑马鱼脊椎畸形的重要因素[20-22,99,100]，这很可能是 F0TG［lbx1b：lbx1b］转基因斑马鱼脊椎畸形的前驱因素。有趣的是，一些 F0 TG［lbx1b：lbx1b］转基因动物表现出脊柱侧弯而没有脊柱畸形，这更让人想到 IS，出现这种表型的原因可能是表达转基因的整合效率或克隆大小不同。另外，整合位点可以调节转基因的空间和时间表达，进而调节表型的发生和严重程度。

一般来说，体细胞转基因（F0 s）通常不被认为是斑马鱼群落遗传分析的有效方法，因此，通过这种类型的瞬时分析得出的任何结论都很难解释。例如，这些缺陷可能与 lbx1b 过度表达造成的非特异性效应有关，而不是揭示 lbx 基因在斑马鱼脊椎发育过程中的相关功能。不幸的是，这种方法没有产生可行的 F1 转基因株系，排除了对稳定的 Tg［*lbx1b*：*lbx1b*］转基因成熟脊椎进行分析的可能。这些数据表明，在斑马鱼的正常发育过程中，*lbx1b* 的表达必须受到严格的调控，*LBX1* 表达的失调可能突显了 CS 和 IS 在人类中的共同遗传基础。

对斑马鱼 ptk7 基因的功能丧失研究进一步支持了 CS 和 IS 的遗传基础[26]，研究表明卵子 *ptk7* 突变（MZptk7），即卵子缺乏 *ptk7* 基因产物，可显示出通常与 CS 相关的脊椎异常（如半椎骨和椎骨融合）。从机制上讲，MZptk7 突变胚胎在体节分割途径基因的配对和 Wnt 信号通路方面显示出缺陷，这是已知的在体细胞发生过程中的重要作用[101]。相比之下，合子 ptk7（Zptk7）突变斑马鱼，即受精卵含有母体来源的野生型 *ptk7* 基因产物，但几乎没有 *ptk7* 的合子转录，可表现出更具 IS 特征的缺陷。重要的是，在 IS 患者中分离到的单一罕见的 *PTK7* 变异（P545A）被证明在 Wnt 信号通路中产生缺陷。这种 *PTK7* 编码的变异体的致病性尚未在动物模型中获得直接验证。Zptk7 突变斑马鱼表现出很强的表面效度，包括在人类身上观察到的几个 IS 典型特征（出生后发病的脊柱侧弯和没有脊椎发育不良），以及在动物上观察到的行为或生存能力方面没有明显缺陷。

进一步的分析表明，*ptk7* 在 foxj1a 阳性细胞或组织（Tg［foxj1a∷ptk7］）中的表达足以维持幼体发育期间的脊柱稳定[75]。Foxj1 是运动性纤毛的主要转录调节因子[102]，脑室内排列的室管膜细胞运动纤毛被认为通过促进脑脊液（CSF）在大脑中的流动来帮助建立正常的脑室系统功能。重要的是，稳定的 Tg［foxj1a∷ptk7］转基因挽救了 Zptk7 突变斑马鱼室管膜细胞纤毛的丧失并保持正常的脑脊液流速。综上所述，这些数据提示室管膜细胞纤毛和脑脊液流速的缺陷在 IS 的发病机制中起作用。在小鼠中，类似的缺陷通常与脑积水和出生后死亡有关；观察脑室系统中较轻微的缺陷是否会影响脊柱的稳定性将是有趣的。重要的是，要确定大脑和脊髓的脑室系统缺陷是否可能是导致继发于神经系统疾病（如 Rett 综合征和脑瘫）的脊柱侧弯的基础。

导致斑马鱼脊柱侧弯的室管膜细胞纤毛和脑室缺陷的情况在其他几种突变体中也得以重现，这些突变体破坏了斑马鱼的初级纤毛或运动纤毛的成分、脑脊液流动，或导致斑马鱼的原发性纤毛运动障碍[75]。特别是，*c21orf59* 基因的温度敏感等位基因（Tm304）功能需要维持正常的脊椎形态时会被用来确立幼体发育的时间窗口：从受精后 18 天到 30 天（dpf）。这些实验还定义了一个关键的窗口，即这些运动纤毛成分和脑脊液流动的功能对于维持脊柱内稳态平衡是必需的时；然而，脑室系统和脊柱稳定性之间的确切联系仍有待确定。有趣的是，斑马鱼的这一发育期与斑马鱼的快速生长期相对应[26,103]，并有类似于人类在青春期时的快速生长期。这些突变的斑马鱼模型有良好的表面效度，并构建了斑马鱼脑脊液流动缺陷的新模型，以用来研究这一过程是如何调控脊椎形态的。

最后，在其他脊髓空洞症的实验模型中也观察到了脑脊液流量不足与脊柱侧弯的关系，这些模型是通过向兔和狗的蛛网膜下腔注射高岭土（水合硅酸铝）产生的[104,105]，这可能是 Chiari 畸形患者存在脊柱缺陷的病因学基础，这些患者也表现出脑脊液流动受阻和更高的脊柱侧弯发生率[106]。了解室管膜细胞纤毛的亚临床缺陷或脑脊液流动的改变是否会增加人类患 IS 的风险将是一个有趣的问题。

其他被预测为编码纤毛核心成分的蛋白的基因也与斑马鱼的 IS 有关，包括驱动蛋白家族成员 6（*kif6*）基因、微管马达蛋白和中心粒蛋白的同源基因 *poc5*。以 *kif6* 为例，多个非互补移码突变会导致迟发性脊柱侧弯且不伴脊柱发育不良[63]，这为 IS 提供了一个有表面效度的模型。在 5dpf 之前的 *kif6* 突变胚胎中，没有观察到初级纤毛和运动纤毛发生缺陷，但 *kif6* 转录本在脑中表达。探究 *kif6* 是否会像 *ptk7* 那样在脑系统中发挥作用将是一个有趣的科学问题。虽然迄今为止还没有报道 KIF6 与人类 IS 之间的关联，但最近的一篇报道表明，与人类 IS 进展相关的 miRNA——MIR4300HG，可能会结合 *kif6* 转录本并调控其功能[107]。

据报道，几个有 IS 的家族队列与 *POC5* 基因的罕见单核苷酸变异（SNV）有关[108]。利用吗啉反义寡核苷酸（MO），作者观察到敲除斑马鱼 *POC5* 出现了一种与斑马鱼原发性纤毛运动障碍有关的具有致死性的卷尾表型[109-112]。*poc5* MO 被用来"敲除"内源性 *POC5* 的表达，同时将人的 RNAs 共同注射，来检测候选的人 *POC5* SNVs 在脊柱发育过程中的作用。表达突变 *POC5* RNAs 的胚胎可独立生存，但在幼鱼中观察到有严重程度不一的中轴骨弯曲,在成体骨骼中观察到 IS,而注射野生型人 POC5 RNA 的胚胎没有发生脊柱侧弯,这表明 POC5 的 IS 相关 SNV 是功能丧失的等位基因[108]。这些人类队列中存在 POC5 的 SNVs 频率为 75%,且存在于每个队列的频率为 30%,表明这些 POC5 变体不足以在人类中产生病理反应,相反,可能存在与患病个体共分离的其他疾病修饰突变。POC5 的内源性"人源化"等位基因的产生是否会表现出与外源 POC5 变体的敲除和过表达所观察到的类似的缺陷还有待确定。这些等位基因的产生可能会提供结构效度,并将成为斑马鱼模型中通过修饰性筛选来识别 IS 基因座的宝贵资源。

斑马鱼遗传学为验证人类遗传学研究提供了强大的模型。发育生物学中的许多重要进展都是通过使用基于吗啉寡核苷酸的基因干扰而取得的[113];然而,也有许多研究表明,缺乏足够的 MOs 控制会混淆对结果的解释。按照同样的思路,通过 RNA 注射或转基因使基因在斑马鱼中过表达,可以为人类遗传学研究提供有效的功能分析的方法。然而,使用 RNA 注射量效曲线或构建稳定转基因株系进行仔细分析应该是未来研究中所有实验设计的标准。

### IS 的小鼠模型

有几个突变的小鼠品系可以模拟 IS 的部分表型,这些突变大多数导致结缔组织和软骨在发育或维持内稳态时发生缺陷(见表 5-1)。使用可诱导的 Col2a1CreERt2 工具鼠,在幼年(4 周龄)鼠的软骨细胞(Col2a1+系)中,条件性敲除蛋白酪氨酸磷酸酶,非受体类型 11 基因(也称为 Shp2),在 12 周龄时大约 40% 的突变小鼠出现迟发性脊柱侧弯[114]。这种条件突变小鼠的脊柱弯曲程度很严重,肉眼下也很明显,表现为上胸椎的非典型前凸和下胸椎至腰椎的后凸,伴有单个椎骨的旋转。SHP2 是 RAS-MAPK 信号通路的正调节因子,RAS-MAPK 信号对结缔组织的生长是必不可少的[115],Shp2 条件性突变小鼠模型表明这一信号通路对于维持椎间盘的内稳态是必需的。事实上,组织学分析显示,在这些条件性突变小鼠的椎体生长板中,典型的柱状软骨细胞的厚度发生变化并被破坏。有趣的是,当 Shp2 在发育后期(8 周龄)从表达 Col2a1 的谱系中移除时,直到 16 周龄都没有观察到脊柱畸形或脊柱侧弯。对这种 Shp2 条件突变小鼠的分析揭示了由椎间盘缺陷引起的脊柱侧弯发病的一个潜在的易感性窗口,而软骨组织的内稳态平衡可能是脊柱稳定性的主要驱动因素。

软骨内稳态平衡和脊柱完整性之间的更多关联的验证是使用可诱导的软骨蛋白聚糖增强子驱动的 CRE 工具鼠(Agc1-CreERT2),在出生后小鼠软骨中特异性敲除了 SOX9[116]。SOX9 是胚胎发育过程中软骨细胞分化所必需的转录因子[117]。为了规避胚胎对 SOX9 的需求,在 6 周龄时诱导了 Sox9 等位基因的重组,到 4 月龄时小鼠出现了严重的胸椎后凸。出生后 Sox9 的缺失还导致 IVDs 的压缩和退变,IVD 软骨中硫酸蛋白多糖和软骨蛋白聚糖的枯竭,以及过早的生长板闭合,尽管成年小鼠的单个椎骨的大小没有受到影响,但观察到突变小鼠的整体生长发育存在缺陷。RNA 转录组测序(RNA-seq)分析表明,在 IVD 的软骨蛋白聚糖表达谱系中,SOX9 的缺失显著降低了几个编码细胞外基质蛋白的基因表达,以及一些负责翻译后修饰的酶的表达。此外,一些细胞因子、细胞表面受体和离子通道失去调节,证实了 SOX9 在维持出生后 IVD 的内稳态平衡方面也起着关键作用,这可能导致脊柱稳定性的丧失。对于 8 周龄的 Sox9 条件突变小鼠模型没有类似的验证,因此,尚不清楚脊柱稳定性是否能像在 Shp2 条件突变小鼠上观察到的那样随着后期 Sox9 表达的丧失而继续维持。

出生后发育过程中脊柱结构的调节也受生长分化因子 5 和生长分化因子 6(Gdf5 和 Gdf6)基因的控制,其中 Gdf5/6 双突变小鼠在成年时表现出严重的脊柱缺陷,这在 Gdf5 或 Gdf6 单一突变动物中都不存在[118]。虽然大多数双基因突变小鼠无法健康成长到成年,但大约 30% 的双基因敲除小鼠在 3 个月大时观察到严重的脊柱侧弯(Cobb 角为 39°~67°),且不伴脊椎发育不良。Gdf5 在骨骼发育中的关节中表达,是已知的关节形成的最早标志物之一[118,119]。这些双突变小鼠的脊柱和 IVD 的组织学分析显示蛋白多糖染色减少,表明软骨退化。同时观察到整体骨骼系统存在缺陷,包括矿化骨减少和四肢关节间隙变窄或消失,这些都不是人类 IS 的常见特征。尽管如此,这些数据表明 Gdf5 和 Gdf6 都是 IS 发生和发展的候选风险基因座。

虽然这些模型对于理解 IS 都展现出一定的表面效度,但其他同时出现的表型使这些模型并不完美。无论如何,重要的是要强调这些突变的小鼠模型很可能是由强大的功能丧失所致,而人类 IS 的情况可能并非如此。由此看来,降低这些基因表达水平的亚效突变、复合杂合突变和增强子突变将更有可能用于构建一些较好的 IS 模型。因此,应考虑在动物模型中验证上述基因的变体以及其他对软骨生物学重要的已知基因的其他基因座,特别是那些含有对软骨、结缔组织或 IVD 发育重要的基因。

骨密度的变化或骨量减少可能会增加人类患 IS 的风险[120,121]。有趣的是,成纤维细胞生长因子受体 3(Fgfr3)基因功能缺失小鼠(Fgfr3$^{[-/-]}$小鼠)在幼年表现出脊柱侧弯和后凸,这与中轴骨和四肢骨的过度生长有关[122,123]。Fgfr3$^{[-/-]}$小鼠还表现出皮质骨厚度减小、骨小梁矿化缺陷、关节过早退化和早期关节炎的特征[124,125]。对单个 Fgfr3 突变小鼠的 X 线和 Micro-CT 分析表明,该模型表现出进展型的脊柱弯曲,其中胸椎弯曲的快速进展与长达 4 个月的躯干快速生长相吻合[126]。对这些突变个体脊椎的进一步分析发现存在脊柱横向移位和椎体轴向旋转。此外,还观察到椎体长度的总体增加和 IVD 凹侧高度的显著降低或楔形变。侧弯之外的椎骨定量分析提示骨小梁体积减小。有趣的是,与侧弯内凸侧椎体相比,凹侧椎体的骨密度更高。这种表型可能是由于对凹侧生物力学应变增加的合成代谢反应引起的[127];或者可能是在应变力增加的情况下无序的小梁结构塌陷的结果[128]。

胸椎局部应用骨合成剂 PTHrP-1-34 可抑制 Fgfr3 突变小鼠脊柱侧弯和椎体楔形改变的进展,但这种处理对该模型中脊柱后凸的形成几乎没有作用。PTHrP-1-34 还纠正了这些 Fgfr3 突变小鼠的 IVD 形态变化。综上所述,这些结果表明,FGFR3 在调节骨骼和软骨生长方面起着关键作用,PTHrP 活性可能对脊柱中 FGF 信号通路的丢失起挽救作用。虽然这个 Fgfr3 突变模型有很强的表面效度,但尚未观察到该基因座与 IS 的关联。尽管如此,在人类 FGFR3 基因座上发现的突变一直是显性突变,并会导致各种肢体畸形或颅骨发育不良,除了一个例外:在一组以身材高大和脊柱侧弯为特征的患者中发现了一种新的致病纯合子错义突变。虽然这是对 FGFR3 在 IS 发病机制中的潜在作用的验证,但这些患者四肢骨和中轴骨的其他异常排除了被归为 IS 的可能性;相反,被贴上了骨骼过度生长综合征的标签[129]。无论如何,这些研究表明 FGFR3 功能是脊柱发育和稳定性的后天调节所必需的,有必要对该基因和人类 IS 患者中的 FGFR3 信号通路进行进一步的研究。

C 型利钠蛋白(CNP)及其受体利钠肽受体 2(Npr2)及下游效应分子参与了小鼠长骨的生长过程[130,131]。已经在以身材高大、巨指(趾)和脊柱侧弯为特征的骨骼过度生长综合征患者中发现了 NPR2 的几个功能获得性突变[132,133]。有趣的是,在软骨特异的 Col1a1 启动子调控下表达 NPR2(p.Val883Met)功能获得等位基因的转基因小鼠表现出脊柱后凸、生长板变宽、骨长度增加及软骨中环磷酸鸟苷(cGMP)水平的上调[133]。虽然这些等位基因在人类中产生的表型通常比在 IS 患者中观察到的更广泛,但软骨过度生长的机制可能是通过过度产生 cGMP 及下游效应物来实现的,这可能是 IS 的一个相关机制。这个小鼠模型突出了一种成功的方法,即使用转基因小鼠遗传学来验证人类疾病的功能获得性模型,这可能会在未来应用于 IS 的研究。

也许与 IS 最相关的模型是在骨软骨祖细胞中特异性敲除 Gpr126〔使用Ⅱ型胶原 Cre (Col2Cre)工具鼠株〕[62]。约 50% 的 GPR126 条件性基因敲除小鼠在出生后 20 天出现脊柱弯曲且无脊椎发育不良,并在 4 月龄时侧弯发生进一步增加(＞85%)。由于 Col2Cre; Gpr126 突变小鼠模型具有 IS 的许多特征,包括不伴脊椎发育不良和出生后发病(图 5-1),同时因为 GPR126 基因座与人类 IS 相关[83],我们将其视为具有结构效度的 IS 模型。

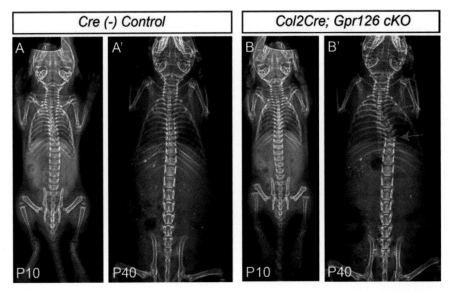

**图 5-1** Col2Cre;Gpr126 突变小鼠呈现出不伴有椎体发育异常的迟发性脊柱侧弯表型
Cre(-)对照鼠(A-A')和 Col2Cre;Gpr126 突变鼠(B-B')X线(背视图)。两种基因型的小鼠在出生第 10 天(P10)表型正常,未见明显脊柱发育异常,但是出生第 40 天(P40)Col2Cre;Gpr126 突变鼠出现胸椎右侧弯曲(红色箭头),对照鼠未见异常

*GPR126* 已被证明在多种组织中都是必需的,包括心内膜发育[134],在施万细胞中参与外周轴突的髓鞘形成[88,135],以及内耳发育[89]。Col2Cre;*GPR126* 突变小鼠的确切细胞病因学尚未确定;但是很明显,骨软骨祖细胞可产生骨、软骨、结缔组织、IVD 及脊柱的许多肌腱和韧带。需要使用更精细条件下的敲除小鼠模型开展进一步的工作,以确定在上述组织中的哪一个对 IS 的发病最为重要。

尽管如此,对 IVD 的组织学分析没有发现 Col2Cre;*Gpr126* 突变小鼠的 IVD 组织(P1或 P20)的模式或分化有任何明显的变化,除了在 P1 和 P20 的纤维环中线和生长板上出现一些无细胞的裂隙。这提示 *GPR126* 在脊索向 IVD 转化过程中可能参与了椎体中轴软骨联合的正常闭合。与此同时,椎体生长板和 IVD 的 TUNEL 标记阳性细胞增多提示细胞死亡轻微增加,这表明 *Gpr126* 在这些组织的细胞存活中起着次要的作用。相反,在 Col2Cre;*Gpr126* 突变小鼠中,未观察到椎体松质骨的明显改变和长骨发育或矿化的缺陷,这表明*Gpr126* 在软骨细胞或其他结缔组织中发挥作用,而不是在骨骼中发挥作用,以维持脊柱的内稳态平衡。但是,为了支持这一模型,有必要使用具有良好特性的谱系特异性 CRE 转基因小鼠品系。此外,进一步的研究还应寻求探究在条件敲除的 *Gpr126* 小鼠中观察到的脊柱侧弯是否是胚胎缺陷的结果,或者它的功能是否在脊柱快速生长期间是必需的。

有趣的是,这些 *Gpr126* 条件敲除小鼠中的很大一部分也表现出胸骨向背侧偏转,这让人想到临床上称为漏斗胸(PE)的肋骨畸形。PE 是一种常见的胸前壁骨骼肌张力障碍,在人类中有较高的发病率[46,47,136]。作者发现,*GPR126* 的缺失导致一种基质修饰基因半乳糖-3-O-硫酸盐转移酶(*Gal3st4*)的表达上调,该基因与人类 PE 有关[137]。综上所述,这些数据表明 *Gpr126* 可能是通过调控细胞外基质基因表达导致 IS 和 PE 共发病的这一机制,在*gpr126* 突变斑马鱼的内耳软骨中也适用[89]。

## 哺乳动物脊柱的独特组分

虽然小鼠和斑马鱼模型都被用来研究脊柱侧弯,但要注意到它们之间在脊柱成分上的明显差异。例如,发育过程中椎体单位的形成,以及骨性椎体和 IVD 的形态和组成都有很大的不同。小鼠脊椎是由在中线融合的软骨原基发生软骨内骨化形成的[138]。而斑马鱼的脊椎是通过脊索鞘的直接矿化形成的,不经历软骨阶段[139,140]。成熟的小鼠脊椎是由软骨内骨化形成的柱状结构,并在椎体内部留下空腔来容纳骨髓。相反,斑马鱼的成熟脊椎是沙漏状结构,没有骨髓,但脊椎内充满了真空组织,很可能是由脊索来源的空泡细胞融合而来的[141]。

二者 IVD 的组织成分也有明显的差异。在小鼠中,IVD 是围绕髓核(NP)的板层纤维软骨关节,其特征是含大量的吸水性蛋白质(如软骨蛋白聚糖),这些蛋白质可产生高渗透压,使脊柱在压缩应变期间保持弹性[142]。IVD 的内纤维环(AF)层由附着在软骨终板(CEP)上的纤维软骨束组成。这些复合纤维软骨链形成内、外 AF 板层,径向和周向围绕NP 组织(图 5-2 A,A′),为 NP 提供结构完整性和包容性[6]。

斑马鱼的 IVD 含有嵌入纤维软骨基质中的脊索来源的[141]空泡细胞(图 5-2 B,B′),表明小鼠和斑马鱼在 IVD 最内侧部分的共同来源。尽管如此,斑马鱼并不表现出在小鼠和人类中观察到的 NP 或 AF 组织的一些分子特征。例如,小鼠 NP 富含软骨(图 5 - 2 A,A'),而斑马鱼 NP 并非如此,因此 Safranin - O 染色可使成熟、健康小鼠 IVD 组织的 AF 和 NP 着色,但不能使成年斑马鱼的 IVD 着色(图 5 - 2 B,B')。事实上,富含糖胺聚糖的 NP 组织的形成似乎是哺乳动物的一个标志[143]。与斑马鱼纤维环类似的结构是围绕着 IVD 的一个小的无细胞椎间韧带(IVL),最初在青鳉鱼[144]的解剖中发现,这与构成小鼠纤维环的粗壮的纤维软骨细胞带形成鲜明对比(图 5 - 2 A,A')。有趣的是,斑马鱼 IVD 的 Safranin - O 染色仅见于 IVL 的内部,毗邻 IVL(图 5 - 2 B',D),但是这群细胞的功能仍不清楚。斑马鱼 IVDs 也被观察到在外侧存在与 IVL 相邻的一组细胞,推测这些细胞是青鳉鱼上显示的 Twist 阳性细胞(成骨细胞祖细胞)[144],且可能对维持 IVL 组织起到重要作用。尽管小鼠和斑马鱼 IVD 的结构和蛋白质组成存在明确的差异,但遗传学研究表明,这些与脊柱侧弯相关的组织缺陷可能在人类中保守存在。未来的研究,应该仔细分析小鼠和斑马鱼突变体中

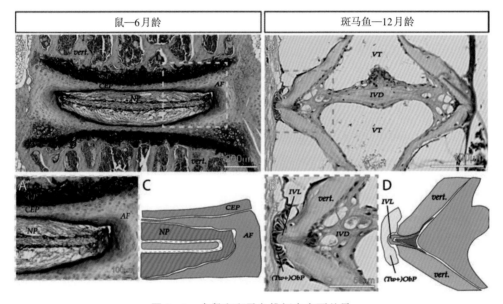

**图 5 - 2  小鼠和斑马鱼椎间盘主要差异**

小鼠(A - A')和斑马鱼(B - B')成熟椎间盘中线切片番红速绿染色提示鼠椎间盘有大量富含蛋白多糖的软骨组织,而斑马鱼椎间盘中则非常少。小鼠(A')和斑马鱼(B')椎间盘的插图突出显示椎间盘的组织成分。小鼠(C)和斑马鱼(D)的卡通示意插图。小鼠椎间盘显示一个大的纤维环连接软骨终板水平的两侧椎体。小鼠的纤维环围绕着髓核结构。髓核似乎由三个不同的层面组成:番红染色的外部组织层(C 中的橙色)、内部细胞层(C 中的红色虚线)和对番红染色不佳的内部组织层(C 中蓝色)。相反,斑马鱼椎间盘在邻近椎间韧带(B'及 D 中的绿色)的下方区域仅具有弱的番红染色(B'与 D 中的红色)。斑马鱼椎间盘由空泡细胞和纤维软骨基质组成,并没有真正意义上的软骨髓核组织。小鼠椎骨由骨髓和骨小梁填充,而斑马鱼椎骨含有骨状空泡组织。在椎间韧带附近可观察到 twist 阳性成骨祖细胞[(Tw+)ObP]。GP:生长板;CEP:软骨终板;NP:髓核;AF:纤维环;IVL:椎间韧带;(Tw+)ObP twist:阳性成骨细胞祖细胞;vert.:脊椎

与脊柱侧弯相关的组织。例如,最近有报道称,一种波浪形突变的青鳉鱼表现出 IS 的特征[145],这可能是由椎间盘发育不良所致。这种表型可能让人想起一项研究,即脊索空泡细胞在幼体发育过程中的融合缺陷导致斑马鱼的脊柱侧弯和脊椎融合[22]。在小鼠模型中解决这些问题将是很有趣的,而且 NP 最内层细胞层/组织层的功能作用同样未知(图 5 - 2 A′,C)。可以想象,如果这些细胞在 IVD 的内稳态生长中起作用,即使它们存在功能上的微小缺陷也可能导致脊柱稳定性的丧失。总而言之,老鼠和斑马鱼脊椎存在明显的结构差异,毫无疑问,所有人类疾病的动物模型都不是尽善尽美的。因此,在使用动物模型进行 IS 的研究时,应注意关注解剖学差异,并考虑每个模型存在的其他潜在问题。

### 关于小鼠和斑马鱼脊柱弯曲分析的考虑

在使用小鼠模型进行 X 线分析时,必须确保仔细放置小鼠。我们发现在 X 线扫描仪中不当的放置小鼠可能会观察到"脊柱侧弯",而重新调整小鼠位置使得髋和肩沿着身体长轴仔细排列后,脊柱侧弯的表型会消失(图 5 - 3)。这种假阳性很可能是在侧视图上看到的正常的小鼠脊柱后凸。当使用侧视图进行正确的成像时,小鼠的极重度脊柱后凸也可能是不正常的。事实上,在人类脊柱侧弯中也观察到了类似的脊柱病理,表现为旋转畸形,通常包括脊柱后凸(结合起来,这种畸形可能被称为脊柱后侧凸)。例如,马方综合征患者的脊柱侧弯和后凸畸形的发生率都有所增加。马方综合征的小鼠模型经常被描述为有极重度的脊柱后凸[146],但没有脊柱侧弯的描述,当然,我们也不清楚脊柱侧弯是否在这项研究中得到了评估。

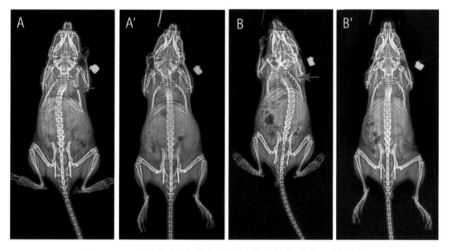

**图 5 - 3 小鼠的放置对准确的评价脊柱弯曲度至关重要**

两只 40 日龄的野生型 C57BL/6J(JAX)小鼠在异氟烷麻醉下进行活体拍摄(A 和 B)。在某些没有适当放置的情况下,成像的小鼠会显示出明显的脊柱弯曲(红色箭头)(A,B)。然而,用拇指和手指轻轻牵引脊柱并摆平肩部和臀部后,平衡小鼠胸廓,则能拍摄到正常脊柱序列(A′,B′)

基于我们对斑马鱼 IS 模型的研究经验,斑马鱼的表型观察中并不存在位置的影响。事实上,脊柱侧弯的斑马鱼在游动的鱼中很容易分辨;但是,我们也注意到一些突变斑马鱼显示出非常轻微的脊柱侧弯,如果没有 X 线或骨骼分析(未发表的观察结果),这些脊柱侧弯很

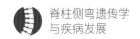
难被察觉。这与我们在小鼠身上的观察结果形成了鲜明的对比,在小鼠身上,即使是严重的胸椎侧凸也不容易通过 X 线分析来发现。重要的是,这表明可能存在更多仅仅由于缺乏观察而从未被报道有脊柱缺陷的小鼠突变模型,作为国际小鼠表型鉴定项目的一部分,最近对3 000 多个新的小鼠突变品系的高通量表型分析支持了这一观点[147,148]。

## 结论

虽然没有单一的动物模型可以复制人类脊柱的病理生理学,但包括硬骨鱼和小鼠在内的动物模型在研究脊柱发育和疾病的分子遗传学及其机制方面是很有价值的。虽然人类 IS 的遗传学研究肯定会成为推进其分子遗传学的更有力的方法,但我们认为,在动物模型中验证这些发现对于确保在模型中或在人源的体外培养模型中开展可操作性的生物医学研究至关重要。此外,在这些动物中发现 IS 的细胞层面发病机制对于推动批准针对人源组织的研究具有重要意义。

展望未来,值得考虑每个模型的注意事项,并开始以更高的标准开展未来 IS 模型的研究。例如:(1)对于斑马鱼,我们建议必须在相对成熟的脊柱上进行分析,而不是根据胚胎期斑马鱼曲折的身体得出与 IS 相关的结论;(2)对于小鼠,在用 X 线分析脊柱侧弯之前,应注意确保脊柱序列整齐,因为很容易观察到假阳性结果;(3)我们提出的效度水平可能有助于个别模型模拟人类 IS 的独特特征;(4)在可能的情况下,我们建议应使用可复制的、稳定的转基因或可遗传的基因动物或高度可复制的机械诱导模型来构建 IS 模型[147,148]。

# 参 考 文 献

［1］ Smith LJ，Nerurkar NL，Choi K-S，Harfe BD，Elliott DM．Degeneration and regeneration of the intervertebral disc：lessons from development．Disease Models & Mechanisms．2011；4（1）：31－41．

［2］ Eckalbar WL，Fisher RE，Rawls A，Kusumi K．Scoliosis and segmentation defects of the vertebrae．Wiley Interdisciplinary Reviews Developmental Biology．2012；1（3）：401－423．

［3］ Koehl M，Quillin KJ，Pell CA．Mechanical design of fiber-wound hydraulic skeletons：the stiffening and straightening of embryonic notochords．American Zoologist．2000；40（1）：28－041．

［4］ Adams DS，Keller R，Koehl M．The mechanics of notochord elongation，straightening and stiffening in the embryo of Xenopus laevis．Development．1990；110（1）：115－130．

［5］ Glickman NS，Kimmel CB，Jones MA，Adams RJ．Shaping the zebrafish notochord．2003．

［6］ Shapiro IM，Risbud MV．Introduction to the structure，function，and comparative anatomy of the vertebrae and the intervertebral disc．The intervertebral disc：molecular and structural studies of the disc in health and disease：Springer；2013．p．3－15．

［7］ Choi KS，Cohn MJ，Harfe BD．Identification of nucleus pulposus precursor cells and notochordal remnants in the mouse：implications for disk degeneration and chordoma formation．Developmental dynamics：an official publication of the American Association of Anatomists．2008；237（12）：3953－3958．

［8］ Newton Ede MM，Jones SW．Adolescent idiopathic scoliosis：evidence for intrinsic factors driving aetiology and progression．International orthopaedics．2016；40：2075－2080．

［9］ Jackson HC，2nd，Winkelmann RK，Bickel WH．Nerve endings in the human lumbar spinal column and related structures．J Bone Joint Surg Am．1966；48（7）：1272－1281．

［10］ Kojima Y，Maeda T，Arai R，Shichikawa K．Nerve supply to the posterior longitudinal ligament and the intervertebral disc of the rat vertebral column as studied by acetylcholinesterase histochemistry．I．Distribution in the lumbar region．Journal of anatomy．1990；169：237．

［11］ Wai MGC，Jun WWW，Yee YAP，Ho WJ，Bun NT，Ping LT，et al．A review of pinealectomy-induced melatonin-deficient animal models for the study of etiopathogenesis of adolescent idiopathic scoliosis．International journal of molecular sciences．2014；15（9）：16484－16499．

［12］ Lombardi G，Akoume M-Y，Colombini A，Moreau A，Banfi G．Biochemistry of adolescent idiopathic scoliosis．Advances in clinical chemistry．2011；54：165－182．

［13］ Normand E，Franco A，Moreau A，Marcil V．Dipeptidyl peptidase-4 and adolescent idiopathic scoliosis：expression in osteoblasts．Sci Rep-Uk．2017；7（1）：3173．

［14］ Blecher R，Krief S，Galili T，Biton IE，Stern T，Assaraf E，et al．The proprioceptive system masterminds spinal alignment：insight into the mechanism of scoliosis．Developmental cell．2017；42（4）：388－399．e3．

［15］ Pourquié O．Vertebrate segmentation：from cyclic gene networks to scoliosis．Cell．2011；145（5）：650－663．

［16］ Giampietro PF，Dunwoodie SL，Kusumi K，Pourquié O，Tassy O，Offiah AC，et al．Progress in the understanding of the genetic etiology of vertebral segmentation disorders in humans．Annals of the New York Academy of Sciences．2009；1151（1）：38－67．

［17］ Sparrow DB，Chapman G，Dunwoodie SL．The mouse notches up another success：understanding the causes of human vertebral malformation．Mammalian Genome．2011；22（7）：362－376．

［18］ Gansner JM，Mendelsohn BA，Hultman KA，Johnson SL，Gitlin JD．Essential role of lysyl oxidases in notochord development．Developmental biology．2007；307（2）：202－213．

［19］ Gansner JM，Gitlin JD．Essential role for the alpha 1 chain of type Ⅷ collagen in zebrafish notochord formation．Developmental dynamics：an official publication of the American Association of Anatomists．2008；237（12）：3715－3726．

［20］ Christiansen HE，Lang MR，Pace JM，Parichy DM．Critical early roles for col27a1a and col27a1b in zebrafish

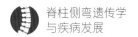
notochord morphogenesis, vertebral mineralization and post-embryonic axial growth. PLoS One. 2009;4(12):e8481.

[21] Gray RS, Wilm TP, Smith J, Bagnat M, Dale RM, Topczewski J, et al. Loss of col8a1a function during zebrafish embryogenesis results in congenital vertebral malformations. Developmental Biology. 2014;386(1):72 - 85.

[22] Ellis K, Bagwell J, Bagnat M. Notochord vacuoles are lysosome-related organelles that function in axis and spine morphogenesis. Journal of Cell Biology. 2013;200(5):667 - 679.

[23] Sparrow DB, Chapman G, Smith AJ, Mattar MZ, Major JA, O'Reilly VC, et al. A mechanism for gene-environment interaction in the etiology of congenital scoliosis. Cell. 2012;149(2):295 - 306.

[24] Purkiss SB, Driscoll B, Cole WG, Alman B. Idiopathic scoliosis in families of children with congenital scoliosis. Clinical Orthopaedics and Related Research ©. 2002;401:27 - 31.

[25] Guo L, Yamashita H, Kou I, Takimoto A, Meguro-Horike M, Horike S-i, et al. Functional investigation of a non-coding variant associated with adolescent idiopathic scoliosis in zebrafish: elevated expression of the ladybird homeobox gene causes body axis deformation. PLoS genetics. 2016;12(1):e1005802.

[26] Hayes M, Gao X, Yu LX, Paria N, Henkelman RM, Wise CA, et al. ptk7 mutant zebrafish models of congenital and idiopathic scoliosis implicate dysregulated Wnt signalling in disease. Nat Commun. 2014;5(1):4777.

[27] McGreevy JW, Hakim CH, McIntosh MA, Duan D. Animal models of Duchenne muscular dystrophy: from basic mechanisms to gene therapy. Disease Models & Mechanisms. 2015;8(3):195 - 213.

[28] Harrison DJ, Webb PJ. Scoliosis in the Rett syndrome: natural history and treatment. Brain and Development. 1990;12(1):154 - 156.

[29] Taylor LJ. Severe spondylolisthesis and scoliosis in association with Marfan's syndrome. Case report and review of the literature. Clin Orthop Relat Res. 1987;221:207 - 211.

[30] Shirley ED, DeMaio M, Bodurtha J. Ehlers-danlos syndrome in orthopaedics: etiology, diagnosis, and treatment implications. Sports Health. 2012;4(5):394 - 403.

[31] Blanco G, Coulton GR, Biggin A, Grainge C, Moss J, Barrett M, et al. The kyphoscoliosis (ky) mouse is deficient in hypertrophic responses and is caused by a mutation in a novel muscle-specific protein. Human Molecular Genetics. 2001;10(1):9 - 16.

[32] Chen F, Guo R, Itoh S, Moreno L, Rosenthal E, Zappitelli T, et al. First mouse model for combined osteogenesis imperfecta and Ehlers-Danlos syndrome. Journal of Bone and Mineral Research. 2014;29(6):1412 - 1423.

[33] Haller G, Alvarado D, Mccall K, Yang P, Cruchaga C, Harms M, et al. A polygenic burden of rare variants across extracellular matrix genes among individuals with adolescent idiopathic scoliosis. Human Molecular Genetics. 2016;25(1):202 - 209.

[34] Buchan JG, Alvarado DM, Haller GE, Cruchaga C, Harms MB, Zhang T, et al. Rare variants in FBN1 and FBN2 are associated with severe adolescent idiopathic scoliosis. Human Molecular Genetics. 2014;23(19):5271 - 5282.

[35] Cheng JC, Castelein RM, Chu WC, Danielsson AJ, Dobbs MB, Grivas TB, et al. Adolescent idiopathic scoliosis. Nature Reviews Disease Primers. 2015;1(1):1 - 21.

[36] Van der Worp HB, Howells DW, Sena ES, Porritt MJ, Rewell S, O'Collins V, et al. Can animal models of disease reliably inform human studies? PLoS Medicine. 2010;7(3):e1000245.

[37] McGonigle P, Ruggeri B. Animal models of human disease: challenges in enabling translation. Biochemical Pharmacology. 2014;87(1):162 - 171.

[38] Boszczyk BM, Boszczyk AA, Putz R. Comparative and functional anatomy of the mammalian lumbar spine. The Anatomical Record: An Official Publication of the American Association of Anatomists. 2001;264(2):157 - 168.

[39] Langenskiöld A, Michelsson J-E. Experimental progressive scoliosis in the rabbit. The Journal of Bone & Joint Surgery British Volume. 1961;43(1):116 - 120.

[40] MacEwen GD. Experimental scoliosis. Clinical Orthopaedics and Related Research (1976 - 2007). 1973;93:69 - 74.

[41] Langenskiöld A, Michelsson J-E. The pathogenesis of experimental progressive scoliosis. Acta Orthopaedica Scandinavica. 1962;33(sup59):3 - 26.

[42] Kubota K, Doi T, Murata M, Kobayakawa K, Matsumoto Y, Harimaya K, et al. Disturbance of rib cage development causes progressive thoracic scoliosis: the creation of a nonsurgical structural scoliosis model in mice. JBJS. 2013;95

(18):e130.

［43］ Stokes IA, Laible JP. Three-dimensional osseo-ligamentous model of the thorax representing initiation of scoliosis by asymmetric growth. Journal of Biomechanics. 1990;23(6):589 - 595.

［44］ Andriacchi T, Schultz A, Belytschko T, Galante J. A model for studies of mechanical interactions between the human spine and rib cage. Journal of Biomechanics. 1974;7(6):497 - 507.

［45］ Grivas TB, Burwell R, Purdue M, Webb J, Moulton A. A segmental analysis of thoracic shape in chest radiographs of children. Changes related to spinal level, age, sex, side and significance for lung growth and scoliosis. Journal of Anatomy. 1991;178:21.

［46］ Gurnett CA, Alaee F, Bowcock A, Kruse L, Lenke LG, Bridwell KH, et al. Genetic linkage localizes an adolescent idiopathic scoliosis and pectus excavatum gene to chromosome 18 q. Spine. 2009;34(2):E94 - E100.

［47］ Hong J-Y, Suh S-W, Park H-J, Kim Y-H, Park J-H, Park S-Y. Correlations of adolescent idiopathic scoliosis and pectus excavatum. Journal of Pediatric Orthopaedics. 2011;31(8):870 - 874.

［48］ Dubousset J, Wicart P, Pomero V, Barois A, Estournet B. Spinal penetration index: new three-dimensional quantified reference for lordoscoliosis and other spinal deformities. Journal of Orthopaedic Science. 2003;8:41 - 49.

［49］ Harimaya K, Matsumoto Y, Iwamoto Y. Aortic location and flat chest in scoliosis: a prospective study. 2011.

［50］ Dubousset J, Ilharreborde B, Le Huec J-C. Use of EOS imaging for the assessment of scoliosis deformities: application to postoperative 3D quantitative analysis of the trunk. European Spine Journal. 2014;23:397 - 405.

［51］ Caballero A, Barrios C, Burgos J, Hevia E, Correa C. Vertebral growth modulation by hemicircumferential electrocoagulation: an experimental study in pigs. European Spine Journal. 2011;20:367 - 375.

［52］ Catanzariti J-F, Agnani O, Guyot M-A, Wlodyka-Demaille S, Khenioui H, Donze C. Does adolescent idiopathic scoliosis relate to vestibular disorders? A systematic review. Annals of Physical and Rehabilitation Medicine. 2014;57(6 - 7):465 - 479.

［53］ Hawasli AH, Hullar TE, Dorward IG. Idiopathic scoliosis and the vestibular system. European Spine Journal. 2015;24:227 - 233.

［54］ Hitier M, Hamon M, Denise P, Lacoudre J, Thenint M-A, Mallet J-F, et al. Lateral semicircular canal asymmetry in idiopathic scoliosis: an early link between biomechanical, hormonal and neurosensory theories? PloS One. 2015;10(7):e0131120.

［55］ Noshchenko A, Hoffecker L, Lindley EM, Burger EL, Cain CM, Patel VV, et al. Predictors of spine deformity progression in adolescent idiopathic scoliosis: A systematic review with meta-analysis. World Journal of Orthopedics. 2015;6(7):537.

［56］ Pialasse J-P, Mercier P, Descarreaux M, Simoneau M. Sensorimotor control impairment in young adults with idiopathic scoliosis compared with healthy controls. Journal of Manipulative and Physiological Therapeutics. 2016;39(7):473 - 479.

［57］ Lambert FM, Malinvaud D, Glaunès J, Bergot C, Straka H, Vidal P-P. Vestibular asymmetry as the cause of idiopathic scoliosis: a possible answer from Xenopus. Journal of Neuroscience. 2009;29(40):12477 - 12483.

［58］ Lambert FM, Malinvaud D, Gratacap M, Straka H, Vidal P-P. Restricted neural plasticity in vestibulospinal pathways after unilateral labyrinthectomy as the origin for scoliotic deformations. Journal of Neuroscience. 2013;33(16):6845 - 6856.

［59］ Dahlhoff M, Emrich D, Wolf E, Schneider MR. Increased activation of the epidermal growth factor receptor in transgenic mice overexpressing epigen causes peripheral neuropathy. Biochimica et Biophysica Acta (BBA)-Molecular Basis of Disease. 2013;1832(12):2068 - 2076.

［60］ Smit JJ, Baas F, Hoogendijk JE, Jansen GH, van der Valk MA, Schinkel AH, et al. Peripheral Neuropathy in Mice Transgenic for a Human MDR3 P-Glycoprotein Mini-Gene. Journal of Neuroscience. 1996;16(20):6386 - 6393.

［61］ Mogha A, Benesh AE, Patra C, Engel FB, Schöneberg T, Liebscher I, et al. Gpr126 functions in Schwann cells to control differentiation and myelination via G-protein activation. Journal of Neuroscience. 2013;33(46):17976 - 17985.

［62］ Karner CM, Long F, Solnica-Krezel L, Monk KR, Gray RS. Gpr126/Adgrg6 deletion in cartilage models idiopathic scoliosis and pectus excavatum in mice. Human Molecular Genetics. 2015;24(15):4365 - 4373.

［63］ Buchan JG, Gray RS, Gansner JM, Alvarado DM, Burgert L, Gitlin JD, et al. Kinesin family member 6 (kif6) is necessary for spine development in zebrafish. Developmental Dynamics. 2014; 243(12): 1646 - 1657.

［64］ Boswell CW, Ciruna B. Understanding idiopathic scoliosis: a new zebrafish school of thought. Trends in Genetics. 2017; 33(3): 183 - 196.

［65］ Yang Z, Xie Y, Chen J, Zhang D, Yang C, Li M. High selenium may be a risk factor of adolescent idiopathic scoliosis. Medical Hypotheses. 2010; 75(1): 126 - 127.

［66］ Lloyd HMS, Kirchhoff CA. Case study: scoliosis in a bonobo (Pan paniscus). Journal of Medical Primatology. 2018; 47 (2): 114 - 116.

［67］ Naique SB, Porter R, Cunningham AA, Hughes SP, Sanghera B, Amis AA. Scoliosis in an orangutan. Spine. 2003; 28 (7): E143 - E145.

［68］ Berghan J, Visser I. Vertebral column malformations in New Zealand delphinids with a review of cases worldwide. Aquatic Mammals. 2000; 26(1): 17 - 25.

［69］ Ambert AM, Samuelson MM, Pitchford JL, Solangi M. Visually detectable vertebral malformations of a bottlenose dolphin (Tursiops truncatus) in the Mississippi sound. Aquatic Mammals. 2017; 43(4): 447.

［70］ Andrews B, Davis W, Parham D. Corporate response and facilitation of the rehabilitation of a California gray whale calf. Aquatic Mammals. 2001; 27(3): 209 - 211.

［71］ Giddens WE, Ryland M, Gomall T, Casson C. Idiopathic scoliosis in a newborn sea otter, Enhydra lutris (L.). Journal of Wildlife Diseases. 1984; 20(3): 248 - 250.

［72］ Mochida J, Benson DR, Abbott U, Rucker RB. Neuromorphometric changes in the ventral spinal roots in a scoliotic animal. Spine. 1993; 18(3): 350 - 355.

［73］ Nakai S. Histological and histochemical changes in the neck muscles of spontaneously occurring scoliosis in a special strain of Japanese quail, SQOHM. Nihon Seikeigeka Gakkai Zasshi. 1990; 64(4): 229 - 239.

［74］ Sobajima S, Kin A, Baba I, Kanbara K, Semoto Y, Abe M. Implication for melatonin and its receptor in the spinal deformities of hereditary lordoscoliotic rabbits. Spine. 2003; 28(6): 554 - 558.

［75］ Grimes D, Boswell C, Morante N, Henkelman R, Burdine R, Ciruna B. Zebrafish models of idiopathic scoliosis link cerebrospinal fluid flow defects to spine curvature. Science. 2016; 352(6291): 1341 - 1344.

［76］ Gorman KF, Tredwell SJ, Breden F. The mutant guppy syndrome curveback as a model for human heritable spinal curvature. Spine. 2007; 32(7): 735 - 741.

［77］ Gorman KF, Christians JK, Parent J, Ahmadi R, Weigel D, Dreyer C, et al. A major QTL controls susceptibility to spinal curvature in the curveback guppy. BMC Genetics. 2011; 12: 1 - 8.

［78］ Lieschke GJ, Currie PD. Animal models of human disease: zebrafish swim into view. Nature Reviews Genetics. 2007; 8 (5): 353 - 367.

［79］ Hwang WY, Fu Y, Reyon D, Maeder ML, Kaini P, Sander JD, et al. Heritable and precise zebrafish genome editing using a CRISPR-Cas system. PloS One. 2013; 8(7): e68708.

［80］ Auer TO, Duroure K, De Cian A, Concordet J-P, Del Bene F. Highly efficient CRISPR/Cas9-mediated knock-in in zebrafish by homology-independent DNA repair. Genome Research. 2014; 24(1): 142 - 153.

［81］ Luderman LN, Unlu G, Knapik EW. Zebrafish developmental models of skeletal diseases. Current Topics in Developmental Biology. 2017; 124: 81 - 124.

［82］ Fisher S, Jagadeeswaran P, Halpern ME. Radiographic analysis of zebrafish skeletal defects. Developmental Biology. 2003; 264(1): 64 - 76.

［83］ Henke K, Daane JM, Hawkins MB, Dooley CM, Busch-Nentwich EM, Stemple DL, et al. Genetic screen for postembryonic development in the zebrafish (Danio rerio): dominant mutations affecting adult form. Genetics. 2017; 207(2): 609 - 623.

［84］ Paul S, Schindler S, Giovannone D, de Millo Terrazzani A, Mariani FV, Crump JG. Ihha induces hybrid cartilage-bone cells during zebrafish jawbone regeneration. Development. 2016; 143(12): 2066 - 2076.

［85］ Huitema LF, Apschner A, Logister I, Spoorendonk KM, Bussmann J, Hammond CL, et al. Entpd5 is essential for skeletal mineralization and regulates phosphate homeostasis in zebrafish. Proceedings of the National Academy of

Sciences.2012;109(52):21372 - 21377.

[86] Mackay EW,Apschner A,Schulte-Merker S.Vitamin K reduces hypermineralisation in zebrafish models of PXE and GACI.Development.2015;142(6):1095 - 1101.

[87] Kou I,Takahashi Y,Johnson TA,Takahashi A,Guo L,Dai J,et al.Genetic variants in GPR126 are associated with adolescent idiopathic scoliosis.Nature Genetics.2013;45(6):676 - 679.

[88] Monk KR,Naylor SG,Glenn TD,Mercurio S,Perlin JR,Dominguez C,et al.AG protein - coupled receptor is essential for Schwann cells to initiate myelination.Science.2009;325(5946):1402 - 1405.

[89] Geng F-S,Abbas L,Baxendale S,Holdsworth CJ,Swanson AG,Slanchev K,et al.Semicircular canal morphogenesis in the zebrafish inner ear requires the function of gpr126 (lauscher),an adhesion class G protein-coupled receptor gene. Development.2013;140(21):4362 - 4374.

[90] Takahashi Y,Kou I,Takahashi A,Johnson TA,Kono K,Kawakami N,et al. A genome-wide association study identifies common variants near LBX1 associated with adolescent idiopathic scoliosis.Nature Genetics.2011;43(12): 1237 - 1240.

[91] Cao Y,Min J,Zhang Q,Li H,Li H.Associations of LBX1 gene and adolescent idiopathic scoliosis susceptibility:a meta-analysis based on 34,626 subjects.BMC Musculoskeletal Disorders.2016;17:1 - 10.

[92] Chettier R,Nelson L,Ogilvie JW,Albertsen HM,Ward K.Haplotypes at LBX1 have distinct inheritance patterns with opposite effects in adolescent idiopathic scoliosis.PLoS One.2015;10(2):e0117708.

[93] Londono D,Kou I,Johnson TA,Sharma S,Ogura Y,Tsunoda T,et al.A meta-analysis identifies adolescent idiopathic scoliosis association with LBX1 locus in multiple ethnic groups.Journal of Medical Genetics.2014;51(6):401 - 406.

[94] Brohmann H,Jagla K,Birchmeier C.The role of Lbx1 in migration of muscle precursor cells.Development.2000;127 (2):437 - 445.

[95] Krüger M,Schäfer K,Braun T.The homeobox containing gene Lbx1 is required for correct dorsal - ventral patterning of the neural tube.Journal of Neurochemistry.2002;82(4):774 - 782.

[96] Müller T,Brohmann H,Pierani A,Heppenstall PA,Lewin GR,Jessell TM,et al. The homeodomain factor lbx1 distinguishes two major programs of neuronal differentiation in the dorsal spinal cord.Neuron.2002;34(4):551 - 562.

[97] Sieber MA,Storm R,Martinez-de-La-Torre M,Müller T,Wende H,Reuter K,et al.Lbx1 acts as a selector gene in the fate determination of somatosensory and viscerosensory relay neurons in the hindbrain.Journal of Neuroscience. 2007;27(18):4902 - 4909.

[98] Kilian B,Mansukoski H,Barbosa FC,Ulrich F,Tada M,Heisenberg C-P.The role of Ppt/Wnt5 in regulating cell shape and movement during zebrafish gastrulation.Mechanisms of Development.2003;120(4):467 - 476.

[99] Madsen EC,Gitlin JD.Zebrafish mutants calamity and catastrophe define critical pathways of gene - nutrient interactions in developmental copper metabolism.PLoS Genetics.2008;4(11):e1000261.

[100] Mendelsohn BA,Yin C,Johnson SL,Wilm TP,Solnica-Krezel L,Gitlin JD.Atp7a determines a hierarchy of copper metabolism essential for notochord development.Cell Metabolism.2006;4(2):155 - 162.

[101] Hubaud A,Pourquié O.Signalling dynamics in vertebrate segmentation.Nature reviews Molecular Cell Biology. 2014;15(11):709 - 721.

[102] Yu X,Ng CP,Habacher H,Roy S.Foxj1 transcription factors are master regulators of the motile ciliogenic program. Nature Genetics.2008;40(12):1445 - 1453.

[103] Parichy DM,Elizondo MR,Mills MG,Gordon TN,Engeszer RE.Normal table of postembryonic zebrafish development:staging by externally visible anatomy of the living fish.Developmental Dynamics.2009;238(12):2975 - 3015.

[104] Turgut M,Çullu E,Uysal A,Yurtseven ME,Alparslan B.Chronic changes in cerebrospinal fluid pathways produced by subarachnoid kaolin injection and experimental spinal cord trauma in the rabbit:their relationship with the development of spinal deformity:An electron microscopic study and magnetic resonance imaging evaluation. Neurosurgical Review.2005;28:289 - 297.

[105] Chuma A,Kitahara H,Minami S,Goto S,Takaso M,Moriya H.Structural Scoliosis Model in Dogs With Experimentally Induced Syringomyelia1996 Scientific Program Committee.Spine.1997;22(6):589 - 594.

［106］Godzik J，Dardas A，Kelly M，Holekamp T，Lenke L，Smyth M，et al.Comparison of spinal deformity in children with Chiari I malformation with and without syringomyelia：matched cohort study.European Spine Journal.2016；25：619-626.

［107］Ogura Y，Kou I，Takahashi Y，Takeda K，Minami S，Kawakami N，et al.A functional variant in MIR4300HG，the host gene of microRNA MIR4300 is associated with progression of adolescent idiopathic scoliosis.Human Molecular Genetics.2017；26(20)：4086-4092.

［108］Patten SA，Margaritte-Jeannin P，Bernard J-C，Alix E，Labalme A，Besson A，et al.Functional variants of POC5 identified in patients with idiopathic scoliosis.The Journal of Clinical Investigation.2015；125(3)：1124-1128.

［109］Becker-Heck A，Zohn IE，Okabe N，Pollock A，Lenhart KB，Sullivan-Brown J，et al.The coiled-coil domain containing protein CCDC40 is essential for motile cilia function and left-right axis formation.Nature Genetics.2011；43(1)：79-84.

［110］Jaffe KM，Grimes DT，Schottenfeld-Roames J，Werner ME，Ku T-SJ，Kim SK，et al.c21orf59/kurly controls both cilia motility and polarization.Cell Reports.2016；14(8)：1841-1849.

［111］Serluca FC，Xu B，Okabe N，Baker K，Lin S-Y，Sullivan-Brown J，et al.Mutations in zebrafish leucine-rich repeat-containing six-like affect cilia motility and result in pronephric cysts，but have variable effects on left-right patterning.2009.

［112］Sullivan-Brown J，Schottenfeld J，Okabe N，Hostetter CL，Serluca FC，Thiberge SY，et al.Zebrafish mutations affecting cilia motility share similar cystic phenotypes and suggest a mechanism of cyst formation that differs from pkd2 morphants.Developmental Biology.2008；314(2)：261-275.

［113］Eisen JS，Smith JC.Controlling morpholino experiments：don't stop making antisense.2008.

［114］Kim HK，Aruwajoye O，Sucato D，Richards BS，Feng G-S，Chen D，et al.Induction of SHP2 deficiency in chondrocytes causes severe scoliosis and kyphosis in mice.Spine.2013；38(21)：E1307-E1312.

［115］Tidyman WE，Rauen KA.The RASopathies：developmental syndromes of Ras/MAPK pathway dysregulation.Current Opinion in Genetics & Development.2009；19(3)：230-236.

［116］Henry SP，Liang S，Akdemir KC，De Crombrugghe B.The postnatal role of Sox9 in cartilage.Journal of Bone and Mineral Research.2012；27(12)：2511-2525.

［117］Akiyama H，Chaboissier M-C，Martin JF，Schedl A，De Crombrugghe B.The transcription factor Sox9 has essential roles in successive steps of the chondrocyte differentiation pathway and is required for expression of Sox5 and Sox6.Genes & Development.2002；16(21)：2813-2828.

［118］Settle Jr SH，Rountree RB，Sinha A，Thacker A，Higgins K，Kingsley DM.Multiple joint and skeletal patterning defects caused by single and double mutations in the mouse Gdf6 and Gdf5 genes.Developmental Biology.2003；254(1)：116-130.

［119］Hartmann C，Tabin CJ.Wnt-14 plays a pivotal role in inducing synovial joint formation in the developing appendicular skeleton.Cell.2001；104(3)：341-351.

［120］Lee WT，Cheung CS，Tse YK，Guo X，Qin L，Lam T，et al.Association of osteopenia with curve severity in adolescent idiopathic scoliosis：a study of 919 girls.Osteoporosis International.2005；16：1924-1932.

［121］Hung V，Qin L，Cheung C，Lam T，Ng B，Tse Y，et al.Osteopenia：a new prognostic factor of curve progression in adolescent idiopathic scoliosis.JBJS.2005；87(12)：2709-2716.

［122］Colvin JS，Bohne BA，Harding GW，McEwen DG，Ornitz DM.Skeletal overgrowth and deafness in mice lacking fibroblast growth factor receptor 3.Nature Genetics.1996；12(4)：390-397.

［123］Deng C，Wynshaw-Boris A，Zhou F，Kuo A，Leder P.Fibroblast growth factor receptor 3 is a negative regulator of bone growth.Cell.1996；84(6)：911-921.

［124］Valverde-Franco G，Liu H，Davidson D，Chai S，Valderrama-Carvajal H，Goltzman D，et al.Defective bone mineralization and osteopenia in young adult FGFR3-/- mice.Human Molecular Genetics.2004；13(3)：271-284.

［125］Valverde-Franco G，Binette J，Li W，Wang H，Chai S，Laflamme F，et al.Defects in articular cartilage metabolism and early arthritis in fibroblast growth factor receptor 3 deficient mice.Human Molecular Genetics.2006；15(11)：1783-1792.

[126] Gao C, Chen BP, Sullivan MB, Hui J, Henderson JE. Micro CT analysis of spine architecture in a mouse model of scoliosis. Frontiers in Endocrinology. 2015;6:130672.

[127] Clin J, Aubin C-É, Parent S, Labelle H. A biomechanical study of the Charleston brace for the treatment of scoliosis. Spine. 2010;35(19):E940 – E947.

[128] MacIntyre N, Recknor C, Grant S, Recknor J. Scores on the Safe Functional Motion test predict incident vertebral compression fracture. Osteoporosis International. 2014;25:543 – 550.

[129] Makrythanasis P, Temtamy S, Aglan MS, Otaify GA, Hamamy H, Antonarakis SE. A novel homozygous mutation in FGFR 3 causes tall stature, severe lateral tibial deviation, scoliosis, hearing impairment, camptodactyly, and arachnodactyly. Human Mutation. 2014;35(8):959 – 963.

[130] Komatsu Y, Chusho H, Tamura N, Yasoda A, Miyazawa T, Suda M, et al. Significance of C-type natriuretic peptide (CNP) in endochondral ossification: analysis of CNP knockout mice. Journal of bone and mineral metabolism. 2002; 20:331 – 336.

[131] Tsuji T, Kunieda T. A loss-of-function mutation in natriuretic peptide receptor 2 (Npr2) gene is responsible for disproportionate dwarfism in cn/cn mouse. Journal of Biological Chemistry. 2005;280(14):14288 – 14292.

[132] Miura K, Kim OH, Lee HR, Namba N, Michigami T, Yoo WJ, et al. Overgrowth syndrome associated with a gain - of - function mutation of the natriuretic peptide receptor 2 (NPR2) gene. American journal of medical genetics Part A. 2014;164(1):156 – 163.

[133] Miura K, Namba N, Fujiwara M, Ohata Y, Ishida H, Kitaoka T, et al. An overgrowth disorder associated with excessive production of cGMP due to a gain-of-function mutation of the natriuretic peptide receptor 2 gene. 2012.

[134] Waller-Evans H, Prömel S, Langenhan T, Dixon J, Zahn D, Colledge WH, et al. The orphan adhesion-GPCR GPR126 is required for embryonic development in the mouse. PloS One. 2010;5(11):e14047.

[135] Monk KR, Oshima K, Jörs S, Heller S, Talbot WS. Gpr126 is essential for peripheral nerve development and myelination in mammals. Development. 2011;138(13):2673 – 2680.

[136] Brochhausen C, Turial S, Müller FK, Schmitt VH, Coerdt W, Wihlm J-M, et al. Pectus excavatum: history, hypotheses and treatment options. Interactive cardiovascular and thoracic surgery. 2012;14(6):801 – 806.

[137] Wu S, Sun X, Zhu W, Huang Y, Mou L, Liu M, et al. Evidence for GAL3ST4 mutation as the potential cause of pectus excavatum. Cell Research. 2012;22(12):1712 – 1715.

[138] Lefebvre V, Bhattaram P. Vertebrate skeletogenesis. Current Topics in Developmental Biology. 2010;90:291 – 317.

[139] Fleming A, Keynes R, Tannahill D. A central role for the notochord in vertebral patterning. 2004.

[140] Grotmol S, Kryvi H, Nordvik K, Totland GK. Notochord segmentation may lay down the pathway for the development of the vertebral bodies in the Atlantic salmon. Anatomy and Embryology. 2003;207:263 – 272.

[141] Haga Y, Dominique VJ, Du SJ. Analyzing notochord segmentation and intervertebral disc formation using the twhh: gfp transgenic zebrafish model. Transgenic Research. 2009;18:669 – 683.

[142] Cortes DH, Elliott DM. The intervertebral disc: overview of disc mechanics. The Intervertebral Disc: Molecular and Structural Studies of the Disc in Health and Disease. 2013:17 – 31.

[143] Bruggeman BJ, Maier JA, Mohiuddin YS, Powers R, Lo Y, Guimarães - Camboa N, et al. Avian intervertebral disc arises from rostral sclerotome and lacks a nucleus pulposus: implications for evolution of the vertebrate disc. Developmental Dynamics. 2012;241(4):675 – 683.

[144] Inohaya K, Takano Y, Kudo A. The teleost intervertebral region acts as a growth center of the centrum: in vivo visualization of osteoblasts and their progenitors in transgenic fish. Developmental dynamics: an official publication of the American Association of Anatomists. 2007;236(11):3031 – 3046.

[145] Irie K, Kuroda Y, Mimori N, Hayashi S, Abe M, Tsuji N, et al. Histopathology of a wavy medaka. Journal of Toxicologic Pathology. 2016;29(2):115 – 118.

[146] Pereira L, Lee SY, Gayraud B, Andrikopoulos K, Shapiro SD, Bunton T, et al. Pathogenetic sequence for aneurysm revealed in mice underexpressing fibrillin-1. Proceedings of the National Academy of Sciences. 1999;96(7):3819 – 3823.

[147] Dickinson ME, Flenniken AM, Ji X, Teboul L, Wong MD, White JK, et al. High-throughput discovery of novel

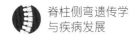
developmental phenotypes. Nature. 2016;537(7621):508-514.

[148] Meehan TF, Conte N, West DB, Jacobsen JO, Mason J, Warren J, et al. Disease model discovery from 3,328 gene knockouts by The International Mouse Phenotyping Consortium. Nature Genetics. 2017;49(8):1231-1238.

# 第六章 特发性脊柱侧弯遗传因素研究现状

Carol A. Wise and Shiro Ikegawa

## 引言

现代史初期的艺术和文学作品中均描述了人类与脊柱侧弯的斗争。

西方历史中最有名的脊柱侧弯病例是英格兰国王理查德三世,托马斯·莫尔将其描述为"……突起的背,左肩比右肩高得多……"。这一形象在 527 年后得到了惊人的证实,当时一具扭曲的骸骨被发掘出来,DNA 证据几乎可以肯定这是 15 世纪英格兰君主的遗骸[1]。随后的分析表明,理查德三世患有青少年"特发性"脊柱侧弯(adolescent idiopathic scoliosis,AIS),所谓的 AIS 是指进入青春生长期的儿童在其他方面健康,但出现了脊柱侧弯(图 6-1a)。

AIS 是一种困扰我们已久的疾病,虽然数十年来人们对其进行了大量研究,但一直不能解释它的生物学机制[2]。流行病学研究(在第七章中有更详细的描述)确定了 AIS 的高遗传性和显著的性别二态性,女孩发生进展性畸形的风险是男孩的 5 倍以上[3]。这些观察结果支持了一种疾病模型,在该模型中,AIS 的易感性主要由不同性别的遗传因素驱动。在这个模型中,男性"激活"AIS 所需的总突变负荷将大于女性,这种现象称为卡特效应[4,5]。因此,通过研究患有进展性 AIS 的男性应该能捕获到导致 AIS 的有害突变。AIS 的遗传基础为人类群体中的突变发现提供了令人兴奋的机遇,从而可以得出生物学上的因果关系。这种基于人类的研究的优点是[1],AIS 的动物模型很少,并且无法完全复刻表型[2];在当前高通量基因组学时代,全面和系统地分析每个基因组可以产生非常全面的结果[3];这些发现可以解释整体疾病风险的很大一部分。

C. A. Wise (✉)

Sarah M. and Charles E. Seay Center for Musculoskeletal Research, Texas Scottish Rite Hospital for Children, Dallas, TX, USA

Departments of Orthopaedic Surgery, Pediatrics, and McDermott Center for Human Growth and Development, University of Texas Southwestern Medical Center, Dallas, TX, USA
e-mail: carol.wise@tsrh.org

S. Ikegawa

Laboratory for Bone and Joint Diseases, RIKEN Center for Integrative Medical Sciences, Tokyo, Japan

© Springer International Publishing AG, part of Springer Nature 2018 K. Kusumi, S. L. Dunwoodie (eds.), *The Genetics and Development of Scoliosis*, https://doi.org/10.1007/978-3-319-90149-7_6

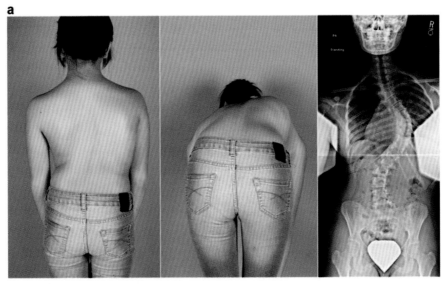

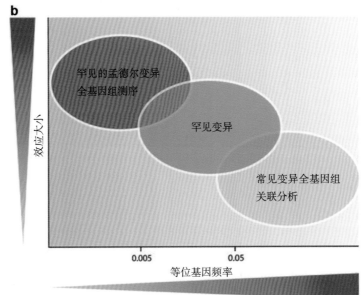

**图 6 - 1** 图 a 为青少年女性 AIS 患者。照片可见双肩不等高、肋骨隆起。后前位站立位 X 线片显示典型的未合并其他异常的向右侧的胸弯。图 b 表示的是 AIS 的遗传异质性。如图所示，等位基因（如 SNP）的频率与其效应大小呈负相关

与其他复杂的遗传疾病一样，我们预计许多具有不同效应和频率的可遗传突变将构成 AIS 的总突变负荷。如图 6 - 2 所示，人群中罕见的突变倾向于外显，并给个体带来更大的疾病风险，而常见的突变不易外显，并产生相对较小的影响[6]。在本章中，我们回顾基于人群的 AIS 致病基因发现的进展，以阐释 AIS 的复杂遗传模式。关于基于家族的 AIS 基因发现的综述，请参见第七章。为了简单起见，我们将该综述分为"常见"突变和"罕见"突变进行讨论。同时讨论表观遗传学和系统生物学的含义，以及使用遗传学预测 AIS 进展、估计个体患病风险和作为临床工具描绘新的 AIS 亚型。

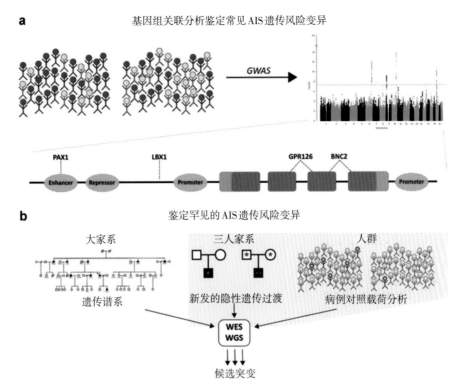

**图 6 - 2** 图 a：发现常见 AIS 遗传风险变异的基本框架。火柴人形象描绘了病例和对照人群，其中病例人群有丰富的某一常见等位基因。经统计比较后绘制曼哈顿图，染色体上的 SNPs 按照顺序排列与 X 轴，纵轴是关联度，计算方法为取 $P$ 的负对数。底部是一个代表性基因示意图，外显子为蓝色方框，5′ 和 3′ 非翻译区为绿色，非编码调控元件为黄色椭圆。为了简单起见，我们通过其与基因的相对位置标识与 AIS 易感性相关的重复关联。例如，染色体 20p11.12 易感性基因座定位在 *PAX1* 增强子内；染色体 10q24.31 基因座定位在 *LBX1* 启动子附近等。图 b：发现罕见 AIS 遗传风险变异的基本框架。通过全外显子测序或全基因组测序检测到的罕见疾病变异的搜索空间可以缩小到与大家族中的疾病共分离的变异（左）、符合新发突变或隐性遗传模式的变异（中）或病例和对照中的基因负荷测试

## 确定 AIS 的常见遗传风险因素

### 全基因组关联分析

迄今为止，AIS 的大多数遗传风险已由无假设驱动的全基因组关联分析（genome-wide association study，GWAS）确定。此类研究旨在绘制基因组中遗传风险因素相对于固定标记的位置，通常是单核苷酸多态性（single nucleotide polymorphisms，SNPs），可使用基于微阵列的方法对其进行可靠的基因分型[7]。根据定义，SNPs 在人群中很常见，因此，可以在统计分析中提供有用的信息，如测量病例和匹配对照之间频率差异的 Logistic 回归。另一种

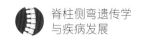
统计方法,即传递不平衡检验(transmission disequilibrium test,TDT),测量特定等位基因对患病后代的过度或不足传递[8](表6-1)。从实用的角度来看,基因分型成本的降低使GWAS变得"飞入寻常百姓家"。基因型和表型数据库(database of genotypes and phenotypes,dbGaP)[9,10]和病例控制协会(Wellcome Trust Case Control Consortium,WTCCC)等公共数据库通过提供其他大型研究中基因型的受控制访问,促进了GWAS的成功[11]。大规模推动保存DNA样本的生物银行发展,同样加快了GWAS和其他平台的研究速度[12]。

全基因组插补方法进一步提高了GWAS的效能,通过与参考数据集(如UK10K和1000G)中的连锁不平衡(linkage disequilibrium,LD)模式进行比较,可以推断出额外的基因型[13](表6-2)。在全基因组范围内输入基因型可能需要大量计算,但该方法可以得到一些易被忽略的新发现[7,14]。GWAS的基因分型后阶段也由公共可获取的资源开展。例如,dbSNP和HapMap中提供的群体SNP等位基因频率数据可使质控识别不匹配的离群样本。表6-2、表6-3和表6-4中给出了解释GWAS信号下基因组间隔的其他有用资源。

表6-1 遗传学定义

| 缩略语 | 全称 | 定义 |
| --- | --- | --- |
| GWAS | 全基因组关联分析 | 一项针对不同个体的全基因组遗传变异的观察性研究,以了解是否有任何变异与某一特征有关 |
| SNP | 单核苷酸多态性 | 发生在基因组特定位置的单个核苷酸的变异,其中每个变异在群体中都有一定程度的存在(如>1%) |
| TDT | 传递不平衡检验 | 一种基于家族的关联测试,用于检测遗传标记和性状之间是否存在遗传连锁 |
| LD | 连锁不平衡 | 某一给定群体中不同位点等位基因的非随机关联 |
| eQTL | 表达数量性状位点 | 导致mRNA表达水平变化的基因组基因座 |
| SNV | 单核苷酸变异 | 单个核苷酸的变异,没有任何频率限制,可能出现在体细胞中 |
| WES | 全外显子测序 | 一种转录组学技术,用于对基因组中所有蛋白编码基因(称为外显子组)进行测序 |
| WGS | 全基因组测序 | 一次性确定生物体基因组完整DNA序列的过程 |
| RNA-seq | 转录组测序 | 使用二代测序(NGS)来揭示某特定时刻生物样本中RNA的序列信息和表达信息 |
| ChIP-seq | 染色质免疫沉淀 | 一种用于研究细胞中蛋白质和DNA之间相互作用的免疫沉淀实验技术 |
| ATAC-seq | 染色质开放性测序 | 分析全基因组染色质开放程度的技术 |
| Hi-C | 高通量染色质构象捕获 | 一种利用交联和高通量测序研究全基因组远距离相互作用的技术 |
| Capture Hi-C | 改良的Hi-C | 一种使用杂交阵列捕获与特定功能元件相互作用的技术 |

续表

| 缩略语 | 全称 | 定义 |
|---|---|---|
| ChIA-PET | 配对标签测序 | 一种结合染色质免疫沉淀、基于 ChIP 的富集、染色质邻近连接、配对末端标签和高通量测序来确定全基因组远距离相互作用的技术 |
| Hi-ChIP | Hi-C 的扩展 | 与 ChIA-PET 类似的分析技术,但输入材料较少 |
| PLAC-seq | 接近连接辅助 ChIP-seq 技术 | 一种在染色质剪切和免疫沉淀之前在细胞核中进行邻近连接的技术 |

表 6-2 公共数据库

| 网络资源 | 用途 | 统一资源定位符 |
|---|---|---|
| dbGaP | 基因型和表型数据库 | https://www.ncbi.nlm.nih.gov/gap |
| WTCCC | Wellcome Trust 病例控制协会 | https://www.wtccc.org.uk/ |
| UK10K | 英国万人基因组计划 | https://www.uk10k.org/ |
| 1000G | 千人基因组计划 | http://www.internationalgenome.org/ |
| dbSNP | 单核苷酸多态性数据库 | https://www.ncbi.nlm.nih.gov/snp/ |
| NHGRI-EBI GWAS resource | 已发表的全基因组关联分析数据库 | http://www.genome.gov/gwastudies/ |
| gnomAD | 基因组聚合数据库 | http://gnomad.broadinstitute.org/ |
| ENCODE | DNA 元件百科全书 | https://www.encodeproject.org/ |
| OMIM | 在线人类孟德尔遗传数据库 | https://www.omim.org/ |
| GTEx | 基因型-组织表达数据库 | https://www.gtexportal.org/home/ |

表 6-3 基于人群的基因挖掘平台和资源

| 技术 | 读出值 | 对照 | 统计分析 | 临床参照 |
|---|---|---|---|---|
| SNP 微阵列基因分型 | SNPs,拷贝数变异 | gnomAD, HapMap, dbGaP GWAS 数据集 | Logistic 回归分析、趋势检验、传递不平衡检验 | GWAS catalog |
| 全外显子测序 | 单核苷酸变异、插入缺失突变 | gnomAD,EVS | 负荷试验 | ClinVar,OMIM |
| 全基因组测序 | 单核苷酸变异、插入缺失突变、拷贝数变异、SNPs | 1000G、UK10K | 负荷试验 | ClinVar,OMIM,dbSNP |

由于在典型的 GWAS 中进行了许多测试(所谓的多重测试),显著性水平 $P < 5 \times 10^{-8}$ 通常被认为有显著关联性(GWAS 的显著性)。独立验证候选 SNP 的后续研究可以揭示可能由随机等位基因频率差异或技术原因引起的假阳性,并提供真实的效应大小。因此,任何

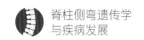

GWAS 都需要在多个大型队列中进行。值得注意的是,虽然 GWAS 已被证明是绘制疾病基因位点的有力工具,但基因型 SNP 本身可能不是疾病等位基因,需要进一步的精准定位的方法来定义因果突变。NHGRI - EBI 已发的全基因组关联分析目录汇总了可通过疾病、染色体位置、相关 SNP 等查询的已发表的研究,允许快速交叉研究比较[15,16]。

在此我们总结了目前常见和罕见 AIS 风险突变方面的研究进展,重点关注通过全基因组方法识别并在多个研究中验证的基因位点。为了简单起见,我们通过染色体带和最近的基因标记每个相关区域,发现了一些指向外源性非编码位点的信号。

### 10 号染色体 q24.31:*LBX1*

这是第一个确定的 AIS 相关位点,在日本人群中的 GWAS 和后续重复研究中被验证[17]。该区域最显著相关的 SNP 位点为 rs11190870($P=1.24\times10^{-19}$,比值比 $=1.56$)。这种相关性随后在中国香港华人群体以及南京和广州的汉族人群中得到了重复[18,19]。最近一项使用日本、中国汉族和高加索人群(5 159 例病例和 17 840 例对照)的荟萃分析支持 rs11190870 作为世界范围内的 AIS 易感性 SNP($P=1.22\times10^{-45}$,比值比 $=1.60$)[20]。rs11190870 编码在强 LD 的 80 kb 范围内,并且非常接近 *LBX1* 基因的末端,*LBX1* 基因与另一个基因 *FLJ41350*[也称为 *LOC399806* 或 *LBX1 - AS1*(*LBX1* 反义 RNA 1)]头对头编码。

*LBX1*(OMIM 604255)是最初在果蝇中发现的瓢虫晚期(ladybird late,lbl)同源盒基因的脊椎动物同源物[21,22]。在果蝇中,*lbl* 参与分节和心脏、肌肉前体的细胞特异性分化。在小鼠中,*Lbx1* 在胚胎发育期间呈特异性表达,表达仅限于发育中的中枢神经系统和肌肉。*Lbx1* 基因敲除(knockout,KO)小鼠在出生时出现大量肌肉缺失[23-25]。KO 小鼠也存在心脏循环缺陷及心肌增生[26]。*Lbx1* 的功能是控制引导肌肉前体细胞横向迁移的基因表达,并维持其迁移潜力。然而,KO 小鼠中并未发现有脊柱侧弯。此外,*Lbx1* 的缺失导致背侧联络神经元(传递体感信息的背侧脊髓细胞)的凋亡,同时导致疼痛传入神经元对背角神经支配的破坏,以及背侧连合神经元的增加[27,28]。因此,*LBX1* 可能与 AIS 的肌源性和神经源性病因有关。*FLJ41350* 编码 120 个氨基酸的人类特异性蛋白。其编码的蛋白与其他人类蛋白没有已知的同源性。人类 *LBX1* 有 3 种斑马鱼同源物,即 *lbx1a*、*lbx1b* 和 *lbx2*。有趣的是,3 种 *lbx* 基因的过表达和吗啉敲除都导致斑马鱼出现脊柱侧弯。*FLJ41350* 的类似实验没有产生脊柱侧弯表型。因此,*LBX1* 本身可能在脊柱畸形中发挥剂量敏感性作用[29]。

### 6 号染色体 q24:*GPR126*

一项大规模的日本 GWAS 发现 AIS 与 *ADGRG6* 基因(也称为 *GPR126*)内含子内的 6 号染色体 q24.1 上的 SNP 显著相关。这种关联性在中国和美国高加索(非西班牙裔白人)人群中得到重复(rs6570507 整体 $P=1.27\times10^{-14}$,比值比 $=1.27$),并已在其他多个研究中得到重复验证[30,31]。对照已发表的 GWAS 目录,发现 rs6570507 也与欧洲人群的躯干长度相关[32]。*GPR126*(OMIM 612243)由 26 个外显子组成,编码 1 250 个氨基酸的黏附 G 蛋白偶联受体。$GPR126$ 在人类软骨和小鼠脊柱增殖软骨中高度表达,表明在脊柱发育中起作用[30]。在 ATDC5 细胞系中,$Gpr126$ mRNA 表达随着早期软骨细胞分化而增加,并明显受到 SOX9 转录因子的调控[33]。在同一细胞中,$Gpr126$ 的过表达增加了软骨标记基因 $Col2a1$(编码Ⅱ型胶原)和 $Acan$(编码蛋白聚糖)的表达,而 $Gpr126$ 的敲除则降低了它们的表达[34],表明 $Gpr126$ 是软骨分化的正调节因子。

$GPR126$ 是黏附 G 蛋白偶联受体(G protein-coupled receptor,GPCR)家族的成员,在细胞黏附和迁移中发挥作用[35]。在斑马鱼中,$gpr126$ 在施万细胞髓鞘形成中发挥重要作用,而这一作用可以通过使用毛喉素提高 cAMP 水平来进行抑制。$GPR126$ 最初被认为是孤儿受体,这些数据表明 $GPR126$ 通过 G 蛋白发出信号[36]。$Gpr126$ 敲除小鼠不能生长,也有严重的神经功能缺损,表现为髓鞘减少性周围神经病变[37-39]。最近,通过遗传学手段敲除骨祖细胞中的 $Gpr126$,得到了一种具有多个 AIS 特征的新型转基因小鼠模型。敲除 $Gpr126$ 的脊柱软骨细胞在 AIS 出现前发生凋亡。该实验和其他实验确定了 $Gpr126$ 在胚胎后软骨发育过程中的关键作用,包括对环纤维化的形态发生、软骨细胞活率和 $Gal3st4$ 表达的影响[40]。

### 9 号染色体 P22.3 - 22.2:*BNC2*

遗传学研究(以相关系数的平方 $r^2$ 计算)估计 $LBX1$ 和 $GPR126$ 相关基因座只能解释 AIS 人群中约 1% 的遗传变异。为了探究额外的 AIS 易感性基因,研究人员开展了更大规模的 GWAS,其参与人员是预先设计的五倍多,并进行全基因组填充和荟萃分析。2 109 名日本 AIS 患者与 11 140 名对照的 4 420 789 个 SNPs 的相关性分析,发现了第三个新的基因座 rs3904778,该基因座位于 9 号染色体 p22.2,超过全基因组显著性差异并在独立的日本和中国队列中得以重复(合并 $P = 1.70 \times 10^{-13}$,OR 值 $= 1.21$)[41]。最显著相关的 SNPs 位于 $BNC2$(OMIM 608669)的 3 号内含子上,$BNC2$ 编码一种高度保守的,属于锌指蛋白的 C2H2 组的转录因子碱性磷酸酶 2。在人类中,该基因在子宫和脊髓中表达最高,在骨骼和软骨中表达也很明显。GTEx 数据库中的表达数量性状位点(expression quantitative trait locus,eQTL)数据表明相关等位基因可上调 $BNC2$ 转录。$BNC2$ 过表达导致斑马鱼身体弯曲和体节形成异常,表明 $BNC2$ 功能增强提高了 AIS 患病风险[41]。

### 20 号染色体 p11.22:*PAX1*

3 102 名欧洲后裔(非西班牙裔白人)的 GWAS 鉴定出 AIS 与 20 号染色体 p11.22 上位于 $PAX1$ 远端的基因座存在显著关联。这种关联在不同的北美、日本和东亚女性队列中发现也得到证实[42]。进一步的研究显示,这种关联几乎完全存在于女性患者群体(rs6137473 整体 $P = 2.15 \times 10^{-10}$,比值比 $= 1.30$),而不是男性(rs6137473 整体 $P = 0.71$,比值比 $= 0.08$),因此,将其定为性别特异性 AIS 基因座。这个长度为 174kb 的基因座位于 $PAX1$(配对框 1,OMIM 167411)区域的远端,$PAX1$ 是正常腹侧椎体结构发育所需的转录因子[43]。为了识别潜在的功能序列,用 ENCODE 数据库中的预测骨骼肌调节元件对该区域进行注

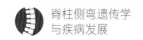
释。一个候选序列提示具有斑马鱼体节肌和脊髓中的增强子活性,这种活性被 AIS 相关
SNP 消除。因此,这种性二态 AIS 易感性基因座可被定义为一种非编码增强子,可以调节
脊柱发育中 *PAX*1 的表达。

## 其他位点

一项针对 4 317 名汉族女性 AIS 患者和 6 016 名对照的四阶段全基因组关联分析
(GWAS)检测到上述 *LBX*1 附近的关联,并确定了 3 个新的易感位点[44]。1 号染色体
p36.32 上的 SNP 位点 rs241215(整体 $P = 2.95 \times 10^{-9}$,比值比=0.83)位于 2 号染色体 q36.1
区域 *AJAP*1 基因的 5′端约 125 kb 处。*AJAP*1 编码一种与 E-钙黏蛋白/连环蛋白复合物
相互作用的跨膜蛋白,即黏附蛋白连接相关蛋白 1,可调节细胞黏附、迁移和侵袭[45]。第二
个位点 rs13398147(整体 $P = 7.59 \times 10^{-13}$,比值比=1.28)位于 *PAX*3 和 *EPHA*4 之间约
500 kb 的区域。该关联被认为是由对 *PAX*3 或 *EPHA*4,又或两者均有影响的非编码调控
元件的突变驱动的。*PAX*3 调节早期发育中的肌生成和神经管中的神经生成[46-48]。在人类
中,*PAX*3 突变与涉及听力、肢体、颅面和色素沉着异常的综合征相关。在小鼠中,*Pax*3 和
*Pax*7 对维持胚胎早期骨骼肌形成所需的肌源细胞是必要的[49]。*EPHA*4 编码一种受体蛋
白酪氨酸激酶,对恰当的皮质脊髓束发育和轴突引导至关重要[50]。第三个位点位于 18 号染
色体 q21.33 上 *BCL*2 基因的 rs4940576(整体 $P = 2.22 \times 10^{-12}$,比值比=1.23)。*BCL*2 编码
一种完整的线粒体外膜蛋白,B 细胞淋巴瘤 2 原癌基因,在多种细胞类型中介导抗凋亡。在
神经元中,*BCL*2 在发育过程中参与神经发生,并在整个成年期提高神经元存活率[51]。在骨
骼中,*BCL*2 过表达可抑制成骨细胞分化[52]。这三个新基因座没有重复实验进行验证报道。

## 与侧凸严重程度的关联性

当前 AIS 临床治疗的主要目标之一是准确识别并积极治疗侧凸进展可能性高的患者。
相关因素包括侧凸首次出现时的骨龄、性别、月经初潮状态、剩余生长潜能和侧凸类型[2]。
遗传因素会影响侧凸进展,对 *ESR*1、*ESR*2、*MATN*1 和 *IGF*1 基因中的一些 SNP 的研究表
明,这些位点与 AIS 严重程度相关[53-56]。

在病情严重的 AIS 患者(定义为 Cobb 角>40°的脊柱畸形)中进行 GWAS 探寻与侧凸
严重程度相关的 SNP。一项约12 000名日本受试者的两阶段关联研究确定了超过全基因组
显著性水平的 6 个 AIS 相关基因座[57]。其中 5 个是既往报道,3 个在 10 号染色体 q24.31
上的 *LBX*1 附近,2 个在 6 号染色体 q24.1 *GPR*126 上。*LBX*1 和 *GPR*126 基因座中 SNP
的等位基因频率与 AIS 严重程度无关。17 号染色体 q24.3 上的 rs12946942 在隐性模型中
显著关联($P = 4.00 \times 10^{-8}$,比值比=2.05),并在汉族人群中得以验证(整体 $P = 6.43 \times 10^{-12}$,比值比=2.21)。Kruskal-Wallis 检验表明侧凸严重程度和该 SNP 基因型之间存在显
著关联[57]。rs12946942 和包含它的 LD 区块位于 *SOX*9 和 *KCNJ*2 之间的基因沙漠中。它
们都距离该 SNP 约 1 Mb,但都是潜在的候选基因。

$SOX9$ 是软骨发生和软骨形成的主要转录调节因子[58]。最近,SOX5/6/9 蛋白通过超级增强子(super-enhancers,SEs)在全基因组范围内协同作用,完成生长板软骨细胞分化[59]。$SOX9$ 突变导致 campomelic 发育不良(OMIM 114290),这是一种骨骼发育不良,其特征是长骨弯曲、小肩胛骨、支气管狭窄、性别颠倒和脊柱后凸[60]。据报道,在成年小鼠中,$SOX9$ 可调节 $GPR126$ 基因表达,并控制结缔组织(如生长板、关节软骨和椎间盘)的稳态[61]。既往已经报道了控制组织特异性 $SOX9$ 表达的长程顺式调节元件[62,63]。含有 rs12946942 的 LD 区块最近被发现是前列腺癌的易感位点[64]。该区块包含 6 个增强子元件,其中一个元件在前列腺癌细胞系中形成 $SOX9$ 的长程染色质环。增强子内的 2 个 SNP 促进等位基因特异性表达,表明该区域的变异,通过控制脊柱侧弯相关的时空 $SOX9$ 表达,增加 AIS 的易感性。

$KCNJ2$ 编码钾通道,这是内向整流性钾流的一个组成部分[65]。$KCNJ2$ 突变导致心脏节律失调型周期性瘫痪,称为 Andersen-Tawil 综合征(Andersen-Tawil syndrome,ATS;OMIM 170390),其特征包括室性心律失常、周期性瘫痪、面部和骨骼畸形(包括宽眼距、小下颌、腭裂、并指畸形、指弯曲畸形和脊柱侧弯)[65,66]。17q24.2 - q24.3 微缺失综合征,缺失消除了 $KCNJ2$ 和 rs12946942,表现出类似于 ATS 的骨骼畸形,包括进行性脊柱侧弯[67]。然而,包括 $KCNJ2$ 但不包括 rs12946942 的类似微缺失没有脊柱侧弯表型[68]。需要进一步研究以确定该基因座中的致病基因。

为了探寻与 AIS 进展相关的基因,Ogura 等人进行了一项 GWAS,随后对 2 543 名进行了侧凸进展评估的 AIS 患者进行了复制研究:进展定义为 Cobb 角≥40°,无论骨骼成熟度;无进展定义为骨骼成熟同时 Cobb 角≤30°[69]。这些标准基于 AIS 的自然史,侧凸 Cobb 角≥40°即使在骨骼成熟后也可能进展,而≤30°不会进展[70]。由于 Cobb 法具有 4°～10°的观察者内或观察者间误差,因此,研究人员排除了 31°～39°的侧凸,以更明确地描述两组[71]。因此,在 11 号染色体 q14.1 上发现了一个新的基因座,在全基因组水平上具有显著相关($P=1.98×10^{-9}$,比值比=1.56)。随后的生物信息学分析和体外分析在 $MIR4300HG$ 中鉴定了一种功能性突变体 rs35333564,$MIR4300$ 是 microRNA 的宿主基因。包含 rs35333564 的基因区域具有增强子活性,其风险等位基因的增强子活性降低,表明 $MIR4300$ 的表达降低与 AIS 进展有关。

客观测量畸形进展的手段(如通过 Cobb 角测量)可为将 AIS 视为数量性状的遗传学研究提供机会。具体而言,这些分析可以考虑手术干预时的 Cobb 角或骨骼成熟度作为测量终点。应用于纵向数据(侧凸进展)的生存分析方法也可用于确定控制进展速率的因素[72]。在这些方法中,输入变量可包括 SNP 基因型、性别、种族和发病时年龄、侧凸角度、曲侧凸类型、骨龄等,结果变量为稍后时间点的侧凸角度。通过这种方式,可以识别基因型和表型的组合,对进展性 AIS 进行分类。影像技术的发展可以更好地表征脊柱侧弯的三个维度,也将有利于定量和定性研究的开展。

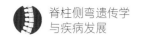

## 确定 AIS 的罕见遗传风险因素

与许多复杂疾病一样，AIS 的遗传学研究依靠技术发展驱动。因此，尽管大多数研究集中在 GWAS 发现的常见风险突变体，但在整个外显子组或基因组探寻罕见 AIS 致病等位基因的稳健的大规模并行测序方法的性价比不断提高，而这些基因可能在疾病发生中起到了重要作用。罕见致病等位基因可能是单核苷酸变异(single nucleotide variants,SNVs)或小段的插入/缺失(insertions/deletions,indels)，它们的发现得到了大规模公开数据库的支持，如基因组聚集数据库(genome aggregation database,gnomAD)，该数据库提供了测序等位基因的汇总数据[73]（表 6-1）。由于实际应用原因，即在解释外显子和疾病表型之间的关系时，罕见遗传风险因素的搜索空间通常被所谓的全外显子测序(whole exomesequencing,WES)限制在外显子区。随着测序成本的降低，全基因组测序(whole genome sequencing,WGS)逐渐成为主流，同时识别和解释非编码罕见疾病突变体的线上工具也不断得到改进[74]。人群中罕见变异与疾病的关联通常通过统计测量每个基因（编码序列）或遗传网络与对照相比的罕见等位基因负荷来测试[75]。该方法预期将通过 DNA 元件百科全书(Encyclopedia of DNA Elements,ENCODE)[76]和人类基因组中调控元件的其他研究，与非编码基因组的功能注释并行发展。

最近，通过 WES 和基于基因的关联分析，在不相关 AIS 病例和对照队列中检测了罕见变异在不相关的 AIS 人群中的贡献[77]。91 例 AIS 病例和 337 例对照的 WES 负荷试验显示，分别编码原纤维蛋白-1 和原纤维蛋白-2 的 *FBN*1 和 *FBN*2 是与 AIS 最显著相关的基因，这一结果得到了更大队列中进一步分析的支持。这些突变往往与较高的身高、更严重的脊柱侧弯和稍多的根特标准特征相关[78]，尽管患者缺乏马方综合征(OMIM 154700)或先天性挛缩性细长指(OMIM 121050)典型的心脏表现及其他并发症。另一项对 391 例严重 AIS 患者和 843 名欧洲血统对照者进行的研究，通过基因类别或通路检查了罕见变异的负荷，发现 AIS 中细胞外基质(extracellular matrix,*ECM*)基因中存在罕见突变($P=6\times10^{-9}$)。特别是，肌肉骨骼胶原基因中的新编码变体使 AIS 风险增加了两倍以上，其中 *COL*11*A*2 中的编码变体与 AIS 风险的相关性最强[79]。这表明，孟德尔结缔组织疾病基因中罕见的、轻度有害的变异可能在特发性脊柱侧弯患者中富集。

## 基因组学及其他

尽管 AIS 中的大多数遗传风险有待发现，但越来越多的证据表明，非编码调控序列的变异可能通过改变 *PAX*1 和 *LBX*1 等基因的时空表达而导致疾病易感性。因此，明确组织在多个发育时间点的调控景观是 AIS 遗传学研究的主要目标，但由于现有资源库（如 ENCODE 和 GTEx)中缺乏 AIS 相关组织（如椎间盘、椎骨、椎旁肌和脊髓）的信息，因此实现该目标还具有挑战性[80]。成功与否将取决于仔细采集和研究手术标本，使用 RNA 测序和 ChIP 序列等方法或相关方法(如 ATAC 序列、Hi‐C、Capture Hi‐C、ChIA‐PET、Hi‐ChIP 和 PLAC‐seq),在全基因组范围内定义调控元件和相关表达[74]。单细胞 DNA 和 RNA 测序也是异质样本表达分析的一种极具前景的工具[81]。表观遗传变化,即不涉及 DNA 序列本身变化的基因组改变,也可能有助于 AIS 的遗传学研究。考虑 AIS 中的性别特异性甲基化很有趣,因为已知 DNA 甲基化在男性和女性之间存在差异。例如,Angelman/Prader-Willi 综合征和母源第 14 号染色体单亲双体可能存在进展性脊柱侧弯[82]。整合基因组学、表观遗传学和临床数据,不仅有望为理解这种复杂和异质性疾病的机制提供基础,而且有望打造新的诊断和预后临床工具。

## 风险评估和个体化医疗

虽然 AIS 的个体遗传风险因素的生物学贡献较小,但对其他复杂疾病的研究表明,其总体影响是可测量的,并可能提供许多信息。其中一种方法是计算"多基因风险分数(polygenic risk score,PRS)",该评分将整个基因组中与性状相关的共同变异的影响相加,并通过其影响大小进行加权[14]。理论上,PRS 可用于在疾病发生前识别高风险个体或可能发展为特定疾病亚型的个体。例如,已证明 PRS 可区分炎症性肠病中的克罗恩病和溃疡性结肠炎[83]。可以设想,随着更多 AIS 相关变体被识别,它们可以被整合到个人风险评分系统,该系统可以预测发病或可能有助于预测进展风险。最终,主要目标是了解有多少遗传风险变异在生物学上导致 AIS 疾病风险增加,并确定无创干预措施以降低此类风险。在这方面,有趣的是,考虑到外显率的降低和常见风险变量的贡献,存在针对 AIS 的固有保护可以加以利用[84]。随着"AIS 基因组"的不断定义,预计也可能出现基因型-表型相关性。一个例子是上述轻度有害 *FBN1* 和 *FBN2* 突变与特定临床特征之间的关联。也许这样的 AIS 亚组将成为不同的临床实体,可以用新的命名法来描述。更令人兴奋的是个性化医学的前景,即 AIS 亚群可能是由某一基因特征驱动的特定生物治疗的候选群体。

## 基于 AIS 联盟的研究

AIS 在罕见和常见突变及表观遗传学方面的总体遗传学结构将继续与正在进行的和未来的研究并行。迄今为止发现的 AIS 的所有基因变异总和可能解释了不到 5% 的疾病易感性。显然,需要进行更有说服力的基因研究来确定这种疾病的其余病因。考虑到现有研究中观察到的有前景的关联峰值,更大规模、更有说服力的 GWAS 显然是值得的,但此类研究的开展同样具有很大的挑战性。在这方面,有几种策略可能会有所帮助[1]:通过招募更大的队列来增加样本量[2];利用具备更多信息的基因分型平台[3];减少筛选队列中的遗传异质性。类似的,罕见疾病变异的持续发现将取决于实验设计,如通过将基于家系的方法或基于网络的分析应用于大型队列,从而提高检测效能。在每种情况下,我们都可以通过增加研究队列的规模和数量来提高检测关联的能力。组织良好的研究联盟可以促进数据共享和进行荟萃分析,是实现这一目标的一个解决方案。第一个这样的研究小组,国际脊柱侧弯遗传学联合会(International Consortium for Scoliosis Genetics,ICSG)成立于 2012 年,并随后产生了第一个大规模 AIS 遗传学荟萃分析,对多个队列中 10 号染色体 *LBX*1 基因座的研究[85]。2016 年,ICSG 正式与国际脊柱畸形和脊柱侧弯联合会(International Consortium for Vertebral Anomalies and Scoliosis,ICVAS)合并,成为国际脊柱遗传、发育和疾病联合会(International Consortium for Spinal Genetics,Development,and Disease,ICSGDD)[86]。正在进行的 ICSGDD 工作还将包括对现有数据集的全基因组荟萃分析,以及支持创建更大的队列。进行由大型联合组织驱动的对未被充分代表的种族/祖先群体的研究是一个特别重要的事项,因为迄今为止对 AIS 的基因研究集中在欧洲/非西班牙裔白人和东亚人群,这些人群不太可能代表导致这一全球性疾病的全部基因变异。ICSGDD 的另一个关键目标是对 AIS 表型进行标准化,当与特定基因型相关时,可以加快特定疾病亚组的识别。

## AIS 遗传学:总结与未来研究

现代基因组学研究工具,主要是 GWAS,正在推动发现 AIS 的遗传风险因素。罕见的变异也有可能导致疾病风险,并且可以通过基于序列的方法发现。AIS 患者的总遗传风险特征会发生变化,并可能与特定亚型表型和/或疾病进展相关。整合基因组学有望识别可能具有治疗靶向性的生物网络。通过新兴技术和财团赞助的大规模基因研究将是确定 AIS 完整遗传学结构的关键。

# 参 考 文 献

［1］ Appleby J,Mitchell PD,Robinson C,Brough A,Rutty G,Harris RA,et al.The scoliosis of Richard Ⅲ,last Plantagenet King of England:diagnosis and clinical significance.Lancet.2014;383(9932):1944.

［2］ Herring J,editor.Tachdjian's Pediatric Orthopaedics.5th ed.Philadelphia:WB Saunders;2013.

［3］ Hresko MT.Clinical practice.Idiopathic scoliosis in adolescents.N Engl J Med.2013;368(9):834－841.

［4］ Carter CO,Evans KA.Inheritance of congenital pyloric stenosis.J Med Genet.1969;6(3):233－254.

［5］ Kruse LM,Buchan JG,Gurnett CA,Dobbs MB.Polygenic threshold model with sex dimorphism in adolescent idiopathic scoliosis:the Carter effect.J Bone Joint Surg Am.2012;94(16):1485－1491.

［6］ Antonarakis SE,Chakravarti A,Cohen JC,Hardy J.Mendelian disorders and multifactorial traits:the big divide or one for all? Nat Rev Genet.2010;11(5):380－384.

［7］ Altshuler D,Daly MJ,Lander ES.Genetic mapping in human disease.Science.2008;322(5903):881－888.

［8］ Spielman RS,Ewens WJ.The TDT and other family-based tests for linkage disequilibrium and association.Am J Hum Genet.1996;59(5):983－989.

［9］ Mailman MD,Feolo M,Jin Y,Kimura M,Tryka K,Bagoutdinov R,et al.The NCBI dbGaP database of genotypes and phenotypes.Nat Genet.2007;39(10):1181－1186.

［10］ Tryka KA,Hao L,Sturcke A,Jin Y,Wang ZY,Ziyabari L,et al.NCBI's Database of Genotypes and Phenotypes:dbGaP.Nucleic Acids Res.2014;42(Database issue):D975－979.

［11］ Freathy RM,Mook-Kanamori DO,Sovio U,Prokopenko I,Timpson NJ,Berry DJ,et al.Variants in ADCY5 and near CCNL1 are associated with fetal growth and birth weight.Nat Genet.2010;42(5):430－435.

［12］ Hirata MNA,Kamatani Y,Ninomiya T,Tamakoshi A,Yamagata Z,Kubo M,Muto K,Kiyohara Y,Mushiroda T,Murakami Y,Yuji K,Furukawa Y,Zembutsu H,Tanaka T,Ohnishi Y,Nakamura Y,BioBank Japan Coperative Hospital Group,Matsuda K.Overview of BioBank Japan follow-up data in 32 diseases.J Epidemiol.2017;27(3S):S22－S28.

［13］ Fuchsberger C,Flannick J,Teslovich TM,Mahajan A,Agarwala V,Gaulton KJ,et al.The genetic architecture of type 2 diabetes.Nature.2016;536(7614):41－47.

［14］ Pasaniuc B,Price AL.Dissecting the genetics of complex traits using summary association statistics.Nat Rev Genet.2017;18(2):117－127.

［15］ Hindorff LA,Junkins H.A,Mehta JP,Manolio TA.A Catalog of Published Genome-Wide Association Studies.Available at:http://www.genome.gov/gwastudies.Accessed date of access..

［16］ Hindorff LA,Morales J (European Bioinformatics Institute),Junkins HA,Hall PN,Klemm AK,and Manolio TA.A Catalog of Published Genome-Wide Association Studies.Available from:http://www.genome.gov/gwastudies

［17］ Takahashi Y,Kou I,Takahashi A,Johnson TA,Kono K,Kawakami N,et al.A genome-wide association study identifies common variants near LBX1 associated with adolescent idiopathic scoliosis.Nat Genet.2011;43(12):1237－1240.

［18］ Jiang H,Qiu X,Dai J,Yan H,Zhu Z,Qian B,et al.Association of rs11190870 near LBX1 with adolescent idiopathic scoliosis susceptibility in a Han Chinese population.Eur Spine J.2013;22(2):282－286.

［19］ Gao W,Peng Y,Liang G,Liang A,Ye W,Zhang L,et al.Association between common variants near LBX1 and adolescent idiopathic scoliosis replicated in the Chinese Han Population.PLoS One.2013;8(1):e53234.

［20］ Londono D,et al.A meta-analysis identifies adolescent idiopathic scoliosis association with LBX1 locus in multiple ethnic groups.J Med Genet.2014;6:401－406.

［21］ Jagla K,Frasch M,Jagla T,Dretzen G,Bellard F,Bellard M.Ladybird,a new component of the cardiogenic pathway in Drosophila required for diversification of heart precursors.Development.1997;124(18):3471－3479.

［22］ Jagla K,Jagla T,Heitzler P,Dretzen G,Bellard F,Bellard M.Ladybird,a tandem of homeobox genes that maintain late wingless expression in terminal and dorsal epidermis of the Drosophila embryo.Development.1997;124(1):91－

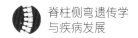

100.

［23］ Jagla K, Dolle P, Mattei MG, Jagla T, Schuhbaur B, Dretzen G, et al. Mouse Lbx1 and human LBX1 define a novel mammalian homeobox gene family related to the Drosophila lady bird genes. Mech Dev. 1995;53(3):345 – 356.

［24］ Gross MK, Moran-Rivard L, Velasquez T, Nakatsu MN, Jagla K, Goulding M. Lbx1 is required for muscle precursor migration along a lateral pathway into the limb. Development. 2000;127(2):413 – 424.

［25］ Brohmann H, Jagla K, Birchmeier C. The role of Lbx1 in migration of muscle precursor cells. Development. 2000;127(2):437 – 445.

［26］ Schafer K, Neuhaus P, Kruse J, Braun T. The homeobox gene Lbx1 specifies a subpopulation of cardiac neural crest necessary for normal heart development. Circ Res. 2003;92(1):73 – 80.

［27］ Gross MK, Dottori M, Goulding M. Lbx1 specifies somatosensory association interneurons in the dorsal spinal cord. Neuron. 2002;34(4):535 – 549.

［28］ Muller T, Brohmann H, Pierani A, Heppenstall PA, Lewin GR, Jessell TM, et al. The homeodomain factor lbx1 distinguishes two major programs of neuronal differentiation in the dorsal spinal cord. Neuron. 2002;34(4):551 – 562.

［29］ Guo L, Yamashita H, Kou I, Takimoto A, Meguro-Horike M, Horike S, et al. Functional investigation of a non-coding variant associated with adolescent idiopathic scoliosis in zebrafish: elevated expression of the ladybird homeobox gene causes body axis deformation. PLoS Genet. 2016;12(1):e1005802.

［30］ Kou I, Takahashi Y, Johnson TA, Takahashi A, Guo L, Dai J, et al. Genetic variants in GPR126 are associated with adolescent idiopathic scoliosis. Nat Genet. 2013;45:676 – 679.

［31］ Xu JF, Yang GH, Pan XH, Zhang SJ, Zhao C, Qiu BS, et al. Association of GPR126 gene polymorphism with adolescent idiopathic scoliosis in Chinese populations. Genomics. 2015;105(2):101 – 107.

［32］ Soranzo N, Rivadeneira F, Chinappen-Horsley U, Malkina I, Richards JB, Hammond N, et al. Meta-analysis of genome-wide scans for human adult stature identifies novel Loci and associations with measures of skeletal frame size. PLoS Genet. 2009;5(4):e1000445.

［33］ Shukunami C, Shigeno C, Atsumi T, Ishizeki K, Suzuki F, Hiraki Y. Chondrogenic differentiation of clonal mouse embryonic cell line ATDC5 in vitro: differentiation-dependent gene expression of parathyroid hormone (PTH)/PTH-related peptide receptor. J Cell Biol. 1996;133(2):457 – 468.

［34］ Ikegawa S. Genomic study of adolescent idiopathic scoliosis in Japan. Scoliosis Spinal Disord. 2016;11:5.

［35］ Langenhan T, Aust G, Hamann J. Sticky signaling--adhesion class g protein-coupled receptors take the stage. Sci Signal. 2013;6(276):re3.

［36］ Monk KR, Naylor SG, Glenn TD, Mercurio S, Perlin JR, Dominguez C, et al. A G protein-coupled receptor is essential for Schwann cells to initiate myelination. Science. 2009;325(5946):1402 – 1405.

［37］ Monk KR, Oshima K, Jors S, Heller S, Talbot WS. Gpr126 is essential for peripheral nerve development and myelination in mammals. Development. 2011;138(13):2673 – 2680.

［38］ Waller-Evans H, Promel S, Langenhan T, Dixon J, Zahn D, Colledge WH, et al. The orphan adhesion-GPCR GPR126 is required for embryonic development in the mouse. PLoS One. 2010;5(11):e14047.

［39］ Geng FS, Abbas L, Baxendale S, Holdsworth CJ, Swanson AG, Slanchev K, et al. Semicircular canal morphogenesis in the zebrafish inner ear requires the function of gpr126 (lauscher), an adhesion class G protein-coupled receptor gene. Development. 2013;140(21):4362 – 4374.

［40］ Karner CM, Long F, Solnica-Krezel L, Monk KR, Gray RS. Gpr126/Adgrg6 deletion in cartilage models idiopathic scoliosis and pectus excavatum in mice. Hum Mol Genet. 2015;24(15):4365 – 4373.

［41］ Ogura Y, Kou I, Miura S, Takahashi A, Xu L, Takeda K, et al. A functional SNP in BNC2 is associated with adolescent idiopathic scoliosis. Am J Hum Genet. 2015;97(2):337 – 342.

［42］ Sharma S, Londono D, Eckalbar WL, Gao X, Zhang D, Mauldin K, et al. A PAX1 enhancer locus is associated with susceptibility to idiopathic scoliosis in females. Nat Commun. 2015;6:6452.

［43］ Wallin J, Wilting J, Koseki H, Fritsch R, Christ B, Balling R. The role of Pax-1 in axial skeleton development. Development. 1994;120(5):1109 – 1121.

［44］ Zhu Z, Tang NL, Xu L, Qin X, Mao S, Song Y, et al. Genome-wide association study identifies new susceptibility loci for adolescent idiopathic scoliosis in Chinese girls.Nat Commun.2015;6;8355.

[45] Bharti S,Handrow-Metzmacher H,Zickenheiner S,Zeitvogel A,Baumann R,StarzinskiPowitz A.Novel membrane protein shrew-1 targets to cadherin-mediated junctions in polarized epithelial cells.Mol Biol Cell.2004;15(1);397－406.

[46] Schubert FR,Tremblay P,Mansouri A,Faisst AM,Kammandel B,Lumsden A,et al.Early mesodermal phenotypes in splotch suggest a role for Pax3 in the formation of epithelial somites.Dev Dyn.2001;222(3);506－521.

[47] Buckingham M,Relaix F.The role of Pax genes in the development of tissues and organs;Pax3 and Pax7 regulate muscle progenitor cell functions.Annu Rev Cell Dev Biol.2007;23;645－673.

[48] Young AP,Wagers AJ.Pax3 induces differentiation of juvenile skeletal muscle stem cells without transcriptional upregulation of canonical myogenic regulatory factors.J Cell Sci.2010;123(Pt 15);2632－2639.

[49] Relaix F,Rocancourt D,Mansouri A,Buckingham M. A Pax3/Pax7-dependent population of skeletal muscle progenitor cells.Nature.2005;435(7044);948－953.

[50] Kullander K,Butt SJ,Lebret JM,Lundfald L,Restrepo CE,Rydstrom A,et al.Role of EphA4 and EphrinB3 in local neuronal circuits that control walking.Science.2003;299(5614);1889－1892.

[51] Farlie PG,Dringen R,Rees SM,Kannourakis G,Bernard O.bcl-2 transgene expression can protect neurons against developmental and induced cell death.Proc Natl Acad Sci USA.1995;92(10);4397－4401.

[52] Moriishi T,Maruyama Z,Fukuyama R,Ito M,Miyazaki T,Kitaura H,et al.Overexpression of Bcl2 in osteoblasts inhibits osteoblast differentiation and induces osteocyte apoptosis.PLoS One.2011;6(11);e27487.

[53] Wu J,Qiu Y,Zhang L,Sun Q,Qiu X,He Y.Association of estrogen receptor gene polymorphisms with susceptibility to adolescent idiopathic scoliosis.Spine (Phila Pa 1976).2006;31(10);1131－1136.

[54] Zhang HQ,Lu SJ,Tang MX,Chen LQ,Liu SH,Guo CF,et al. Association of estrogen receptor beta gene polymorphisms with susceptibility to adolescent idiopathic scoliosis.Spine (Phila Pa 1976).2009;34(8);760－764.

[55] Chen Z,Tang NL,Cao X,Qiao D,Yi L,Cheng JC,et al.Promoter polymorphism of matrilin-1 gene predisposes to adolescent idiopathic scoliosis in a Chinese population.Eur J Hum Genet.2009;17(4);525－532.

[56] Yeung HY,Tang NL,Lee KM,Ng BK,Hung VW,Kwok R,et al.Genetic association study of insulin-like growth factor-I (IGF-I) gene with curve severity and osteopenia in adolescent idiopathic scoliosis.Stud Health Technol Inform.2006;123;18－24.

[57] Miyake A,Kou I,Takahashi Y,Johnson TA,Ogura Y,Dai J,et al.Identification of a susceptibility locus for severe adolescent idiopathic scoliosis on chromosome 17q24.3.PLoS One.2013;8(9);e72802.

[58] Dy P,Wang W,Bhattaram P,Wang Q,Wang L,Ballock RT,et al.Sox9 directs hypertrophic maturation and blocks osteoblast differentiation of growth plate chondrocytes.Dev Cell.2012;22(3);597－609.

[59] Liu CF,Lefebvre V. The transcription factors SOX9 and SOX5/SOX6 cooperate genome-wide through super-enhancers to drive chondrogenesis.Nucleic Acids Res.2015;43(17);8183－8203.

[60] Lekovic GP,Rekate HL,Dickman CA,Pearson M.Congenital cervical instability in a patient with camptomelic dysplasia.Child's Nerv Syst.2006;22(9);1212－1214.

[61] Henry SP,Liang S,Akdemir KC,de Crombrugghe B.The postnatal role of Sox9 in cartilage.J Bone Miner Res.2012;27(12);2511－2525.

[62] Wunderle VM,Critcher R,Hastie N,Goodfellow PN,Schedl A.Deletion of long-range regulatory elements upstream of SOX9 causes campomelic dysplasia.Proc Natl Acad Sci USA.1998;95(18);10649－10654.

[63] Gordon CT,Tan TY,Benko S,Fitzpatrick D,Lyonnet S,Farlie PG.Long-range regulation at the SOX9 locus in development and disease.J Med Genet.2009;46(10);649－656.

[64] Zhang X,Cowper-Sal lari R,Bailey SD,Moore JH,Lupien M.Integrative functional genomics identifies an enhancer looping to the SOX9 gene disrupted by the 17q24.3 prostate cancer risk locus.Genome Res.2012;22(8);1437－1446.

[65] Tristani-Firouzi M,Etheridge SP. Kir 2.1 channelopathies;the Andersen-Tawil syndrome.Pflugers Arch.2010;460(2);289－294.

[66] Plaster NM,Tawil R,Tristani-Firouzi M,Canun S,Bendahhou S,Tsunoda A,et al.Mutations in Kir2.1 cause the developmental and episodic electrical phenotypes of Andersen's syndrome.Cell.2001;105(4);511－519.

[67] Lestner JM,Ellis R,Canham N.Delineating the 17q24.2-q24.3 microdeletion syndrome phenotype.Eur J Med Genet. 2012;55(12):700 − 704.

[68] Blyth M,Huang S,Maloney V,Crolla JA,Karen Temple I. A 2.3Mb deletion of 17q24.2-q24.3 associated with "Carney complex plus".Eur J Med Genet.2008;51(6):672 − 678.

[69] KI OY,Takahashi Y,Takeda K,Minami S,Kawakami N,Uno K,Ito M,Yonezawa I,Kaito T,Yanagida H,Watanabe K,Taneichi H,Harimaya K,Taniguchi Y,Kotani T,Tsuji T,Suzuki T,Sudo H,Fujita N,Yagi M,Chiba K,Kubo M, Kamatani Y,Nakamura M,Matsumoto M,Japan Scoliosis Clinical Research Group,Watanabe K,Ikegawa S,Japan Scoliosis Clinical Research Group. A functional variant in MIR4300HG, the host gene of microRNA MIR4300 is associated with progression of adolescent idiopathic scoliosis.Hum Mol Genet.2017;26(20):4086 − 4092.

[70] Weinstein SL.Natural history.Spine (Phila Pa 1976).1999;24(24):2592 − 2600.

[71] Carman DL,Browne RH,Birch JG. Measurement of scoliosis and kyphosis radiographs. Intraobserver and interobserver variation.J Bone Joint Surg.1990;72(3):328 − 333.

[72] Londono D,Chen KM,Musolf A,Wang R,Shen T,Brandon J,et al.A novel method for analyzing genetic association with longitudinal phenotypes.Stat Appl Genet Mol Biol.2013;12(2):241 − 261.

[73] Lek M,Karczewski KJ,Minikel EV,Samocha KE,Banks E,Fennell T,et al. Analysis of protein-coding genetic variation in 60,706 humans.Nature.2016;536(7616):285 − 291.

[74] Chatterjee S,Ahituv N.Gene regulatory elements,major drivers of human disease.Annu Rev Genomics Hum Genet. 2017;18:45 − 63.

[75] Lee S,Emond MJ,Bamshad MJ,Barnes KC,Rieder MJ,Nickerson DA,et al.Optimal unified approach for rare-variant association testing with application to small-sample case-control whole-exome sequencing studies.Am J Hum Genet.2012;91(2):224 − 237.

[76] Consortium EP,Bernstein BE,Birney E,Dunham I,Green ED,Gunter C,et al.An integrated encyclopedia of DNA elements in the human genome.Nature.2012;489(7414):57 − 74.

[77] Buchan JG,Alvarado DM,Haller GE,Cruchaga C,Harms MB,Zhang T,et al.Rare variants in FBN1 and FBN2 are associated with severe adolescent idiopathic scoliosis.Hum Mol Genet.2014;23(19):5271 − 5782.

[78] Loeys BL,Dietz HC,Braverman AC,Callewaert BL,De Backer J,Devereux RB,et al.The revised Ghent nosology for the Marfan syndrome.J Med Genet.2010;47(7):476 − 485.

[79] Haller G,Alvarado D,McCall K,Yang P,Cruchaga C,Harms M,et al.A polygenic burden of rare variants across extracellular matrix genes among individuals with adolescent idiopathic scoliosis.Hum Mol Genet.2016;25(1):202 − 209.

[80] Project e.Enhancing GTEx by bridging the gaps between genotype,gene expression,and disease.Nat Genet.2017;49: 1664 − 1670.

[81] Grun D,van Oudenaarden A.Design and analysis of single-cell sequencing experiments.Cell.2015;163(4):799 − 810.

[82] Temple IK,Cockwell A,Hassold T,Pettay D,Jacobs P.Maternal uniparental disomy for chromosome 14.J Med Genet.1991;28(8):511 − 514.

[83] Cleynen I,Boucher G,Jostins L,Schumm LP,Zeissig S,Ahmad T,et al.Inherited determinants of Crohn's disease and ulcerative colitis phenotypes:a genetic association study.Lancet.2016;387(10014):156 − 167.

[84] Felix MA,Barkoulas M.Pervasive robustness in biological systems.Nat Rev Genet.2015;16(8):483 − 496.

[85] Londono D,Kou I,Johnson TA,Sharma S,Ogura Y,Tsunoda T,et al.A meta-analysis identifies adolescent idiopathic scoliosis association with LBX1 locus in multiple ethnic groups.J Med Genet.2014;51(6):401 − 406.

[86] Giampietro PF,Pourquié O,Raggio C,Ikegawa S,Turnpenny PD,Gray R,et al.Summary of the first inaugural joint meeting of the International Consortium for scoliosis genetics and the International Consortium for Vertebral Anomalies and Scoliosis,March 16 − 18,2017,Dallas,Texas.Am J Med Genet A.2017;176(1):253 − 256.

# 第七章 特发性脊柱侧弯的遗传学和功能病理学

Elizabeth A. Terhune，Erin E. Baschal，and Nancy Hadley Miller

## 引言

特发性脊柱侧弯（idiopathic scoliosis，IS）是一种脊柱的结构性侧弯，影响 2%～3% 的儿童人群，女孩比男孩更易患病。目前该疾病的治疗方案仅包括支具、物理治疗和针对严重进展性畸形的脊柱融合手术。临床表现的差异、有限的治疗选择及无法预测畸形进展的风险使医生、IS 患者及其家属感到困惑。IS 长期以来被认为是一种家族性遗传疾病。然而，遗传机制在很大程度上是未知的。迄今为止，多项研究已经确定了特定人群中与 IS 相关的基因变异。然而，除了 *LBX*1 和 *GPR*126 基因内或附近的变体外，大多数的关联研究结果都无法得到重复。这些研究的不同结果表明这种疾病具有很强的遗传和表型异质性。新的技术，包括新一代测序和不断优化的动物模型，有望发现导致 IS 的机制。确定 IS 的遗传因素可能有助于开发诊断筛查工具，并为患儿提供更有效的治疗方案。

## IS 的遗传基础

### IS 的家系基础

IS 的遗传基础早在 20 世纪 30 年代就已确立，当时一个家族中的五代人都发现了脊柱侧弯[1]。几十年后，临床观察和人群研究证明，与普通人群相比，患者亲属中脊柱侧弯的患病率更高[1-7]。具体而言，Wynne-Davies 观察到，IS 患者的亲属患该疾病的风险更高，报告

E. A. Terhune · E. E. Baschal
Department of Orthopedics，University of Colorado Anschutz Medical Campus，Aurora，CO，USA

N. H. Miller (✉)
Department of Orthopedics，University of Colorado Anschutz Medical Campus，Aurora，CO，USA

Musculoskeletal Research Center，Children's Hospital Colorado，Aurora，CO，USA
e-mail：nancy.hadley-miller@ucdenver.edu

© Springer International Publishing AG，part of Springer Nature 2018 K. Kusumi，S. L. Dunwoodie（eds.），*The Genetics and Development of Scoliosis*，https://doi.org/10.1007/978-3-319-90149-7_7

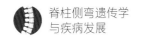

称,11%的一级亲属、2.4%的二级亲属和1.4%三级亲属患有 IS[2,8]。在另一项研究中,Bonaiti 等人在不同人群中观察到约40%的 IS 病例具有家族聚集性[9]。最近,在对美国犹他州摩门教人口的特殊数据库(GenDB)的分析中,97%的 IS 患者被确定为遗传来源[10]。IS 研究界的许多研究人员推测,IS 可能是由多个遗传风险等位基因与环境风险因素共同造成的。

## 双生子发病一致率

对同卵和异卵双胞胎的研究提供了支持 IS 遗传基础的进一步证据。一致性定义为若双胞胎都患有该疾病,与异卵双胞胎相比,同卵双胞胎中发病一致率更高,表明疾病具有遗传性。同卵双胞胎的 IS 发病一致率约为73%,异卵双胞胎约为36%[7,11-17],表明该疾病具有很强的遗传性。一开始,这个结论令人感到困惑和矛盾,因为异卵双胞胎的发病一致率似乎比 Riseborough 和 Wynne-Davies 报告的一级亲属的发病一致率高出3倍[8]。然而,进一步检查后,异卵双胞胎的较高发生率可能是由脊柱侧弯影像学确认率的差异造成的。双生子中脊柱侧弯的影像学确诊率可能更高,因为一个双生子的诊断可能导致对另一个双生子也进行调查确认。在一级亲属中,这种确认的可能性较小,因此,一级亲属可能具有人为导致的低一致率。还可能存在尚未确定的子宫内环境成分。尽管这些因素可能会混淆对双胞胎数据的解释,但同卵和异卵双胞胎的高一致率表明 IS 具有很强的遗传性。

## 多种遗传模式

迄今为止,在对 IS 家族的研究中,已经报道了多种遗传模式,包括 X 连锁[18,19]、多基因[2,20,21]和常染色体显性[22-25]。这些结果并不矛盾,而是作为家族之间可能存在的各种 IS 遗传模型的例子。图 7-1 给出了两个常见的 IS 家系,一个表现出明显的 X 连锁显性遗传模式,另一个则是明显的常染色体显性遗传模式。

Wynne-Davies 认为,根据他们在二十世纪六七十年代对2 000多人的早期研究,IS 可能以显性或多基因方式遗传[2,8]。Aksenovich[26]在对具有中度至重度脊柱侧弯(>25°)先证者的家庭进行分析后,提出了具有性别依赖外显率的 IS 常染色体显性遗传模式。然而,当作者分析轻度脊柱侧弯(<25°)的先证者时,多个破坏性等位基因(遗传异质性)被认为是导致 IS 的可能原因。该研究小组随后对101个具有至少5°脊柱侧弯的 IS 家族(703 个个体)进行了综合分离分析(complex segregation analysis,CSA),这是一种用于确定主基因是否构成表型性状分布的技术[27]。这一分析最初并未获得明确的遗传模式,但排除侧凸角度<11°的个体后,结果支持具有高不完全外显率的常染色体显性遗传模式。值得注意的是,IS 的临床诊断标准是至少达到10°的脊柱侧弯。

其他研究组观察到 X 连锁遗传模式。该模式的特点是父亲不会传给儿子,因为男性无法将 X 染色体传给男性后代。1972 年,Cowell 等人报告了17个具有这种遗传模式的家系[18]。后来,Miller[19]和 Justice[28]分析了具有 X 连锁遗传特征的部分家系,发现 X 染色体 q23-26区域可能与该部分家系中的 IS 连锁。

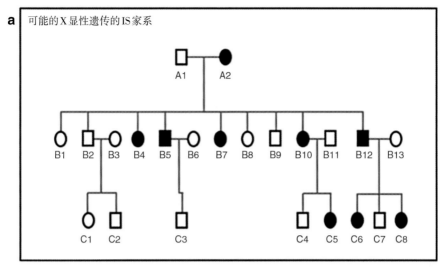

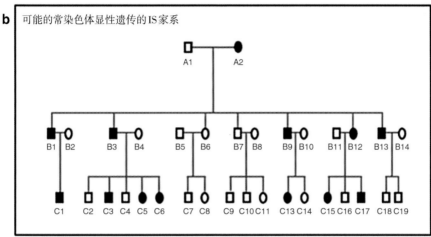

**图 7 - 1　两个不同但是典型的 IS 谱系的例子**

图 a：可能是一个 X 显性遗传的多代 IS 家系。注意家系中缺少男性到男性的遗传。图 b：可能是常染色体显性遗传的男性到男性遗传的 IS 家系

## 小结

　　从 20 世纪 30 年代 Garland 的观察性家系研究开始，几十年来，IS 的遗传学基础已经得以建立。对 IS 遗传模式的研究已证明在家系之间和家系内部都存在差异，家族研究支持常染色体显性、X 连锁和多基因遗传模式。综上所述，20 世纪的数据表明，IS 是一种复杂的遗传疾病，患病家系的遗传模式存在差异。

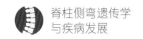

## 异质性和混杂因素

### 表型异质性和重叠性

患者队列中显著的表型和遗传异质性极大地增加了确定 IS 遗传因素的难度。非特发性脊柱侧弯是多种运动系统疾病表型的一部分,包括马方综合征和成骨不全,早期对 IS 的研究可能并没有将这些个体排除在研究队列之外[1,3,29,30]。其他研究没有详细说明脊柱侧弯诊断的具体标准,或者无法从患者处获得随访过程中的脊柱 X 线[2,7,8,20,22,31]。明确的诊断标准和详尽的影像学资料有助于区分患病个体和未患病个体,影像学可能会降低仅凭临床观察做出的假阴性诊断率。此外,对于大型研究队列中的表型亚型分析,需要患者完整的病历资料,所需的临床信息可能包括发病年龄、侧凸严重程度、侧凸进展、IS 家族史,以及生活方式或环境因素。详细的表型特征,包括影像学资料,这对于确诊非常重要,并有助于更好地理解 IS。

### 遗传异质性

同样,患者人群的遗传异质性也是 IS 研究人员需要克服的重大挑战。遗传异质性的定义为由不同遗传机制产生的相同表型。对于 IS 来说,这意味着多个基因的突变都可能产生相似的表型。然而,一旦确定了 IS 的潜在遗传原因,就有可能根据表型和遗传差异将"特发性脊柱侧弯"分为不同的亚型。在实践中,很难在具有高度遗传异质性的家系中确定明确的遗传模式,这些家系也可能出现很高的不完全外显率。IS 遗传异质性带来的一个主要问题是,出于实验和分析目的,个体会被视为具有完全相同的条件。这可能会混淆连锁和关联研究。充分了解 IS 的遗传谱对于不同亚型的治疗选择也很重要。

### 小结

IS 的特点是高度的遗传和表型异质性,这给试图揭示 IS 遗传机制的研究人员带来了重大挑战。需要严格的诊断标准,特别是影像学检查,以鉴别 IS 与其他疾病,并识别真阴性对照。

## IS 遗传学研究概述

### 候选基因研究

在下一代测序技术应用之前,候选基因策略用于分析被认为对 IS 病理基础很重要的蛋白质编码基因。由于脊柱侧弯是许多结缔组织疾病的表型之一,一些细胞外基质(extracellular matrix,ECM)基因包括胶原蛋白、弹性蛋白、原纤维蛋白、蛋白聚糖,在 IS 个体和家系中得到了关注[24,32]。然而,由于这些基因中已知的变异通常不与疾病表型分离,这些研究的大部分结果都是阴性。后来使用更现代的测序技术确实揭示了 ECM 基因变异与 IS 表型之间的某些显著关联(见下一代测序)。

### 连锁分析

随着 20 世纪 90 年代早期遗传技术的进步,研究人员能够在整个基因组中筛选已知的遗传标记或在整个染色体上筛选均匀分布的多态性。由这一进展产生的一种分析手段是连锁分析,它依赖于遗传连锁的概念,以及某些基因或遗传区域由于染色体上的物理接近而在一起传给后代的趋势。连锁分析通常分析患有疾病的大家系中的某些遗传标记,并寻找仅存在于患病个体中的标记等位基因。应用该方法,候选区域可以通过更精细的定位在家系成员中进一步缩小,包括存在于该区域中的候选基因中的单核苷酸多态性(SNPs)。在参数连锁分析中,对数优势比(logarithm of the odds,LOD)得分用以评估与疾病表型分离的等位基因是由于连锁还是由于偶然。参数连锁需要明确等位基因频率、外显率和遗传模式。非参数连锁分析不需要对疾病模型做出任何假设,仅报告家系成员共享相同等位基因的概率。应该注意的是,基因座与疾病的连锁或关联的存在并不能证明因果关系。结果需要在独立队列中进行验证,并探究其功能。

2000 年 Wise 等人对一个多代 IS 家系进行非参数连锁分析,提出了染色体 3、6、12 和 18 上的 4 个区域对 IS 具有潜在的重要作用。在对第二个家系中的区域 6、10 和 18 进行进一步研究后,区域 18q 被确定为最重要的连锁区域,在染色体 6p 上有一个次重要区域。此外,两个家系都支持 10q 远端上的一个共同候选区域[33]。2002 年,Chan 等人分析了 Wise 等人报道的 3 个区域,但无法复制连锁。Chan 对 7 个家系进行了第二次全基因组扫描,确定了两个感兴趣的区域,19 号染色体 p13.3 上的一个主要区域和 2q 上的次级区域[34]。Salehi 等人还对一个大型多代家族进行了连锁分析,在 17 号染色体 p11 上找到了一个候选区域[35]。该区域因为包含几个 ECM 基因,而特别令人感兴趣。

2005 年,Miller 等人报告了 202 个家系(1 198 个个体)的大型遗传连锁筛查,并基于表型亚型和遗传模式的进行分层,以减少群体内的异质性。对具有常染色体显性遗传模式的家系进行连锁分析,得到了染色体 6p、6q、9、16 和 17 上的初级区域,以及染色体 1、3、5、7、8、11 和 12 上的次级区域。同样,在具有明显 X 连锁遗传模式的家系中,确定了 Xq23‐26 候选区域。将样本分层到具有脊柱侧后凸个体的家系中,在 5 号和 13 号染色体上发现显著区域,对具有严重侧凸(>40°)个体的家系进行分析,在 19 号染色体上发现连锁区域[36]。

Gao 等人提出了 8q12 区域的连锁和关联证据。该区域的精准定位关联研究揭示了以 CHD7 基因外显子 2‐4 为中心的 IS 相关单倍型的证据[37]。有趣的是,CHD7 突变与 CHARGE 综合征相关,脊柱侧弯通常是该疾病表型的一部分。然而,在 244 个 IS 家系中进行的 CHD7 基因 22 个 SNPs 的独立关联研究未能重复 CHD7 的结果[38]。

Edery 等人对 3 个符合常染色体显性遗传模式的大型多代 IS 家系进行了全基因组扫描[39]。该研究组无法在这 3 个家系中的任何一个中复制 19p13.3、17p11.2、9q34 和 18q 的

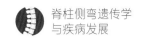
既往发现。然而,他们在一个家系的 3q12.1 和 5q13.3 基因座中观察到疾病共分离。随后的外显子组测序将疾病基因的范围缩小至 POC5,将患者特异性 POC5 mRNA 注射到斑马鱼胚胎中导致了一种 IS 样表型的形成[40](见功能研究和动物模型)。

### 全基因组关联分析

全基因组关联分析(GWAS)使用来自大型队列的遗传数据来探究表型与基因型(通常是 SNP)的关联。2011 年,Sharma 等人首次进行了 IS 的 GWAS[41],他们分析了 419 个青少年 IS 家系,共产生 32 700 个 SNP。研究人员在 CHL1 基因附近发现了与 3 号染色体 p26. 3SNPs 相关的最有力证据,该基因编码一种与 ROBO3 相关的轴突引导蛋白。同年晚些候,对 1 376 名患有青少年 IS 的日本女性和 11 297 名对照病例进行的 GWAS 显示与 LBX1 基因附近的变体存在显著关联[42]。LBX1 编码转录因子瓢虫同源框 1,是脊髓神经元迁移和细胞命运选择的重要决定因素[42]。LBX1 附近 SNPs 的显著关联已在多个包括来自中国、欧洲和法裔加拿大队列的研究中报道[43-52]。Takahashi 等人的 GWAS 将原始研究队列扩展到 1 819 例日本病例和 25 939 例对照病例,揭示了 G 蛋白偶联受体基因 GPR126 内的易感位点[53]。这一关联在两项独立的中国研究中得到重复[54,55]。其他 IS GWAS 报告了 BCN2 内[56]、SOX9 和 KCNJ2 之间[57]、PAX1 附近[58]以及与 Wnt 信号传导相关基因中或附近的几个基因座的关联[59]。表 7-1 总结了迄今为止的 IS GWAS、关联分析和其他关联研究。

表 7-1　使用连锁分析或关联分析开展的特发性脊柱侧弯遗传学研究

| 研究 | 研究方法 | 样本类型和数量 | 染色体区域 | 候选基因/标记 | 显著性(P) |
|---|---|---|---|---|---|
| Carr 等,1992 年 | 候选基因,连锁分析 | 4 个家系 | 17q21<br>7q22 | COL1A1<br>COL1A2,<br>COL2A1 | 无显著性差异<br>无显著性差异 |
| Miller 等,1996 年 | 候选基因,连锁分析 | 11 个家系 | 15q21.1<br>7q11<br>7q22 | FBN1<br>ELN<br>COL1A2 | 无显著性差异<br>无显著性差异<br>无显著性差异 |
| Wise 等,2000 年 | 连锁分析 | 2 个家系 | 6q<br><br>10q 远端<br>18q | —<br><br>—<br>— | 0.023,无显著性差异<br>0.0193,0.033<br>0.0023,无显著性差异 |
| Morcuende 等,2003 年 | 候选基因,连锁分析 | 47 个家系 | 4q | MTNR1A | 无显著性差异 |
| Inoue 等,2002 年 | 候选基因 | 304 个病例 | 6q25 | ESR1 | 0.002 |

续表

| 研究 | 研究方法 | 样本类型和数量 | 染色体区域 | 候选基因/标记 | 显著性($P$) |
|---|---|---|---|---|---|
| Chan 等，2002年 | 连锁分析 | 7 个家系 | 19p13.3 | D19S894 - D19S1034 | 0.000 01(4.48)[4] |
| | | | 2q13 - 2q22.3 | D2S160 - D2S151 | 0.004 9 (1.72)[4] |
| Salehi 等，2002年 | 连锁分析 | 1 个家系 | 17p11 - 17q11.2 | D17S799 - D17S925 | 0.000 1 (3.2)[4] |
| Justice 等，2003 年 | 连锁分析 | 51 个家系 | Xq23 - Xq26.1 | DXS6804 - DXS1047 | 0.001 4 (2.23)[4] |
| Miller 等，2005年 | 连锁分析 | 202 个家系 | 6p | F13A1 - D6S2439 | 0.012 15 |
| | | | 6q16 | D6S1031 - D6S1021 | 0.002 15 |
| | | | 9q32 - 9q34 | D9S938 - D9S1838 | 0.000 55 |
| | | | 16q11 - 16q12 | D16S764 - D16S3253 | 0.000 25 |
| | | | 17p11 - 17q11 | D17S1303 - D17S1293 | 0.002 5 |
| Alden 等，2006年 | 连锁分析 | 72 个家系 | 19p13 | D19S591 - D19S1034 | 0.013 565 |
| Miller 等，2006年 | 连锁分析，关联分析 | 7 个家系 | 5q13 | D5S417 - D5S807 | 0.001 73 |
| | | | 13q13.3 | D13S305 - D13S788 | 0.000 13 |
| | | | 13q32 | D13S800 - D13S779 | 0.000 13 |
| Yeung 等，2006 年 | 候选基因 | 506 个病例 | 12q22 | IGF1 | 无显著性差异 |
| Wu 等，2006年 | 候选基因 | 202 个病例 | 6q25 | ESR1 | 0.001 |
| Tang 等，2006年 | 候选基因 | 540 个病例，260 个对照 | 6q25 | ESR1 | 无显著性差异 |
| Qiu 等，2006年 | 候选基因 | 473 个 AIS 患者，311 个对照 | 11q21 | MTNR1B | 无显著性差异 |
| Montanaro 等，2006年 | 候选基因，连锁分析 | 81 个三人家系 | 1p35 | MATN1 | 0.024 |

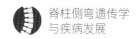
| 研究 | 研究方法 | 样本类型和数量 | 染色体区域 | 候选基因/标记 | 显著性($P$) |
|------|---------|--------------|-----------|-------------|-----------|
| Marosy 等, 2006 年 | 候选基因, 连锁分析 | 58 个家系 | 15q25 – 26 | AGC1 | 无显著性差异 |
| Gao 等, 2007 年 | 连锁分析, 关联分析 | 52 个家系 | 8q12 | CHD7 | 0.005 |
| Ocaka 等, 2008 | 连锁分析 | 25 个家系 | 9q31.2 – q34.2 <br> 17q25.3 – qtel | D9S930 – D9S1818 <br> D17S1806 | 0.000 04 <br><br> 0.000 01 |
| Raggio 等, 2009 年 | 连锁分析, 关联分析 | 7 个家系 | 12p | D12S1608 – D12S1674 | 不详 |
| Marosy 等, 2010 年 | 连锁分析, 关联分析 | 3 个家系(三弯) | 6p <br><br> 10q | D6S1043 – D6S474 <br> D10S2325 – D10S1423, <br> D10S1765 – D10S1239 | <0.001 <br><br><br> <0.001 |
| Clough 等, 2010 年 | 连锁分析, 关联分析 | 17 个家系(男性) | 17p | D17S975, D17S2196 | <0.05 |
| Edery 等, 2011 年 | 连锁分析, 关联分析 | 3 个家系(其中 1 个家系存在疾病共分离) | 3q12.1 <br><br> 5q13.3 | D3S3690 – D3S3045 <br> D5S2851 – D5S1397 | <0.001 <br><br> <0.001 |
| Sharma 等, 2011 年 | 全基因组关联分析 | 419 个家系 | 3p26.3 | CHL1 | $2.58×10^{-8}$ |
| Takahashi 等, 2011 年 | 全基因组关联分析 | 1 376 例 AIS 患者和 11 297 例对照 | 10q24.31 | LBX1 | $1.24×10^{-19}$ |
| Gao 等, 2013 年 | 关联分析, 重复验证 | 513 例 AIS 患者和 440 例对照 | 10q24.31 | LBX1 | $5.09×10^{-5}$ — $1.17×10^{-8}$ |
| Kou 等, 2013 年 | 全基因组关联分析 | 1 819 例 AIS 患者和 25 939 例对照 | 6q24.1 | GPR126 | $2.25×10^{-10}$ |
| Miyake 等, 2013 年 | 全基因组关联分析 | 554 例重度 AIS 患者和 1 474 例对照 | 17q24.3 | SOX9, KCNJ2 | $4.00×10^{-18}$ |
| Londono 等, 2014 年 | 荟萃分析, 重复验证 | 9 个队列 | 10q24.31 | LBX1 | $1.22×10^{-43}$ (rs11190870) |

续表

| 研究 | 研究方法 | 样本类型和数量 | 染色体区域 | 候选基因/标记 | 显著性($P$) |
|---|---|---|---|---|---|
| Zhu 等, 2015 年 | 全基因组关联分析 | 4 317 例 AIS 患者和 6 016 例对照 | 1p36.32 | $AJAP1$ | $2.95 \times 10^{-9}$ |
| | | | 2q36.1 | $PAX3$, $EPHA4$ | $7.59 \times 10^{-13}$ |
| | | | 18q21.33 | $BCL2$ | $2.22 \times 10^{-12}$ |
| Ogura 等, 2015 年 | 全基因组关联分析 | 2 109 例 AIS 患者和 11 140 例对照 | 9p22.2 | $BNC2$ | $2.46 \times 10^{-13}$ |
| Sharma 等, 2015 年 | 全基因组关联分析 | 3 102 例个体 | 20p11.22 | $PAX1$ | $6.89 \times 10^{-9}$ |
| Zhu 等, 2017 年 | 全基因组关联分析 | 5 953 例 AIS 患者和 8 137 例对照 | 2p14 | $MEIS1$ | $1.19 \times 10^{-13}$ |

注:$P$ 是发表的最具显著性差异的值;NS:不显著。

### 高通量测序

21 世纪初,在高通量("下一代")测序技术的出现和应用刺激下产生了一场基因革命,使研究人员能够用传统测序方法的一小部分时间和成本对整个基因组或外显子进行测序。外显子组测序捕获蛋白编码的人类基因组的 1%～2%,并识别这些蛋白编码基因中的罕见和常见变体。外显子组测序是基于蛋白质编码区的变体更有可能具有导致疾病的功能效应的假设,并已成功用于识别许多疾病的致病基因,特别是单基因疾病。

外显子组测序已用于多个 IS 研究,以确定候选变体和基因。2014 年,Buchan 等人报道了一项外显子组测序研究,对 91 名患有严重脊柱侧弯(>40°)的欧洲血统的个体进行了研究,该研究揭示了与青少年 IS 最相关的 $FBN1$ 变异负荷。随后在更大队列中对 $FBN1$ 和 $FBN2$ 进行的测序显示,与内部对照(2.4%)相比,严重脊柱侧弯的高加索人个体(7.6%)中两种基因的罕见变异显著富集($P = 5.46 \times 10^{-4}$),与外显子组测序项目对照(2.3%)相比,$P$ 值为 $1.48 \times 10^{-6[72]}$。这些发现也在一个独立的汉族队列中得到重复($P = 0.0376$),表明这些罕见的变异可能是侧凸进展的重要标志。2015 年,Baschal 等人报道,编码 ECM 蛋白 perlecan 的 $HSPG2$ 的罕见变异与多代 AIS 家系中的 IS 表型相关。与对照组相比,一个特殊的罕见变体 p.Asn786Ser 在 100 例不相关 IS 病例的队列中也显著富集($P = 0.024$)[73]。Haller 等人在 391 例严重 AIS 病例和 843 例欧洲血统对照的外显子组测序研究中进一步涉及 ECM 突变体[74]。与对照组相比,ECM 基因中新的非同义/剪接变异显著丰富($P = 6 \times 10^{-9}$),此外,32% 的 AIS 病例中存在肌肉骨骼胶原基因的新变异,而对照组中则为 17%。Patten 等人将遗传连锁分析与一个大型 IS 家系的外显子测序相结合,鉴定了与表型相关的中心体蛋白 $POC5$ 中的罕见突变[40]。2016 年,Li 等人对 IS 大家系进行了外显子组测序,确定了致病基因 $AKAP2$,一种编码与肌动蛋白细胞骨架相关的 cAMP 调节蛋白的基因[75]。在最近的一项研究中,Gao 等人将来自中国的三代 IS 家系的连锁数据与 20 名 AIS 和 86 名对

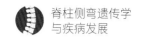
照队列中的外显子测序数据相结合,提示了 IS 表型与 *MAPK7* 基因的 3 种错义突变之间的显著关联[76]。*MAPK7* 编码一种核转运蛋白,体外实验表明,3 种错义突变均破坏了细胞模型中的核转位。表 7-2 简要总结了使用二代测序技术的 IS 相关研究。

表 7-2 利用二代测序技术开展的特发性脊柱侧弯遗传学研究

| 研究 | 研究方法 | 样本数量和种类 | 候选基因 | 显著性(P) |
|---|---|---|---|---|
| Buchan 等,2014 年 | 外显子 | 852 例 AIS 患者和 669 例对照 | *FBN1,FBN2* | $5.46×10^{-4}$ |
| Baschal 等,2015 年 | 外显子 | 1 个确证家系,在 240 例 AIS 患者和 4 679 例对照中验证 | *HSPG2* | 0.024 |
| Patten 等,2015 年 | 外显子 | 1 个确证家系,在 40 个家系中验证 | *POC5* | 0.045,0.027 3 |
| Haller 等,2016 年 | 外显子 | 391 例 AIS 患者和 843 例对照,在 919 例 AIS 患者中靶向测序 | 细胞外基质(多个),肌骨骼胶原(多个),*COL11A2* | $6×10^{-9}$(细胞外基质富集),$1×10^{-9}$(肌骨骼胶原富集),$6×10^{-9}$(*COL11A2*) |
| Li 等,2016 年 | 外显子 | 1 个确证家系,在 503 个对照中验证 | *AKAP2* | 不详 |
| Gao 等,2017 年 | 外显子,连锁分析 | 1 个确证家系,在 20 个 AIS 家系和 86 例患者中进行靶向测序,在 1 038 例 AIS 患者和 1 841例对照中验证 | *MAPK7* | $2.8×10^{-5}$ |

注:P 是发表的最具显著性差异的值。

### 转录组学和其他手段

尽管个体的基因组 DNA 在不同组织中通常是相同的,但它们的信使 RNA(messenger RNA,mRNA)会因组织不同而产生独特的表达特征,统称为转录组。几个研究团队比较了 IS 和对照个体之间相关细胞类型中的基因表达,目的是确定可能更准确地反映细胞蛋白水平发生的生物学差异。成骨细胞是形成矿化基质的骨细胞,由于其对骨骼生长和维持的重要性,并且在脊柱手术中可以获取,已被多个 IS 研究团队分析。Fendri 等人对 IS 和对照成骨细胞进行了微阵列研究,观察到 IS 细胞中多种同源盒基因的差异表达[77]。此外,差异表达基因的聚类分析表明,这些基因在骨发育的重要生物途径中发挥作用。Moreau 团队还观察到 IS 成骨细胞与对照组的差异,包括褪黑素信号的改变[78,79]和纤毛的延长,他们认为这可能影响细胞的机械转导能力[80]。

其他研究团队分析了脊柱肌肉或椎旁肌内的基因表达,这些肌肉负责伸展和弯曲脊柱,并能够在脊柱融合手术中获取。对 IS 和对照的椎旁肌的微阵列和 RT－qPCR 分析显示，肌肉细胞外区域 TGF－β 信号活性增加[81]。在脊柱侧弯的凸侧和凹侧，椎旁肌也显示出 MT2 褪黑素受体的不对称表达[82]。然而，Zamecnik 等人后来对这一发现提出了质疑，他们发现脊柱侧弯的凸侧和凹侧之间褪黑素受体的表达没有差异，同样，在 IS 病例和对照组之间也没有发现任何差异[83]。

最后，Buchan 等人分析了 148 名 IS 患者和 1 079 名对照的基因组拷贝数变异（copy number variations，CNVs）[84]。该团队在 2.1％的 IS 患者中发现了 1 号染色体 q21.1 的重复，但在对照组中仅为 0.09％，并且存在两种以前与脊柱表型相关的染色体重排。该研究组得出结论，在他们的队列中，超过 6％的青少年 IS 患者具有临床价值的拷贝数异常，并建议拷贝数分析可在 IS 患者中进行临床应用。

### 小结

早期的 IS 基因研究针对可能在 IS 中具有重要生物学意义的基因或区域进行探究，包括在 ECM 内，尽管大部分结果是阴性的。连锁分析研究揭示了几个与疾病表型相关的基因座，包括 CHD7 中的 SNPs，这些基因座的相关性尚不清楚。GWAS 揭示了几个有意义的发现，LBX1 和 GPR126 基因在不同种族的队列中得到了重复。其他 GWAS 基因座尚未在其他研究中得到验证。21 世纪末期，下一代测序技术的发展也促进了一些发现，包括鉴定对 IS 重要的 ECM 基因，特别是肌肉骨骼胶原基因和 HSPG2。

### 功能研究和动物模型

动物建模是基础研究中的一个重要步骤，证明候选基因变异能够导致疾病。由于除了人类以外，很少有哺乳动物是两足动物，或自然发育为脊柱侧弯，因此，选择合适的动物模型是基因发现的一个重大难题。两足动物鸡，在切除松果体后创建了第一个 IS 动物模型。这种表型在给予松果体分泌的褪黑素后得到挽救，导致研究人员猜测褪黑素缺乏可能是 IS 发生的基础[85,86]。然而，随后对染色体 4q 上包含人类褪黑素受体的区域进行的连锁分析显示，没有证据表明与 IS 相关[60]。将大鼠尾巴和前肢截除，同时逐渐抬高食物和水源的位置，使其成为两足动物，也被用于模拟 IS。与鸡一样，在松果体切除术后，两足大鼠也发展出了类似 IS 的表型[87,88]。还观察到这些大鼠血清瘦素、骨桥蛋白和钙调素拮抗剂水平异常，与脊柱侧弯的发生和严重程度相关[99-92]。对于这些两足啮齿动物能否准确代表人类疾病，或者脊柱侧弯仅仅是由非自然生理学导致的退化的结果，仍存在很多争议。

最近，包括孔雀鱼（Poecilia reticulata）和斑马鱼（Danio rerio）在内的多种硬骨鱼已成为研究 IS 的主要模型。脊柱侧弯在几种鱼类中自然发生，是最常见的形态畸形[92]。这些鱼在水中游动时会承受从头部到尾部的负荷，模拟了人类在运动过程中承受的力负荷[92-94]。此外，斑马鱼作为动物模型具有许多优势，包括繁殖时间快、费用低廉、易于进行遗传操作及丰富的研究资源，包括注释良好的基因组。IS 的第一个鱼类模型是孔雀鱼谱系中的弯

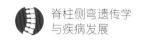

背[93]。该谱系的大部分易感性后来被定位到包含100多个基因的5cm区域,包括褪黑素受体*MTNR1B*[95]。

最近的研究使用斑马鱼作为模型,这是一种应用广泛的实验动物,与孔雀鱼相比,具有更丰富的遗传和实验资源。2014年,Buchan等人对斑马鱼中的IS进行了正向突变筛查,并筛选出一种称为*skolios*的隐性突变体,表现为无椎体畸形的脊柱弯曲。该表型是由驱动蛋白基因*kif6*的隐性突变导致的[96]。Ciruna团队发现,*ptk7*突变的斑马鱼出现了一种与青少年IS类似的迟发脊柱弯曲(图7-2)[97]。该团队后来利用具有运动纤毛特异性启动子的多个纤毛基因中的温敏突变,重建了这种表型。突变斑马鱼表现出脑脊液(cerebrospinal fluid,CSF)流动的不规则性,使研究人员推测脑脊液流动的改变可能是IS发展的基础[98]。Patten等人向斑马鱼胚胎注射了在IS患者中鉴定的三种人类*POC5* mRNA序列[40]。注射这些序列中的任何一种都会导致脊柱畸形,而不会影响其他骨骼结构。因此得出结论,编码中心粒蛋白的*POC5*突变可能促进了IS的发展。

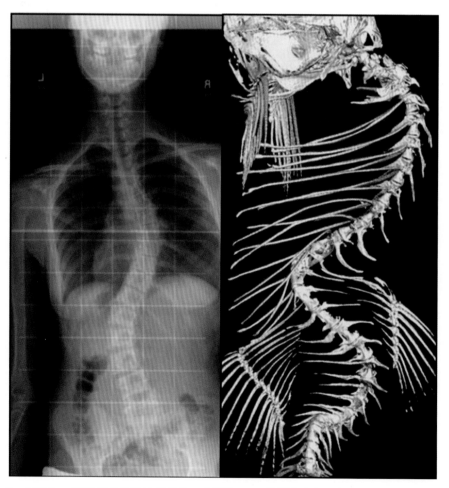

**图7-2** 左图为一名IS患者的脊柱X线片。右图为*ptk7*基因突变斑马鱼的micro-CT扫描图像,表现为迟发性、脊柱旋转弯曲,特征与人类IS相似

小结

IS 遗传学研究的一个重大挑战是确定合适的动物模型,以证明候选基因的疾病因果关系。切除松果体的鸡和两足啮齿动物均出现脊柱侧弯,但是对这些模型的应用仍存在争议。最近,硬骨鱼特别是斑马鱼,已经成为很有前景的动物模型。斑马鱼自然形成脊柱弯曲,而且游泳时所受到的头尾负荷,可能更准确地模拟人类脊柱侧弯。此外,斑马鱼有一个注释良好的基因组,并且繁殖迅速、易于管理、价格低廉。在鱼类模型中,几个基因的突变已被证明会导致类似 IS 的表型,包括人 POC5 和斑马鱼 ptk7,以及导致脑脊液流动异常的其他纤毛基因。

## 结论

由于患者队列中存在很强的遗传性和表型异质性,想解开 IS 的遗传学基础已被证明是困难重重。尽管存在这一困难,但在过去几十年中,通过 GWAS、连锁分析、外显子组测序和其他实验方法,已经共同确定了几个候选基因座。新兴技术,包括二代测序和 CRISPR-Cas9 基因编辑,为发现 IS 新致病基因位点提供了新的机会。此外,硬骨鱼特别是斑马鱼,已经成为主流的动物模型,以证明 IS 病因与候选基因组区域的因果关系。明确 IS 的遗传学病因是理解疾病发病机制的一个重要部分,将有助于为未来的诊断、治疗铺平道路,甚至可以帮助治愈那些受到疾病困扰的患者。

# 参 考 文 献

［1］ Garland HG.Hereditary scoliosis.Br Med J.1934;1;328.

［2］ Wynne-Davies R.Familial (idiopathic) scoliosis.A family survey.J Bone Joint SurgBr.1968;50(1);24－30.

［3］ Faber A.Untersuchungen uber die Erblichkeit der Skoliose.Arch Orthop Unfallchir.1936;36;247－249.

［4］ Ma XJ,Hu P.The etiological study of idiopathic scoliosis.Zhonghua Wai Ke Za Zhi.1994;32(8);504－506.

［5］ MacEwen GD,Shands AR Jr.Scoliosis—a deforming childhood problem.Clin Pediatr (Phila).1967;6(4);210－216.

［6］ Perricone G,Paradiso T.Familial factors in so-called idiopathic scoliosis.Chir Organi Mov.1987;72(4);355－358.

［7］ De George FV,Fisher RL.Idiopathic scoliosis;genetic and environmental aspects.J Med Genet.1967;4(4);251－257.

［8］ Riseborough EJ,Wynne-Davies R.A genetic survey of idiopathic scoliosis in Boston,Massachusetts.J Bone Joint Surg
Am.1973;55(5);974－982.

［9］ Bonaiti C,Feingold J,Briard ML,Lapeyre F,Rigault P,Guivarch J.Genetics of idiopathic scoliosis.Helv Paediatr Acta.
1976;31(3);229－240.

［10］ Ogilvie JW,Braun J,Argyle V,Nelson L,Meade M,Ward K.The search for idiopathic scoliosis genes.Spine.2006;31
(6);679－681.

［11］ Carr AJ.Adolescent idiopathic scoliosis in identical twins.J Bone Joint SurgBr.1990;72(6);1077.

［12］ Gaertner RL.Idiopathic scoliosis in identical (monozygotic) twins.South Med J.1979;72(2);231－234.

［13］ Senda M,Harada Y,Nakahara S,Inoue H.Lumbar spinal changes over 20 years after posterior fusion for idiopathic
scoliosis.Acta Med Okayama.1997;51(6);327－331.

［14］ Kesling KL,Reinker KA.Scoliosis in twins.A meta-analysis of the literature and report of six cases.Spine.1997;22
(17);2009－14.discussion 15.

［15］ McKinley LM,Leatherman KD.Idiopathic and congenital scoliosis in twins.Spine.1978;3(3);227－229.

［16］ Murdoch G.Scoliosis in twins.J Bone Joint SurgBr.1959;41－B;736－737.

［17］ Scott TF,Bailey RW.Idiopathic scoliosis in fraternal twins.J Mich State Med Soc.1963;62;283－284.

［18］ Cowell HR,Hall JN,MacEwen GD.Genetic aspects of idiopathic scoliosis.A Nicholas Andry award essay,1970.Clin
Orthop Relat Res.1972;86;121－131.

［19］ Miller NH,Schwab DL,Sponseller P,Shugert E,Bell J,Maestri N.Genomic search for X-linkage in familial
adolescent idiopathic scoliosis.In;IRSoSDMn,editor.Research into spinal deformities 2.Amsterdam;IOS Press;1998.
p.209－213.

［20］ Czeizel A,Bellyei A,Barta O,Magda T,Molnar L.Genetics of adolescent idiopathic scoliosis.J Med Genet.1978;15
(6);424－427.

［21］ Kruse LM,Buchan JG,Gurnett CA,Dobbs MB.Polygenic threshold model with sex dimorphism in adolescent
idiopathic scoliosis;the Carter effect.J Bone Joint Surg Am.2012;94(16);1485－1491.

［22］ Robin GC,Cohen T.Familial scoliosis.A clinical report.J Bone Joint SurgBr.1975;57(2);146－148.

［23］ Carr AJ,Ogilvie DJ,Wordsworth BP,Priestly LM,Smith R,Sykes B.Segregation of structural collagen genes in
adolescent idiopathic scoliosis.Clin Orthop Relat Res.1992;(274);305－310.

［24］ Bell M,Teebi AS.Autosomal dominant idiopathic scoliosis? Am J Med Genet.1995;55(1);112.

［25］ Miller NH,Mims B,Child A,Milewicz DM,Sponseller P,Blanton SH.Genetic analysis of structural elastic fiber and
collagen genes in familial adolescent idiopathic scoliosis.J Orthop Res.1996;14(6);994－999.

［26］ Aksenovich TI,Semenov IR,Ginzburg E,Zaidman AM.Preliminary analysis of inheritance of scoliosis.Genetika.
1988;24(11);2056－2063.

［27］ Axenovich TI,Zaidman AM,Zorkoltseva IV,Tregubova IL,Borodin PM.Segregation analysis of idiopathic scoliosis;
demonstration of a major gene effect.Am J Med Genet.1999;86(4);389－394.

［28］ Justice CM,Miller NH,Marosy B,Zhang J,Wilson AF.Familial idiopathic scoliosis;evidence of an X-linked
susceptibility locus.Spine.2003;28(6);589－594.

[29] Berquet KH.Considerations on heredity in idiopathic scoliosis.Z Orthop Ihre Grenzgeb.1966;101(2):197－209.

[30] Shapiro JR,Burn VE,Chipman SD,Velis KP,Bansal M.Osteoporosis and familial idiopathic scoliosis:association with an abnormal alpha 2(I) collagen.Connect Tissue Res.1989;21(1－4):117－123.discussion 24.

[31] Levaia NV.Genetic aspect of dysplastic (idiopathic) scoliosis.Ortop Travmatol Protez.1981;(2):23－29.

[32] Marosy B,Justice CM,Nzegwu N,Kumar G,Wilson AF,Miller NH.Lack of association between the aggrecan gene and familial idiopathic scoliosis.Spine.2006;31(13):1420－1425.

[33] Wise CA,Barnes R,Gillum J,Herring JA,Bowcock AM,Lovett M.Localization of susceptibility to familial idiopathic scoliosis.Spine.2000;25(18):2372－2380.

[34] Chan V,Fong GC,Luk KD,Yip B,Lee MK,Wong MS,et al.A genetic locus for adolescent idiopathic scoliosis linked to chromosome 19p13.3.Am J Hum Genet.2002;71(2):401－406.

[35] Salehi LB,Mangino M,De Serio S,De Cicco D,Capon F,Semprini S,et al.Assignment of a locus for autosomal dominant idiopathic scoliosis (IS) to human chromosome 17p11.Hum Genet.2002;111(4－5):401－404.

[36] Miller NH,Justice CM,Marosy B,Doheny KF,Pugh E,Zhang J,et al.Identification of candidate regions for familial idiopathic scoliosis.Spine.2005;30(10):1181－1187.

[37] Gao X,Gordon D,Zhang D,Browne R,Helms C,Gillum J,et al.CHD7 gene polymorphisms are associated with susceptibility to idiopathic scoliosis.Am J Hum Genet.2007;80(5):957－965.

[38] Tilley MK,Justice CM,Swindle K,Marosy B,Wilson AF,Miller NH.CHD7 gene polymorphisms and familial idiopathic scoliosis.Spine (Phila Pa 1976).2013;38(22):E1432－1436.

[39] Edery P,Margaritte-Jeannin P,Biot B,Labalme A,Bernard JC,Chastang J,et al.New disease gene location and high genetic heterogeneity in idiopathic scoliosis.Eur J Hum Genet.2011;19(8):865－869.

[40] Patten SA,Margaritte-Jeannin P,Bernard JC,Alix E,Labalme A,Besson A,et al.Functional variants of POC5 identified in patients with idiopathic scoliosis.J Clin Invest.2015;125(3):1124－1128.

[41] Sharma S,Gao X,Londono D,Devroy SE,Mauldin KN,Frankel JT,et al.Genome-wide association studies of adolescent idiopathic scoliosis suggest candidate susceptibility genes.Hum Mol Genet.2011;20(7):1456－1466.

[42] Takahashi Y,Kou I,Takahashi A,Johnson TA,Kono K,Kawakami N,et al.A genome-wide association study identifies common variants near LBX1 associated with adolescent idiopathic scoliosis.Nat Genet.2011;43(12):1237－1240.

[43] Fan YH,Song YQ,Chan D,Takahashi Y,Ikegawa S,Matsumoto M,et al.SNP rs11190870 near LBX1 is associated with adolescent idiopathic scoliosis in southern Chinese.J Hum Genet.2012;57:244－246.

[44] Gao W,Peng Y,Liang G,Liang A,Ye W,Zhang L,et al.Association between common variants near LBX1 and adolescent idiopathic scoliosis replicated in the Chinese Han population.PLoS One.2013;8(1):e53234.

[45] Jiang H,Qiu X,Dai J,Yan H,Zhu Z,Qian B,et al.Association of rs11190870 near LBX1 with adolescent idiopathic scoliosis susceptibility in a Han Chinese population.Eur Spine J.2013;22(2):282－286.

[46] Londono D,Kou I,Johnson TA,Sharma S,Ogura Y,Tsunoda T,et al.A meta-analysis identifies adolescent idiopathic scoliosis association with LBX1 locus in multiple ethnic groups.J Med Genet.2014;51(6):401－406.

[47] Grauers A,Wang J,Einarsdottir E,Simony A,Danielsson A,Akesson K,et al.Candidate gene analysis and exome sequencing confirm LBX1 as a susceptibility gene for idiopathic scoliosis.Spine J.2015;15(10):2239－2246.

[48] Zhu Z,Tang NL,Xu L,Qin X,Mao S,Song Y,et al.Genome-wide association study identifies new susceptibility loci for adolescent idiopathic scoliosis in Chinese girls.Nat Commun.2015;6:8355.

[49] Chettier R,Nelson L,Ogilvie JW,Albertsen HM,Ward K.Haplotypes at LBX1 have distinct inheritance patterns with opposite effects in adolescent idiopathic scoliosis.PLoS One.2015;10(2):e0117708.

[50] Cao Y,Min J,Zhang Q,Li H,Li H.Associations of LBX1 gene and adolescent idiopathic scoliosis susceptibility:a meta-analysis based on 34,626 subjects.BMC Musculoskelet Disord.2016;17:309.

[51] Liu S,Wu N,Zuo Y,Zhou Y,Liu J,Liu Z,et al.Genetic polymorphism of LBX1 is associated with adolescent idiopathic scoliosis in northern Chinese Han population.Spine (Phila Pa 1976).2017;42:1125－1129.

[52] Nada D,Julien C,Samuels ME,Moreau A.A replication study for association of LBX1 locus with adolescent idiopathic scoliosis in French-Canadian population.Spine (Phila Pa 1976).2017;43:172－178.

［53］ Kou I,Takahashi Y,Johnson TA,Takahashi A,Guo L,Dai J,et al.Genetic variants in GPR126 are associated with adolescent idiopathic scoliosis.Nat Genet.2013;45(6):676 - 679.

［54］ Xu JF,Yang GH,Pan XH,Zhang SJ,Zhao C,Qiu BS,et al.Association of GPR126 gene polymorphism with adolescent idiopathic scoliosis in Chinese populations.Genomics.2015;105(2):101 - 107.

［55］ Qin X,Xu L,Xia C,Zhu W,Sun W,Liu Z,et al.Genetic variant of GPR126 gene is functionally associated with adolescent idiopathic scoliosis in Chinese population.Spine (Phila Pa 1976).2017;42:E1098 - 1103.

［56］ Ogura Y,Kou I,Miura S,Takahashi A,Xu L,Takeda K,et al.A functional SNP in BNC2 is associated with adolescent idiopathic scoliosis.Am J Hum Genet.2015;97(2):337 - 342.

［57］ Miyake A,Kou I,Takahashi Y,Johnson TA,Ogura Y,Dai J,et al.Identification of a susceptibility locus for severe adolescent idiopathic scoliosis on chromosome 17q24.3.PLoS One.2013;8(9):e72802.

［58］ Sharma S,Londono D,Eckalbar WL,Gao X,Zhang D,Mauldin K,et al.A PAX1 enhancer locus is associated with susceptibility to idiopathic scoliosis in females.Nat Commun.2015;6:6452.

［59］ Zhu Z,Xu L,Leung-Sang Tang N,Qin X,Feng Z,Sun W,et al.Genome-wide association study identifies novel susceptible loci and highlights Wnt/beta-catenin pathway in the development of adolescent idiopathic scoliosis.Hum Mol Genet.2017;26(8):1577 - 1583.

［60］ Morcuende JA,Minhas R,Dolan L,Stevens J,Beck J,Wang K,et al.Allelic variants of human melatonin 1A receptor in patients with familial adolescent idiopathic scoliosis.Spine.2003;28(17):2025 - 2028.discussion 9.

［61］ Inoue M,Minami S,Nakata Y,Kitahara H,Otsuka Y,Isobe K,et al.Association between estrogen receptor gene polymorphisms and curve severity of idiopathic scoliosis.Spine.2002;27(21):2357 - 2362.

［62］ Alden KJ,Marosy B,Nzegwu N,Justice CM,Wilson AF,Miller NH.Idiopathic scoliosis:identification of candidate regions on chromosome 19p13.Spine.2006;31(16):1815 - 1819.

［63］ Yeung HY,Tang NL,Lee KM,Ng BK,Hung VW,Kwok R,et al.Genetic association study of insulin-like growth factor-I (IGF-I) gene with curve severity and osteopenia in adolescent idiopathic scoliosis.Stud Health Technol Inform.2006;123:18 - 24.

［64］ Wu J,Qiu Y,Zhang L,Sun Q,Qiu X,He Y.Association of estrogen receptor gene polymorphisms with susceptibility to adolescent idiopathic scoliosis.Spine.2006;31(10):1131 - 1136.

［65］ Tang NL,Yeung HY,Lee KM,Hung VW,Cheung CS,Ng BK,et al.A relook into the association of the estrogen receptor [alpha] gene (PvuII,XbaI) and adolescent idiopathic scoliosis:a study of 540 Chinese cases.Spine.2006;31 (21):2463 - 2468.

［66］ Qiu XS,Tang NL,Yeung HY,Qiu Y,Qin L,Lee KM,et al.The role of melatonin receptor 1B gene (MTNR1B) in adolescent idiopathic scoliosis—a genetic association study.Stud HealthTechnol Inform.2006;123:3 - 8.

［67］ Montanaro L,Parisini P,Greggi T,Di Silvestre M,Campoccia D,Rizzi S,et al.Evidence of a linkage between matrilin-1 gene (MATN1) and idiopathic scoliosis.Scoliosis.2006;1:21.

［68］ Ocaka L,Zhao C,Reed JA,Ebenezer ND,Brice G,Morley T,et al.Assignment of two loci for autosomal dominant adolescent idiopathic scoliosis to chromosomes 9q31.2 - q34.2 and 17q25.3 - qtel.J Med Genet.2008;45(2):87 - 92.

［69］ Raggio CL,Giampietro PF,Dobrin S,Zhao C,Dorshorst D,Ghebranious N,et al.A novel locus for adolescent idiopathic scoliosis on chromosome 12p.J Orthop Res.2009;27(10):1366 - 1372.

［70］ Marosy B,Justice C,Vu C,Zorn A,Nzegwu N,Wilson A,et al.Identification of susceptibility loci for scoliosis in FIS families with triple curves.AJMG.2010;152A:846 - 855.

［71］ Clough M,Justice CM,Marosy B,Miller NH.Males with familial idiopathic scoliosis:a distinct phenotypic subgroup. Spine (Phila Pa 1976).2010;35(2):162 - 168.

［72］ Buchan JG,Alvarado DM,Haller GE,Cruchaga C,Harms MB,Zhang T,et al.Rare variants in FBN1 and FBN2 are associated with severe adolescent idiopathic scoliosis.Hum Mol Genet.2014;23:5271 - 5282.

［73］ Baschal EE,Wethey CI,Swindle K,Baschal RM,Gowan K,Tang NL,et al.Exome sequencing identifies a rare HSPG2 variant associated with familial idiopathic scoliosis.G3 (Bethesda).2014;5(2):167 - 174.

［74］ Haller G,Alvarado D,McCall K,Yang P,Cruchaga C,Harms M,et al.A polygenic burden of rare variants across extracellular matrix genes among individuals with adolescent idiopathic scoliosis.Hum Mol Genet.2016;25(1):202 -

209.

[75] Li W,Li Y,Zhang L,Guo H,Tian D,Li Y,et al.AKAP2 identified as a novel gene mutated in a Chinese family with adolescent idiopathic scoliosis.J Med Genet.2016;53(7):488 - 493.

[76] Gao W,Chen C,Zhou T,Yang S,Gao B,Zhou H,et al.Rare coding variants in MAPK7 predispose to adolescent idiopathic scoliosis.Hum Mutat.2017;38(11):1500 - 1510.

[77] Fendri K,Patten SA,Kaufman GN,Zaouter C,Parent S,Grimard G,et al.Microarray expression profiling identifies genes with altered expression in adolescent idiopathic scoliosis.Eur Spine J.2013;22(6):1300 - 1311.

[78] Moreau A,Wang DS,Forget S,Azeddine B,Angeloni D,Fraschini F,et al.Melatonin signaling dysfunction in adolescent idiopathic scoliosis.Spine (Phila Pa 1976).2004;29(16):1772 - 1781.

[79] Azeddine B,Letellier K,Wang da S,Moldovan F,Moreau A.Molecular determinants of melatonin signaling dysfunction in adolescent idiopathic scoliosis.Clin Orthop Relat Res.2007;462:45 - 52.

[80] Oliazadeh N,Gorman KF,Eveleigh R,Bourque G,Moreau A.Identification of elongated primary cilia with impaired Mechanotransduction in idiopathic scoliosis patients.Sci Rep.2017;7:44260.

[81] Nowak R,Kwiecien M,Tkacz M,Mazurek U.Transforming growth factor-beta (TGF-beta) signaling in paravertebral muscles in juvenile and adolescent idiopathic scoliosis.Biomed Res Int.2014;2014:594287.

[82] Qiu Y,Wu L,Wang B,Yu Y,Zhu Z.Asymmetric expression of melatonin receptor mRNA in bilateral paravertebral muscles in adolescent idiopathic scoliosis.Spine (Phila Pa 1976).2007;32(6):667 - 672.

[83] Zamecnik J,Krskova L,Hacek J,Stetkarova I,Krbec M.Etiopathogenesis of adolescent idiopathic scoliosis:expression of melatonin receptors 1A/1B,calmodulin and estrogen receptor 2 in deep paravertebral muscles revisited.Mol Med Rep.2016;14(6):5719 - 5724.

[84] Buchan JG,Alvarado DM,Haller G,Aferol H,Miller NH,Dobbs MB,et al.Are copy number variants associated with adolescent idiopathic scoliosis? Clin Orthop Relat Res.2014;472(10):3216 - 3225.

[85] Machida M,Dubousset J,Imamura Y,Iwaya T,Yamada T,Kimura J.Role of melatonin deficiency in the development of scoliosis in pinealectomised chickens.J Bone Joint Surg Br.1995;77(1):134 - 138.

[86] Bagnall K,Raso VJ,Moreau M,Mahood J,Wang X,Zhao J.The effects of melatonin therapy on the development of scoliosis after pinealectomy in the chicken.J Bone Joint Surg Am.1999;81(2):191 - 199.

[87] Machida M,Murai I,Miyashita Y,Dubousset J,Yamada T,Kimura J.Pathogenesis of idiopathic scoliosis. Experimental study in rats.Spine (Phila Pa 1976).1999;24(19):1985 - 1989.

[88] Machida M,Saito M,Dubousset J,Yamada T,Kimura J,Shibasaki K.Pathological mechanism of idiopathic scoliosis: experimental scoliosis in pinealectomized rats.Eur Spine J.2005;14(9):843 - 848.

[89] Akel I,Kocak O,Bozkurt G,Alanay A,Marcucio R,Acaroglu E.The effect of calmodulin antagonists on experimental scoliosis:a pinealectomized chicken model.Spine (Phila Pa 1976).2009;34(6):533 - 538.

[90] Wu T,Sun X,Zhu Z,Zheng X,Qian B,Zhu F,et al.Role of high central leptin activity in a scoliosis model created in bipedal amputated mice.Stud Health Technol Inform.2012;176:31 - 35.

[91] Yadav MC,Huesa C,Narisawa S,Hoylaerts MF,Moreau A,Farquharson C,et al.Ablation of Osteopontin improves the skeletal phenotype of Phospho1 mice.J Bone Miner Res.2014;29:2369 - 2381.

[92] Boswell CW,Ciruna B.Understanding idiopathic scoliosis:a new zebrafish School of Thought.Trends Genet.2017;33 (3):183 - 196.

[93] Gorman KF,Breden F.Teleosts as models for human vertebral stability and deformity.Comp Biochem Physiol C Toxicol Pharmacol.2007;145(1):28 - 38.

[94] Gorman KF,Breden F.Idiopathic-type scoliosis is not exclusive to bipedalism.Med Hypotheses.2009;72(3):348 - 352.

[95] Gorman KF,Christians JK,Parent J,Ahmadi R,Weigel D,Dreyer C,et al.A major QTL controls susceptibility to spinal curvature in the curveback guppy.BMC Genet.2011;12:16.

[96] Buchan JG,Gray RS,Gansner JM,Alvarado DM,Burgert L,Gitlin JD,et al.Kinesin family member 6 (kif6) is necessary for spine development in zebrafish.Dev Dyn.2014;243(12):1646 - 1657.

[97] Hayes M,Gao X,Yu LX,Paria N,Henkelman RM,Wise CA,et al.ptk7 mutant zebrafish models of congenital and

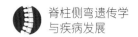
idiopathic scoliosis implicate dysregulated Wnt signalling in disease. Nat Commun. 2014;5:4777.

[98] Grimes DT, Boswell CW, Morante NF, Henkelman RM, Burdine RD, Ciruna B. Zebrafish models of idiopathic scoliosis link cerebrospinal fluid flow defects to spine curvature. Science. 2016;352(6291):1341 - 1344.

# 第八章　青春期与脊柱侧弯：解读青春期和脊柱侧弯的复杂生物学

Jeremy McCallum-Loudeac and Megan J. Wilson

## 引言

脊柱侧弯是一种在发病、临床表现和进展方面都具有很大异质性的疾病。脊柱侧弯通常分为两种：先天性脊柱侧弯，遗传性疾病导致脊椎或脊椎相关结构发育缺陷；特发性脊柱侧弯，在生长发育过程中自发出现，一般脊椎的骨性结构没有缺陷，病因病理机制不明了[1]。特发性脊柱侧弯更为普遍，其中大部分发生在 10～18 岁的青春期，也被称为青少年特发性脊柱侧弯（adolescent idiopathic scoliosis，AIS）[2,3]。目前对 AIS 的发病和进展了解甚少，使早期干预变得困难，并阻碍了预测侧凸进展的诊断工具的开发。治疗选择包括侵入性手术和/或支具，每天穿戴支具最多 22 小时[4]。

AIS 生物学最显著的特征之一是患者群体的性别偏倚：女性更容易患病，更可能发展到严重侧凸[3]。10 岁时 AIS 的女性、男性的性别比为 1.6∶1，11 岁时增加到 6.4∶1。此外，侧凸角度为 10°的男女患病率是相等的，而侧凸角度为 30°及以上时的女男比例为 10∶1[5]。男性和女性之间侧凸进展的可能性和程度存在显著的异质性，年龄、青春期生长、初始侧凸类型和角度等因素以及月经初潮或生长高峰期等事件都会影响侧凸进展[3]。

鉴于青春期发生的生物学变化的复杂性，AIS 可能是多种病因导致的类似表型。青春期涉及多个分子途径的整合，实现青春期发育加速和性成熟。在这些途径中，很多都具有性别二型特征，如青春期男孩和女孩之间的表达水平不同，并与 AIS 生物机制有关。一旦我们更好地理解了为什么存在性别偏倚，不仅会更好地理解疾病本身，而且会更好地了解脊柱侧弯进展的驱动因素。对于在青春期发生的疾病，特别是那些由异常生长引起的疾病，了解这些变化的过程将有助于更好地了解疾病的发生和进展。

J. McCallum-Loudeac · M. J. Wilson (✉)
Department of Anatomy, University of Otago, Dunedin, New Zealand
e-mail：mccje470@student.otago.ac.nz；meganj.wilson@otago.ac.nz

© Springer International Publishing AG, part of Springer Nature 2018 K. Kusumi, S. L. Dunwoodie（eds.）, *The Genetics and Development of Scoliosis*, https://doi.org/10.1007/978-3-319-90149-7_8

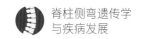
## 青春期和脊柱生物学

### 青春期概述

青春期标志着儿童期的结束和成年期的开始,其特点是性成熟和第二性征的发展及整体体型的变化。围青春期、青春期前期和青春期后期激素水平的波动是整个青春期中许多解剖学和行为变化的原因[6]。

青春期通常在 11～13 岁开始,然而,在某些人群中,开始时间可能会有达 5 年的差异,该差异与工业化程度、营养状况、遗传、种族和性别有关[6]。女性将比男性提前约 2 年经历和度过青春期[7]。月经初潮的年龄由遗传、激素和环境因素决定,并被认为是一个重要的生物学事件,因为它将决定终生与雌激素为伴,而雌激素是对生命后期健康至关重要的因素。Marshall 和 Tanner[8]根据乳房、阴毛和生殖器发育的变化,将青春期分为 5 个阶段,形成了广泛使用的量表[8]。

青春期的开始和发展主要通过下丘脑-垂体-性腺(hypothalamic-pituitary-gonadal,HPG)轴控制,其开始归因于促性腺激素释放激素(gonadotrophin-releasing hormone,GnRH)分泌模式的变化。HPG 轴在青春期前处于休眠状态,直到下丘脑神经元 GnRH 分泌增加刺激垂体产生促黄体生成素(luteinizing hormone,LH)和卵泡刺激素(follicle-stimulating hormone,FSH),进而刺激性腺类固醇激素的产生(图 8 - 1)[9]。

虽然性成熟的过程通常与青春期有关,但也要注意身高快速增长期,使垂直高度大幅增加。快速增长期主要局限于胸廓,在此期间,三分之二的总体高度增长归因于躯干延长[10]。青春期的快速增长期是一个巨大的生理变化期,尽管进行了大量研究,但其何时开始仍很难预测[7]。女性青春期快速增长通常在月经初潮前 12 个月观察到,而男性则在青春期开始后出现,平均比女性晚 2 年[11]。这也是男孩在整体身高上超过女孩的时期。

### 青春期脊柱的生长

要想理解生长发育障碍就必须先搞清楚"正常"发育过程。脊柱的发育和成熟始于子宫,并持续到生命的第二个十年[12]。青春期是骨骼沉积和增加密度的关键时期,近 40％的骨量是在青春期获得的[13]。青少年时期的脊柱生长是由椎体高度而不是椎间盘高度的增加驱动的,在 10 岁以上的个体中未观察到椎间盘高度的变化[14]。

青春期开始时,女性和男性的平均身高增长率分别为 11％(增长约 18 cm)和 13％(增长约 20 cm)[15]。身高生长最快的时间段称为峰值高度速度(peak height velocity,PHV),其时间随青春期的阶段而变化[16]。PHV 还表现出性别特异性差异,女性在骨龄 11～13 岁出现 PHV,男性在骨龄 13～15 岁时出现 PHV[17]。在生长高峰期,男孩的总体身高将超过女孩,最终将比女性再多增长 2 年[10]。

胸椎(T1—T12)将经历几个快速生长期:第一个是从出生到 5 岁,增长约 7 cm;第二个

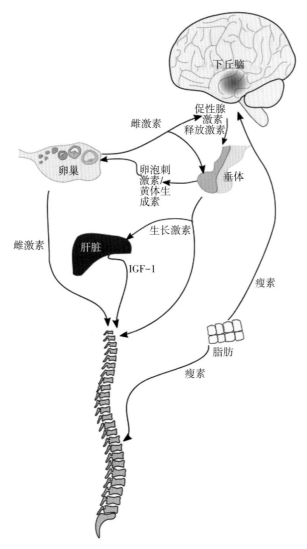

**图 8-1** 参与调节女性青春期并与 AIS 有关的信号通路

青春期开始时，下丘脑分泌促性腺激素释放激素，刺激垂体产生卵泡刺激素和黄体生成素。这两种激素促进卵巢雌激素的合成，使循环雌激素水平上升。脂肪组织释放的瘦素与下丘脑通信，维持体重和能量稳态。生长激素水平在青春期也会提高，促进了肝脏 IGF-1 的产生。这些激素是性成熟和青少年生长发育，包括脊柱生长所必需的。通过基因和细胞生物学研究，所有这些通路的组分都与 AIS 生物学有关

是 5～10 岁(增长约 4 cm)；最后一个是在 3～4 年的青春期(增长约 7 cm)[10]。腰椎在生长期将遵循与胸椎相同的趋势，最初在出生后的 5 年增长 3 cm，在之后的 5 年增长 2 cm，在青春期增长 3 cm。脊柱的骨化过程极其缓慢，在 25 岁时完成[10]。

与脊柱骨性结构相关的支撑结构在脊柱稳定性中起着重要作用。在青春期前，女性的椎旁肌肉组织比男性少 10%，这一趋势持续到成年[18,19]。尽管在肌肉纤维类型方面没有观察到性别之间的差异，但在早期发育期间的体育锻炼中发现了细微的差别[19]。

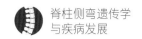
## AIS 的发生和进展

区分青少年时期的侧弯发生和进展非常重要,因为最近的遗传学研究表明,一些序列变异可能与脊柱侧弯发生相关,而另一些序列变异与进展风险相关。本部分将简要介绍青春期的起病和畸形进展,以及随后被认为影响侧凸进展的因素。

### AIS 的起病年龄

首次观察到脊柱侧弯发生在青少年时期,以及在 10 岁以上被诊断的人,通常被归为 AIS。专门报告性别间发病年龄的研究并不常见,因为除非在出现某些进展之前,脊柱侧弯通常不会被注意到,因此,很难确定真正的发病年龄。此外,临床医生通常利用性成熟或骨骼成熟的标志物为患者提供一些预后信息,这些是最常见的报告终点[20]。准确确定脊柱侧弯的发病将有助于进一步研究其病理机制,使临床医生和研究人员明确导致脊柱侧弯发病的原因。过去几十年的几项研究提供了一些关于其队列发病年龄的信息[21,22]。Wynne-Davies[22] 报告了一个小型苏格兰队列的发病年龄,发现女性发病率最高的年龄为 14 岁,男性发病率最高的年龄为 15 岁[22]。Adobor 等人[21] 报告了挪威队列中的平均发病年龄,女孩和男孩分别为 14.5 岁±2.1 岁和 15.5 岁±1.1 岁[21]。

### 侧凸进展

AIS 患者的侧凸程度和进展风险被认为是确定恰当治疗方案的重要因素,因此,侧凸程度是该疾病被广泛研究的方面。了解青春期/性成熟不同阶段的侧凸进展率,可以很好地了解侧凸进展的风险,以及哪些过程可能与严重侧凸进展相关。

早期发病(<12 岁)和青春期早期出现较严重的侧凸被认为是侧凸进展的危险因素,特别是在 PHV 期间,而首次出现 AIS 的个体年龄越大,进展的发生率越低[23,24]。青春期的侧凸进展也在骨骼成熟后侧凸的持续进展中起作用;骨骼成熟时侧凸角度越大,进展越快[25]。Ylikoski 报道[24],脊柱侧弯的进展取决于几个因素:生长速度、发病时年龄(首次临床就诊)、Risser 征、骨骼成熟度和性成熟度。侧凸进展最快出现在 9～13 岁,平均生长速度为 2 cm/年,骨龄在 9～14 岁,Risser 征为 0～1 级,月经初潮前 0.5～2 年[24]。

### 青春期相关指标

目前对影响侧凸进展的因素了解甚少。性别特异性生长、生长高峰时年龄差异、性成熟度和骨骼成熟度均已被认为是脊柱侧弯进展的可能预测因子。进展性脊柱侧弯患者常见的特征包括发育不成熟(较低的 Tanner 分级,0～2 级)、低 Risser 征(0～1 级)和初次就诊时脊柱侧弯程度较大(30°～45°)。影响侧凸进展的其他因素包括侧凸类型(单弯、双弯、胸弯或腰弯)、侧凸顶点的位置及顶椎体是否存在旋转[25]。

目前,关于月经初潮年龄和脊柱侧弯发病(或进展)的数据存在矛盾,结果参差不齐。部分原因是历史研究中缺乏青春期和异常生长导致 AIS 的可靠、一致的数据。由于研究设计之间的巨大异质性以及无法可靠或准确地使用一个或多个身体特征作为青春期开始的标志，在人口规模上研究青春过渡期困难重重。Mao 等人[26]收集了约 6 000 名健康女性青少年和约 2200 名患有 AIS 的女性的数据，发现 AIS 患者的月经初潮时间延迟[26]。两组之间的月经初潮年龄差异虽然具有统计学意义，但是很小，对照组女孩在 12.63 岁时月经初潮，AIS 女孩在 12.83 岁时月经初潮[26]。

PHV 期通常被认为是最可能出现脊柱侧弯的时期[27]。脊柱侧弯患者快速生长的速度似乎更快，与从未患脊柱侧弯的青少年相比，在同一时间段内身高增加了 13%～30%，尽管他们可能达到与非脊柱侧弯儿童相似的最终身高。这表明 AIS 的进展与快速增长有关[28,29]。然而，即使 PHV 与其他青春期标志物如性成熟阶段有关，仍然很难预测 PHV 何时发生[16]。

与女性不同，很少有研究对男性 AIS 患者进行体位测量[30]，经过矫正，男性患者和对照组的站立高度和坐姿高度具有可比性[30]。这些发现表明，女性特有的生理过程导致女性在青春期阶段身高显著增加，然而，究竟是什么推动了这些过程，导致了 AIS 中如此严重的性别偏倚，目前尚不清楚。

为什么研究和理解男性与女性青春期发育的差异很重要？如下文进一步讨论的，激素及其下游信号通路以性别二型方式影响青春期发育，这是可能导致 AIS 和青春期开始的一个重要因素，尤其在女性中。这对脊柱侧弯发生和进展的时间有重要影响。此外，很难确定骨骼等解剖方面的变化是脊柱侧弯的原因还是结果。

## 影响脊柱侧弯进展的青春期相关因素

最近使用全基因组关联分析发现了大量 AIS 发病和/或易感性的常见变体。许多与 AIS 发病和进展相关的变体也与青春期（发生和进展）的调节相关。本部分将介绍据信是导致脊柱侧弯的因素，并在下文讨论其在青春期调节中的作用。与 AIS 相关的单核苷酸多态性已在雌激素受体（ESR1 和 ESR2）、褪黑素受体（MNTR1A 和 MNTR1B）、胰岛素样生长因子 1（insulin-like growth factor 1，IGF-1）和瘦素受体（leptin receptor，Ob-R）[31-37]等多种基因中鉴定。然而，并非所有这些因素都与跨多个种族的 AIS 相关，AIS 遗传学和生物学值得进一步研究。

### 雌激素和雌激素受体

雌激素的合成、生产对于男性与女性的青春期成熟和正常性功能至关重要。大多数雌激素由女性性腺产生（图 8-1），其余由睾酮芳构化形成[38]。女性的雌激素水平与性器官的成熟和一生中睾酮的增加密切相关[39]。在男性中，外周脂肪组织中睾酮的芳香化产生的雌二醇维持睾丸间质细胞群[40]。

循环雌激素的常见形式是 17β-雌二醇（E2），其通过结合细胞内分别由 Esr1 和 Esr2 基

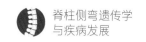
因编码的雌激素受体 ERα 和 ERβ 发挥作用[41]。雌激素受体不仅介导生殖组织中的雌激素反应,在包括中枢神经系统和骨骼在内的许多组织中都有发现[41]。这些配体激活的转录因子转移到细胞核,结合雌激素反应元件(oestrogen response elements,EREs)以实现雌激素基因组作用。雌激素还通过细胞内 G 蛋白偶联雌激素受体(G-protein-coupled oestrogen receptor,GPER)诱导非基因组作用,尽管其机制尚不清楚[42]。GPER 也在包括骨骼肌和中枢神经系统的多个组织中表达[43],并介导响应雌激素的快速信号事件[44]。

测量 AIS 患者循环内类固醇激素水平的临床研究结果相互矛盾,导致人们认为,雌激素在 AIS 发病中的作用可能是由于对雌激素水平的反应改变,而不是雌激素本身水平[45]。尽管文献缺乏实质性证据表明 E2 水平是人类脊柱侧弯的直接原因,但一些动物模型研究表明,雌激素暴露可改变脊柱侧弯发生率和严重程度[46,47]。

遗传学研究集中在 AIS 患病风险和 ER 多态性之间的关联,结果并不一致。rs9340799(Xba I)和 rs2234693(Pvu II)这两种基因多态性,在不同种族人群中进行了检测。Inoue 等人[31]首次表明雌激素受体多态性与侧凸严重程度之间的关联[31]。最初,Inoue[31]证明 Xba I 多态性与侧凸严重程度和进展相关,但与发病无关[31]。SNP rs9340799 也与 AIS 和女性偏倚的易感性有关,而第二个 SNP(rs2234693/Xba I)似乎没有显著关联。然而,中国 AIS 患者的进一步研究并未重复出现这些结果[48]。与 Inoue 等人的发现相反[31],Nikolova 和同事在保加利亚队列中确定了 SNP rs2234693(Pvu II)与疾病易感性和侧凸严重程度相关[33]。

Janusz 等人[49]调查了一组有 AIS 的女性患者,以明确 ESR1 和 ESR2 基因多态性与月经初潮年龄之间的关联是否是 AIS 的潜在原因。该研究人群的月经初潮年龄与一般人群的没有显著差异。此外,患者基因型和月经初潮年龄之间没有差异[49]。ESR1 和 ESR2 多态性与月经初潮年龄没有任何关联,但在该队列中,患有严重 AIS 的女孩表现出月经初潮延迟[49]。

Yang 等人对雌激素受体相关研究进行综述[50],认为目前还没有足够的证据将 ESR1 基因多态性与 AIS 的发病联系起来[50]。研究之间的差异太大,无法得出任何合理的结论。然而,他们预测 ESR1 基因是 AIS 侧凸进展的修饰靶点。

Zhao 等人最近对 ESR2 多态性(rs1256120)与 AIS 之间的关联进行了综述[51],包括日本、中国和高加索人群的三项研究[51]。尽管在中国队列中观察到 ESR2 和 AIS 的单一关联,但随后的重复研究未显示其他关联,因此作者得出结论,ESR2 多态性与 AIS 易感性或侧凸进展无关[51]。尽管如此,第三种雌激素受体也与 AIS 相关,GPER 基因多态性(rs3808351、rs10269151 和 rs426655s3)与 AIS 患者的侧凸严重程度显著相关[52]。

## 褪黑素通路

褪黑素是松果体分泌的一种激素,在调节昼夜节律、性成熟、衰老和骨骼结构方面发挥重要作用[53,54]。褪黑素的循环水平与昼夜节律密切相关,白天褪黑素水平较低,夜间较高[55]。与青春期后期的同龄人相比,青春期前的儿童产生更高水平的褪黑素,男女儿童在整个青春期中褪黑素水平下降情况相近,总体来说,青春期女性的褪黑素水平往往较高[56]。褪黑素似乎在围青春期能对保持 HPG 轴处于静止状态发挥作用,但其在 HPG 轴重新唤醒中的作用机制尚不清楚[55]。

褪黑素在 AIS 发病机制中的作用尚不清楚,但被认为是通过发挥神经内分泌作用致病。褪黑素最初与鸡松果体切除后的 AIS 有关,后来在两足啮齿动物中复制。然而,这些发现并未在非人灵长类动物中复制,表明褪黑素功能在灵长类和其他哺乳动物中有所不同[57]。AIS 患者的褪黑素水平相对不确定,一些研究报道脊柱侧弯患者和对照组之间褪黑素水平没有差异,因此很难得出任何合理的结论[57,58]。褪黑素是鸡而不是其他物种脊柱侧弯的原因,可能与褪黑素受体的分布有关;其在鸡体内的分布比任何其他动物都广,在脊髓、脑干和性腺的背侧灰质中均观察到表达[58]。

褪黑素通过结合膜相关 G 蛋白偶联受体、褪黑素 1A(melatonin 1A,*MTNR1A*/MT1)和褪黑素 1B(melatonin 1B,*MTNR1B*/MT2)发挥功能[59]。AIS 患者的成骨细胞在褪黑素处理后表现出异常的褪黑素信号传导和细胞增殖减少[60-63]。然而,*MTNR1B* 基因启动子中的遗传变异既往被证明与 AIS 相关,与侧凸严重性无关[35],但在其他遗传研究中并未复现这种关联[64,65]。

## 胰岛素样生长因子和生长激素

生长激素(Growth hormone,GH)负责儿童和青少年的纵向生长,在代谢和蛋白质合成中也有重要作用。青春期性激素生成增加刺激 GH 和胰岛素样生长因子 1(insulin-like growth factor,*IGF*-1)的生成,这两种生长因子都是骨骼和肌肉生长所必需的[66,67]。垂体产生的 GH 刺激肝脏产生 *IGF*-1(图 8-1)。在青春期,GH 和 *IGF*-1 水平高于青春期前和成年阶段[68]。

青春期生长高峰期间的不规则生长可能导致 AIS 的进展和严重性,促使人们探究 GH/*IGF*-1 轴在 AIS 中的作用。此前,研究发现 *IGF*-1 基因多态性(rs5742612)在中国人群[36]和韩国人群中[69]与侧凸严重程度相关,与疾病发生无关。然而,这种关联性还没有在进一步的研究包括另一个汉族群体研究中得到重复[34,64,70]。生长激素受体基因(growth hormone receptor,GHR)的遗传关联研究也报告了类似的结果,*GHR* 基因多态性与 AIS 发病或进展之间不存在关联[70,71]。总之,这些研究表明,目前没有足够的证据支持 GH/*IGF*-1轴在 AIS 病因中的直接作用。

## 青春期和 AIS 的代谢调节

几项研究发现患有 AIS 的女孩和男孩的体重指数(body mass index,BMI)低于健康同龄人[72-74]。Clark 等人[75]调查了 10 岁(脊柱侧弯发病前)和 15 岁(5.9% 现在患有脊柱侧弯)两个年龄段的女孩的体重、BMI 和 AIS 之间的关系[75]。他们发现不仅低 BMI/体重与脊柱侧弯患病风险增加相关,而且后来患脊柱侧弯的女孩在 10 岁时体重指数已经较低[75]。这些研究表明,青春期前的体重可能是导致脊柱侧弯风险的一个因素。

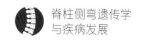
青春期的开始还需要达到特定的代谢状态和足够的能量储备。体重指数较低的女孩月经初潮和青春期快速生长期都会延迟[76,77]。维持青春期发育充足能量储备的关键激素是瘦素,瘦素也与 AIS 和低体重指数有关。

## 瘦素信号通路

瘦素是一种脂肪细胞分泌的信号激素,负责维持骨骼健康和能量代谢[78]。瘦素水平在青春期前增加,女性在青春期逐渐上升。相反,男性会出现短暂的瘦素高峰,在青春期结束后下降[79,80]。

一些临床研究表明,瘦素的生物利用度与 AIS 的病因有关。与对照组相比,脊柱侧弯患者的循环瘦素水平较低[81,82]。校正年龄和月经时间后,AIS 女孩通常更高(校正身高),体重和 BMI 更低,循环瘦素水平显著降低[81,83]。鉴于个体中的瘦素水平与脂肪组织的比例有关[84],很难确定 AIS 女孩瘦素水平的降低是身体脂肪减少的结果还是瘦素信号通路存在问题。在 Nikolova 等人[85]研究的一个队列中,瘦素多态性(rs7799039)与特发性脊柱侧弯的严重程度或类型的易感性之间没有显著关联[85]。

瘦素受体基因(leptin receptor gene,LEPR)编码瘦素受体的几种亚型,可在多种细胞的质膜上出现[86]。它通过控制瘦素的清除和结合血流中的瘦素介导瘦素功能,并协助瘦素通过血脑屏障转运[86]。瘦素受体数量减少导致瘦素敏感性降低可能是某些 AIS 患者瘦素水平降低的原因[75,88]。Tam 等人[83]观察到 AIS 女孩的血清瘦素水平较高,游离瘦素指数较低,这表明瘦素生物利用度的改变可能导致脊柱侧弯患者的体重较轻、体重指数较低和身体成分异常[83]。Wang 等人[89]进行了一项病例对照研究,检测了脊柱侧弯手术患者软骨细胞中血清瘦素和瘦素受体的相对水平[89]。与对照相比,AIS 患者软骨细胞瘦素受体的膜表达减少。然而,这并非由于 *LEPR*(Ob‑R)mRNA 表达降低[89]。通过体外实验,作者发现 LepR(也称为 Ob‑R)内吞和膜插入可能是 AIS 患者软骨细胞质膜 LepR 水平较低的原因。

在中国汉族队列中,6 种 *LEPR* 基因多态性与 AIS 的关联研究确定了一种 rs2767485 与 AIS 易感性显著相关,但与侧凸严重程度无关[32]。该 SNP 先前已被确定为决定血浆 LepR 水平的因素[90],但其降低 LepR 水平的机制尚不清楚。这与 Wang 等人的体外实验结果一致[89],进一步支持在某些 AIS 患者中 LepR 代谢发生改变。

## 总结

青春期是人体性成熟和发育的主要时期,需要多种激素通路的共同参与。因此,毫不奇怪的是,在青春期以性别二态性发生显著变化的多个通路也与 AIS 有关。尽管我们长期以来一直怀疑 AIS 可能是一种多因素疾病,但研究主要集中在 AIS 生物学的各个方面,当然也取得了很多进步。识别青春期的生物标志物将有助于 AIS 及其进展风险的早期诊断,进而进行早期干预,避免疾病后期的侵入性治疗。然而,考虑到潜在的生物学复杂性,特别是在青春期，一个单一的标志物肯定是不够的。最近开始研究 AIS 进展和疾病中遗传变异的复合效应，将这些数据与动物模型和体外细胞机制研究相结合对于揭示 AIS 的病因非常重要。

# 参 考 文 献

[1] Kouwenhoven JW, Castelein RM. The pathogenesis of adolescent idiopathic scoliosis: review of the literature. Spine. 2008;33:2898 – 2908.

[2] Choudhry MN, Ahmad Z, Verma R. Adolescent idiopathic scoliosis. Open Orthop J. 2016;10:143 – 154.

[3] Konieczny MR, Senyurt H, Krauspe R. Epidemiology of adolescent idiopathic scoliosis. J Child Orthop. 2013;7:3 – 9.

[4] Canavese F, Kaelin A. Adolescent idiopathic scoliosis: indications and efficacy of nonoperative treatment. Indian J Orthop. 2011;45:7 – 14.

[5] Ueno M, Takaso M, Nakazawa T, Imura T, Saito W, Shintani R, et al. A 5-year epidemiological study on the prevalence rate of idiopathic scoliosis in Tokyo: school screening of more than 250,000 children. J Orthop Sci. 2011;16:1 – 6.

[6] Abreu AP, Kaiser UB. Pubertal development and regulation. Lancet Diabetes Endocrinol. 2016;4:254 – 264.

[7] Aksglaede L, Olsen LW, Sorensen TI, Juul A. Forty years trends in timing of pubertal growth spurt in 157,000 Danish school children. PLoS One. 2008;3:e2728.

[8] Marshall WA, Tanner JM. Growth and physiological development during adolescence. Annu Rev Med. 1968;19:283 – 300.

[9] Herbison AE. Control of puberty onset and fertility by gonadotropin-releasing hormone neurons. Nat Rev Endocrinol. 2016;12:452 – 466.

[10] Dimeglio A, Canavese F, Bonnel F. Normal growth of the spine and thorax. Berlin/Heidelberg: Springer-Verlag; 2016.

[11] Tanner JM, Whitehouse RH, Marubini E, Resele LF. The adolescent growth spurt of boys and girls of the Harpenden growth study. Ann Hum Biol. 1976;3:109 – 126.

[12] Canavese F, Dimeglio A. Normal and abnormal spine and thoracic cage development. World J Orthod. 2013;4:167 – 174.

[13] Saggese G, Baroncelli GI, Bertelloni S. Puberty and bone development. Best Pract Res Clin Endocrinol Metab. 2002;16:53 – 64.

[14] Stokes IA, Windisch L. Vertebral height growth predominates over intervertebral disc height growth in adolescents with scoliosis. Spine. 2006;31:1600 – 1604.

[15] Dimeglio A, Canavese F. The growing spine: how spinal deformities influence normal spine and thoracic cage growth. Eur Spine J. 2012;21:64 – 70.

[16] Granados A, Gebremariam A, Lee JM. Relationship between timing of peak height velocity and pubertal staging in boys and girls. J Clin Res Pediatr Endocrinol. 2015;7:235 – 237.

[17] Charles YP, Daures JP, de Rosa V, Dimeglio A. Progression risk of idiopathic juvenile scoliosis during pubertal growth. Spine. 2006;31:1933 – 1942.

[18] Arfai K, Pitukcheewanont PD, Goran MI, Tavare CJ, Heller L, Gilsanz V. Bone, muscle, and fat: sex-related differences in prepubertal children. Radiology. 2002;224:338 – 344.

[19] Mannion AF, Meier M, Grob D, Muntener M. Paraspinal muscle fibre type alterations associated with scoliosis: an old problem revisited with new evidence. Eur Spine J. 1998;7:289 – 293.

[20] Weiss HR, Moramarco MM, Borysov M, Ng SY, Lee SG, Nan X, et al. Postural rehabilitation for adolescent idiopathic scoliosis during growth. Asian Spine J. 2016;10:570 – 581.

[21] Adobor RD, Riise RB, Sorensen R, Kibsgard TJ, Steen H, Brox JI. Scoliosis detection, patient characteristics, referral patterns and treatment in the absence of a screening program in Norway. Scoliosis. 2012;7:18.

[22] Wynne-Davies R. Familial (idiopathic) scoliosis. A family survey. J Bone Joint Surg Br. 1968;50:24 – 30.

[23] Lonstein JE, Carlson JM. The prediction of curve progression in untreated idiopathic scoliosis during growth. J Bone Joint Surg Am. 1984;66:1061 – 1071.

[24] Ylikoski M. Growth and progression of adolescent idiopathic scoliosis in girls. J Pediatr Orthop B. 2005;14:320 – 324.

[25] Weinstein SL, Ponseti IV. Curve progression in idiopathic scoliosis. J Bone Joint Surg Am. 1983;65:447 – 455.

［26］ Mao SH,Jiang J,Sun X,Zhao Q,Qian BP,Liu Z,et al.Timing of menarche in Chinese girls with and without adolescent idiopathic scoliosis:current results and review of the literature.Eur Spine J.2011;20:260 – 265.

［27］ Little DG,Song KM,Katz D,Herring JA.Relationship of peak height velocity to other maturity indicators in idiopathic scoliosis in girls.J Bone Joint Surg Am.2000;82:685 – 693.

［28］ Loncar-Dusek M,Pecina M,Prebeg Z.A longitudinal study of growth velocity and development of secondary gender characteristics versus onset of idiopathic scoliosis.Clin Orthop Relat Res.1991;278 – 282.

［29］ Shi B,Mao S,Liu Z,Sun X,Zhu Z,Zhu F,et al.Spinal growth velocity versus height velocity in predicting curve progression in peri-pubertal girls with idiopathic scoliosis.BMC Musculoskelet Disord.2016;17:368.

［30］ Wang W,Wang Z,Zhu Z,Zhu F,Qiu Y.Body composition in males with adolescent idiopathic scoliosis:a case-control study with dual-energy X-ray absorptiometry.BMC Musculoskelet Disord.2016a;17:107.

［31］ Inoue M,Minami S,Nakata Y,Kitahara H,Otsuka Y,Isobe K,et al.Association between estrogen receptor gene polymorphisms and curve severity of idiopathic scoliosis.Spine.2002;27:2357 – 2362.

［32］ Liu Z,Wang F,Xu LL,Sha SF,Zhang W,Qiao J,et al.Polymorphism of rs2767485 in leptin receptor gene is associated with the occurrence of adolescent idiopathic scoliosis.Spine.2015;40:1593 – 1598.

［33］ Nikolova S,Yablanski V,Vlaev E,Stokov L,Savov A,Kremensky I.Association between estrogen receptor alpha gene polymorphisms and susceptibility to idiopathic scoliosis in Bulgarian patients:a case-control study.Open Access Maced J Med Sci.2015b;3:278 – 282.

［34］ Nikolova S,Yablanski V,Vlaev E,Stokov L,Savov AS,Kremensky IM.Association study between idiopathic scoliosis and polymorphic variants of VDR,IGF-1,and AMPD1 genes.Genet Res Int.2015c;2015:852196.

［35］ Qiu XS,Tang NL,Yeung HY,Lee KM,Hung VW,Ng BK,et al.Melatonin receptor 1B（MTNR1B）gene polymorphism is associated with the occurrence of adolescent idiopathic scoliosis.Spine.2007a;32:1748 – 1753.

［36］ Yeung HY,Tang NL,Lee KM,Ng BK,Hung VW,Kwok R,et al.Genetic association study of insulin-like growth factor-I（IGF-I）gene with curve severity and osteopenia in adolescent idiopathic scoliosis.Stud Health Technol Inform.2006;123:18 – 24.

［37］ Zamecnik J,Krskova L,Hacek J,Stetkarova I,Krbec M.Etiopathogenesis of adolescent idiopathic scoliosis:expression of melatonin receptors 1A/1B,calmodulin and estrogen receptor 2 in deep paravertebral muscles revisited.Mol Med Rep.2016;14:5719 – 5724.

［38］ Simpson ER.Aromatization of androgens in women:current concepts and findings.Fertil Steril.2002;77（Suppl 4）:S6 – 10.

［39］ Cui J,Shen Y,Li R.Estrogen synthesis and signaling pathways during aging:from periphery to brain.Trends Mol Med.2013;19:197 – 209.

［40］ Mendis-Handagama SM,Ariyaratne HB.Differentiation of the adult Leydig cell population in the postnatal testis.Biol Reprod.2001;65:660 – 671.

［41］ Yasar P,Ayaz G,User SD,Gupur G,Muyan M.Molecular mechanism of estrogen-estrogen receptor signaling.Reprod Med Bio.2017;16:4 – 20.

［42］ Sharma G,Prossnitz ER.G-Protein-Coupled Estrogen Receptor（GPER）and sex-specific metabolic homeostasis.Adv Exp Med Biol.2017;1043:427 – 453.

［43］ Prossnitz ER,Barton M.The G-protein-coupled estrogen receptor GPER in health and disease.Nat Rev Endocrinol.2011;7:715 – 726.

［44］ Qiu Y,Sun X,Qiu X,Li W,Zhu Z,Zhu F,et al.Decreased circulating leptin level and its association with body and bone mass in girls with adolescent idiopathic scoliosis.Spine.2007c;32:2703 – 2710.

［45］ Leboeuf D,Letellier K,Alos N,Edery P,Moldovan F.Do estrogens impact adolescent idiopathic scoliosis? Trends Endocrinol Metab.2009;20:147 – 152.

［46］ Demirkiran G,Dede O,Yalcin N,Akel I,Marcucio R,Acaroglu E.Selective estrogen receptor modulation prevents scoliotic curve progression:radiologic and histomorphometric study on a bipedal C57Bl6 mice model.Eur Spine J.2014;23:455 – 462.

［47］ Iwamuro S,Sakakibara M,Terao M,Ozawa A,Kurobe C,Shigeura T,et al.Teratogenic and anti-metamorphic effects of bisphenol A on embryonic and larval Xenopus laevis. Gen Comp Endocrinol. 2003;133;189 – 198.

[48] Tang NL, Yeung HY, Lee KM, Hung VW, Cheung CS, Ng BK, et al. A relook into the association of the estrogen receptor alpha. gene (PvuII, XbaI) and adolescent idiopathic scoliosis; a study of 540 Chinese cases. Spine. 2006;31; 2463 – 2468.

[49] Janusz P, Kotwicka M, Andrusiewicz M, Czaprowski D, Czubak J, Kotwicki T. Estrogen receptors genes polymorphisms and age at menarche in idiopathic scoliosis. BMC Musculoskelet Disord. 2014;15;383.

[50] Yang M, Li C, Li M. The estrogen receptor alpha gene (XbaI, PvuII) polymorphisms and susceptibility to idiopathic scoliosis; a meta-analysis. J Orthop Sci. 2014;19;713 – 721.

[51] Zhao L, Roffey DM, Chen S. Association between the Estrogen Receptor Beta (ESR2) Rs1256120 single nucleotide polymorphism and adolescent idiopathic scoliosis; a systematic review and meta-analysis. Spine. 2017;42;871 – 878.

[52] Peng Y, Liang G, Pei Y, Ye W, Liang A, Su P. Genomic polymorphisms of G-protein estrogen receptor 1 are associated with severity of adolescent idiopathic scoliosis. Int Orthop. 2012;36;671 – 677.

[53] Maria S, Witt-Enderby PA. Melatonin effects on bone; potential use for the prevention and treatment for osteopenia, osteoporosis, and periodontal disease and for use in bone-grafting procedures. J Pineal Res. 2014;56;115 – 125.

[54] Onaolapo OJ, Onaolapo AY. Melatonin, adolescence, and the brain; an insight into the period-specific influences of a multifunctional signaling molecule. Birth Defects Res. 2017;109;1659 – 1671.

[55] Srinivasan V, Spence WD, Pandi-Perumal SR, Zakharia R, Bhatnagar KP, Brzezinski A. Melatonin and human reproduction; shedding light on the darkness hormone. Gynecol Endocrinol. 2009;25;779 – 785.

[56] Crowley SJ, Acebo C, Carskadon MA. Human puberty; salivary melatonin profiles in constant conditions. Dev Psychobiol. 2012;54;468 – 473.

[57] Girardo M, Bettini N, Dema E, Cervellati S. The role of melatonin in the pathogenesis of adolescent idiopathic scoliosis (AIS). Eur Spine J. 2011;20(Suppl 1);S68 – 74.

[58] Fagan AB, Kennaway DJ, Sutherland AD. Total 24-hour melatonin secretion in adolescent idiopathic scoliosis. A case-control study. Spine. 1998;23;41 – 46.

[59] Ng KY, Leong MK, Liang H, Paxinos G. Melatonin receptors; distribution in mammalian brain and their respective putative functions. Brain Struct Funct. 2017;222;2921.

[60] Azeddine B, Letellier K, Wang da S, Moldovan F, Moreau A. Molecular determinants of melatonin signaling dysfunction in adolescent idiopathic scoliosis. Clin Orthop Relat Res. 2007;462;45 – 52.

[61] Man GC, Wang WW, Yeung BH, Lee SK, Ng BK, Hung WY, et al. Abnormal proliferation and differentiation of osteoblasts from girls with adolescent idiopathic scoliosis to melatonin. J Pineal Res. 2010;49;69 – 77.

[62] Man GC, Wong JH, Wang WW, Sun GQ, Yeung BH, Ng TB, et al. Abnormal melatonin receptor 1B expression in osteoblasts from girls with adolescent idiopathic scoliosis. J Pineal Res. 2011;50;395 – 402.

[63] Moreau A, Wang DS, Forget S, Azeddine B, Angeloni D, Fraschini F, et al. Melatonin signaling dysfunction in adolescent idiopathic scoliosis. Spine. 2004;29;1772 – 1781.

[64] Takahashi Y, Matsumoto M, Karasugi T, Watanabe K, Chiba K, Kawakami N, et al. Lack of association between adolescent idiopathic scoliosis and previously reported single nucleotide polymorphisms in MATN1, MTNR1B, TPH1, and IGF1 in a Japanese population. J Orthop Res. 2011;29;1055 – 1058.

[65] Yang M, Wei X, Yang W, Li Y, Ni H, Zhao Y, et al. The polymorphisms of melatonin receptor 1B gene (MTNR1B) (rs4753426 and rs10830963) and susceptibility to adolescent idiopathic scoliosis; a meta-analysis. J Orthop Sci. 2015; 20;593 – 600.

[66] Leung KC, Johannsson G, Leong GM, Ho KK. Estrogen regulation of growth hormone action. Endocr Rev. 2004;25; 693 – 721.

[67] Mauras N, Rogol AD, Haymond MW, Veldhuis JD. Sex steroids, growth hormone, insulinlike growth factor-1; neuroendocrine and metabolic regulation in puberty. Horm Res. 1996;45;74 – 80.

[68] Luna AM, Wilson DM, Wibbelsman CJ, Brown RC, Nagashima RJ, Hintz RL, et al. Somatomedins in adolescence; a cross-sectional study of the effect of puberty on plasma insulin-like growth factor I and II levels. J Clin Endocrinol Metab. 1983;57;268 – 271.

［69］ Moon ES,Kim HS,Sharma V,Park JO,Lee HM,Moon SH,et al.Analysis of single nucleotide polymorphism in adolescent idiopathic scoliosis in Korea:for personalized treatment.Yonsei Med J.2013;54:500 - 509.

［70］ Yang Y,Wu Z,Zhao T,Wang H,Zhao D,Zhang J,et al.Adolescent idiopathic scoliosis and the single-nucleotide polymorphism of the growth hormone receptor and IGF-1 genes.Orthopedics.2009;32:411.

［71］ Qiu XS,Tang NL,Yeung HY,Qiu Y,Cheng JC.Genetic association study of growth hormone receptor and idiopathic scoliosis.Clin Orthop Relat Res.2007b;462:53 - 58.

［72］ Normelli H,Sevastik J,Ljung G,Aaro S,Jonsson-Soderstrom AM.Anthropometric data relating to normal and scoliotic Scandinavian girls.Spine.1985;10:123 - 126.

［73］ Siu King Cheung C,Tak Keung Lee W,Kit Tse Y,Ping Tang S,Man Lee K,et al.Abnormal peri-pubertal anthropometric measurements and growth pattern in adolescent idiopathic scoliosis:a study of 598 patients.Spine. 2003;28:2152 - 157.

［74］ Wei-Jun W,Xu S,Zhi-Wei W,Xu-Sheng Q,Zhen L,Yong Q.Abnormal anthropometric measurements and growth pattern in male adolescent idiopathic scoliosis.Eur Spine J.2012;21:77 - 83.

［75］ Clark EM,Taylor HJ,Harding I,Hutchinson J,Nelson I,Deanfield JE,et al.Association between components of body composition and scoliosis:a prospective cohort study reporting differences identifiable before the onset of scoliosis.J Bone Miner Res.2014;29:1729 - 1736.

［76］ Baker ER.Body weight and the initiation of puberty.Clin Obstet Gynecol.1985;28:573 - 579.

［77］ Kaplowitz PB.Link between body fat and the timing of puberty.Pediatrics.2008;121(Suppl 3):S208 - 217.

［78］ Thomas T,Gori F,Khosla S,Jensen MD,Burguera B,Riggs BL.Leptin acts on human marrow stromal cells to enhance differentiation to osteoblasts and to inhibit differentiation to adipocytes.Endocrinol.1999;140:1630 - 1638.

［79］ Arslanian S,Suprasongsin C,Kalhan SC,Drash AL,Brna R,Janosky JE.Plasma leptin in children:relationship to puberty,gender,body composition,insulin sensitivity,and energy expenditure.Metabolism.1998;47:309 - 312.

［80］ Blum WF,Englaro P,Hanitsch S,Juul A,Hertel NT,Muller J,et al.Plasma leptin levels in healthy children and adolescents:dependence on body mass index,body fat mass,gender,pubertal stage,and testosterone. J Clin Endocrinol Metab.1997;82:2904 - 2910.

［81］ Qiu Y,Sun X,Qiu X,Li W,Zhu Z,Zhu F,et al.Decreased circulating leptin level and its association with body and bone mass in girls with adolescent idiopathic scoliosis.Spine.2007c;32:2703 - 2710.

［82］ Liu Z,Tam EM,Sun GQ,Lam TP,Zhu ZZ,Sun X,et al.Abnormal leptin bioavailability in adolescent idiopathic scoliosis:an important new finding.Spine.2012;37:599 - 604.

［83］ Tam EM,Liu Z,Lam TP,Ting T,Cheung G,Ng BK,et al.Lower muscle mass and body fat in adolescent idiopathic scoliosis are associated with abnormal leptin bioavailability.Spine.2016;41:940 - 946.

［84］ Maffei M,Halaas J,Ravussin E,Pratley RE,Lee GH,Zhang Y,et al.Leptin levels in human and rodent:measurement of plasma leptin and ob RNA in obese and weight-reduced subjects.Nat Med.1995;1:1155 - 1161.

［85］ Nikolova S,Yablanski V,Vlaev E,Getova G,Atanasov V,Stokov L,et al.In search of biomarkers for idiopathic scoliosis:leptin and BMP4 functional polymorphisms.J Biomark.2015a;2015:425310.

［86］ Margetic S,Gazzola C,Pegg GG,Hill RA.Leptin:a review of its peripheral actions and interactions.Int J Obes Relat Metab Disord.2002;26:1407 - 1433.

［87］ Banks WA.Leptin transport across the blood-brain barrier:implications for the cause and treatment of obesity.Curr Pharm Des.2001;7:125 - 133.

［88］ Liang G,Gao W,Liang A,Ye W,Peng Y,Zhang L,Sharma S,Su P,Huang D.Normal leptin expression,lower adipogenic ability,decreased leptin receptor and hyposensitivity to leptin in adolescent idiopathic scoliosis.PLoS One. 2012;7:e36648.

［89］ Wang YJ,Yu HG,Zhou ZH,Guo Q,Wang LJ,Zhang HQ.Leptin receptor metabolism disorder in primary chondrocytes from adolescent idiopathic scoliosis girls.Int J Mol Sci.2016b;17.pii:E1160.

［90］ Sun Q,Cornelis MC,Kraft P,Qi L,van Dam RM,Girman CJ,et al.Genome-wide association study identifies polymorphisms in LEPR as determinants of plasma soluble leptin receptor levels.Hum Mol Genet.2010;19:1846 - 1855.